EXERCICES EN **ACTION**

ABDOS

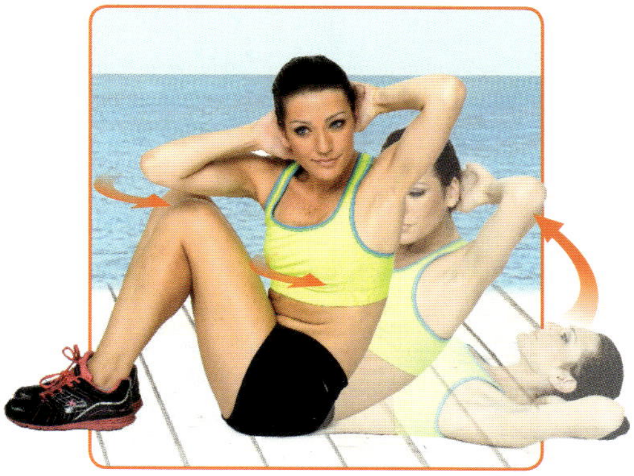

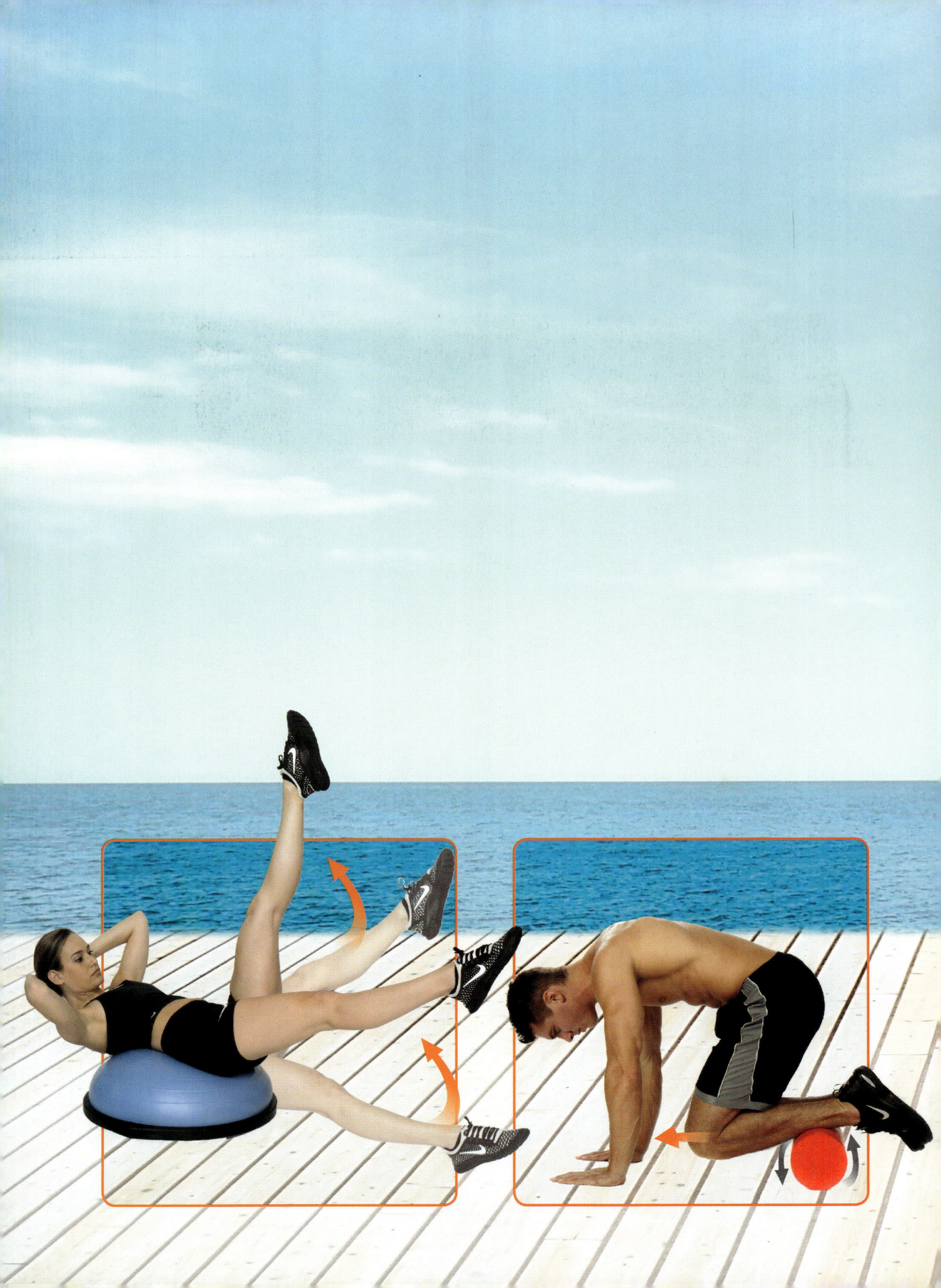

EXERCICES EN **ACTION**

ABDOS

HOLLIS LANCE LIEBMAN

SOLAR
EDITIONS

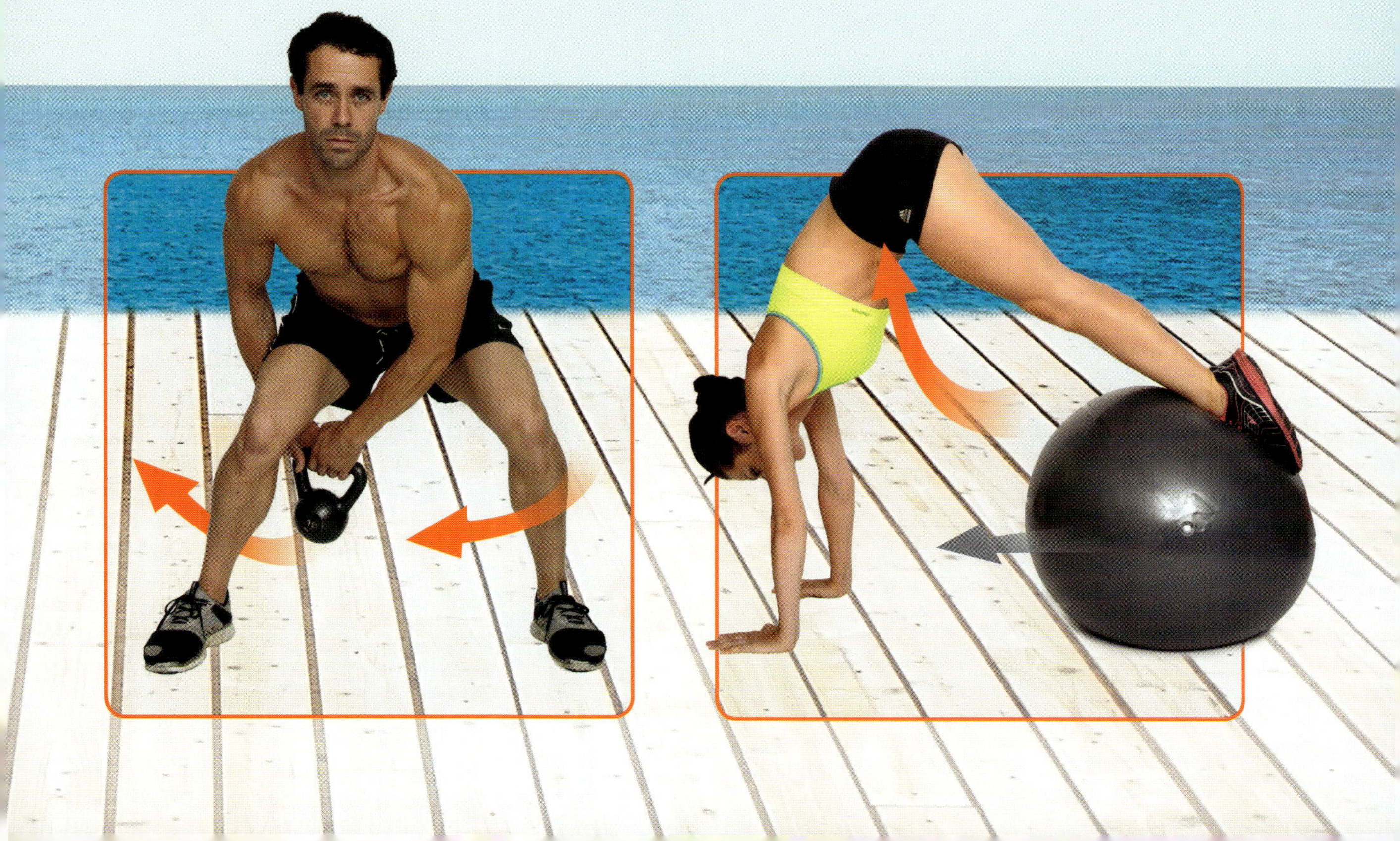

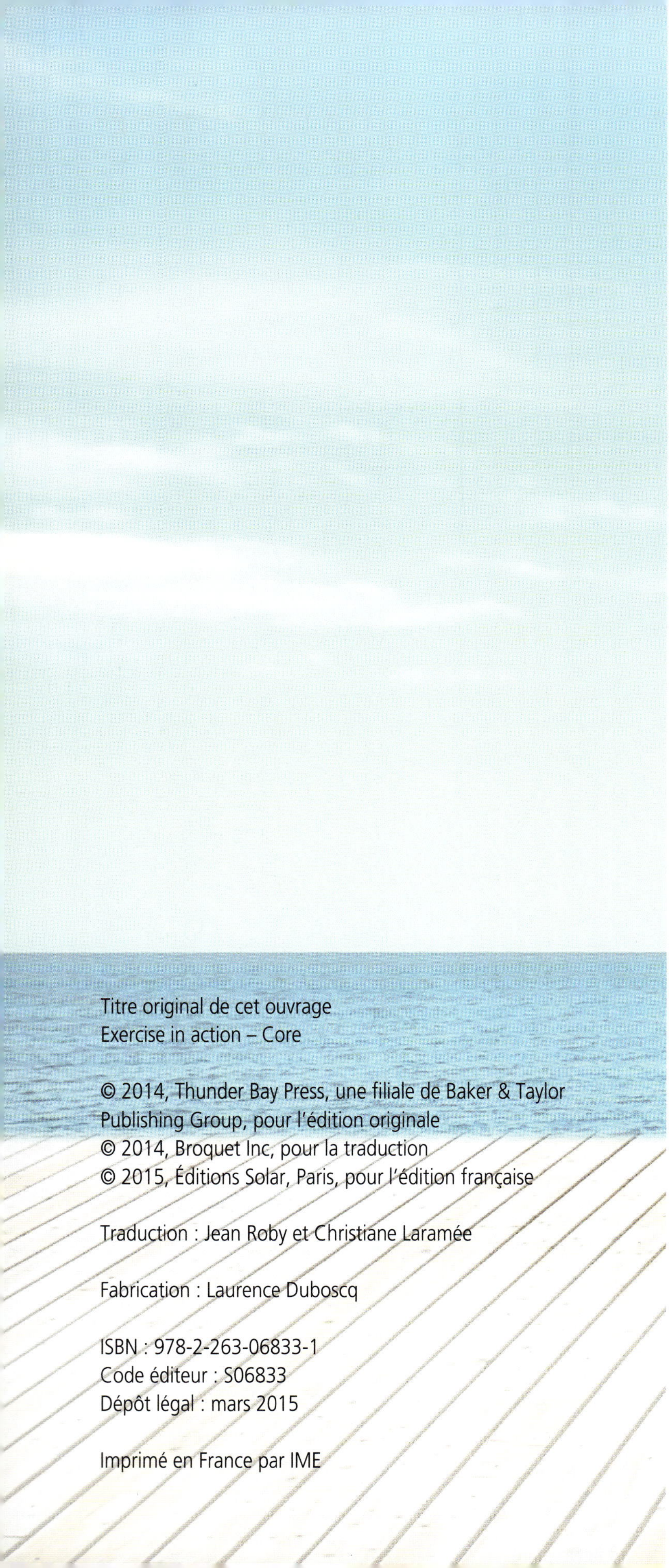

Titre original de cet ouvrage
Exercise in action – Core

Traduction : Jean Roby et Christiane Laramée

Fabrication : Laurence Duboscq

ISBN : 978-2-263-06833-1
Code éditeur : S06833
Dépôt légal : mars 2015

Imprimé en France par IME

INTRODUCTION 6

ÉTIREMENTS ET ÉCHAUFFEMENTS 9

Étirement du bas de la colonne vertébrale, à genoux 10
Étirement de la colonne vertébrale, assis 11
Étirement des adducteurs 12
Étirement du cobra 13
Étirement de la bandelette ilio-tibiale 14
Étirement de la hanche à la cuisse 15
Étirement lombaire 16
Étirement du piriforme 17
Flexions latérales 18
Étirement des abdominaux avec ballon 19

EXERCICES AVEC BALLON 21

Portefeuille sur ballon 22
Demi-redressement sur ballon 23
Roulé avant sur ballon 24
Carpé sur ballon 26
Planche et élévation de jambe sur ballon 27
Marche en rond sur ballon 28
Rotation des jambes avec ballon, couché 30
Pompes avec ballon 32
Torsion des hanches avec ballon 33

EXERCICES AVEC BALLON LESTÉ 35

Lancer du ballon lesté 36
Grands cercles avec ballon lesté 38
Élévation des bras avec ballon lesté sur ballon d'exercice 40
Pompes sur ballon lesté 42
Déplacement latéral alterné sur ballon lesté 43
Redressement assis et lancer de ballon lesté 44
Lancer du ballon lesté vers le sol 46
Accroupissement haute intensité avec ballon lesté 47

TABLE DES MATIÈRES

EXERCICES SANS ACCESSOIRES 49
- Pas vers le bas 50
- Étirement des tendons 51
- Enroulement McGill 52
- Coup de pied abdominal 53
- Redressement assis 54
- Redressement assis croisé 55
- Demi-redressement 56
- Demi-redressement croisé 57
- Demi-redressement latéral avec élévation des jambes 58
- Pression abdominale avec les deux jambes 59
- Presse-citron 60
- Demi-redressement en appui sur une chaise 61
- Bascule des obliques 62
- Élévation latérale à quatre pattes 63
- Élévation abdominale des hanches 64
- Marche sur les mains 65
- Coup de pied latéral à genoux 66
- Bascule arrière des cuisses 68
- Flexion du genou, debout 69
- Pont 70
- Pont avec élévation de jambe 71
- Redressement en V 72
- Ciseaux 73
- Élévation des jambes 74
- Cercles avec une jambe 75
- Planche avant 76
- Planche séquencée 77
- Flexion avant et planche 78
- Flexion du genou et planche 80
- Planche inversée 81
- Planche par flexion latérale 82
- Petits pas 83
- Superman avancé 84
- Battement des talons à plat ventre 85
- Grimpeur 86
- Pompes 87
- Position de la chaise 88
- Flexion et élévation latérale 89
- Équilibre à quatre pattes 90
- Série de la coque de palourde 92
- Élévation de la jambe, main aux orteils 94
- Élévation latérale à genoux 95
- Fente basse latérale 96
- Fente haute 97
- Appui sur serviette 98
- Scie humaine 99
- Nage 100
- Torsion des hanches 101
- Torsion russe 102
- Torsion 103

EXERCICES AVEC POIDS 105
- Figure en 8 avec kettlebell 106
- Lever turc avec haltère 108
- Extension avec roue abdominale 110
- Redressement assis avec haltères 111
- Épaulé avec kettlebells 112
- Soulevé de terre jambes tendues avec haltères 113
- Torsion avec barre, position assise 114
- Torsion avec disque, position debout 115
- Développé avec haltères, position assise 116
- Accroupissement avec kettlebells 117

EXERCICES AVEC CÂBLE ET BANDE ÉLASTIQUE 119
- Extension avec câble, debout 120
- Flexion avant avec câble, à genoux 122
- Flexion oblique avec câble, à genoux 123
- Rotations avec câble 124
- Extension des triceps avec bandes élastiques par-dessus la tête 125

EXERCICES AVEC BALLON BOSU 127
- Demi-redressement avec Bosu 128
- Redressement assis avec Bosu 129
- Demi-redressements avec Bosu en pédalant 130
- Ciseaux avec Bosu 131
- Planche latérale avec Bosu 132
- Position groupée avec Bosu, assis 133

EXERCICES AVEC ROULEAU MOUSSE 135
- Contraction des genoux à quatre pattes sur rouleau 136
- Roulé des ischio-jambiers sur rouleau 137
- Extension des mollets sur rouleau 138
- Traction des triceps sur rouleau 139
- Demi-redressement croisé sur rouleau 140
- Pompes sur rouleau 141
- Marche sur le dos sur rouleau 142
- Détente de la bandelette ilio-tibiale avec rouleau 143
- Pont avec élévation des jambes sur rouleau I 144
- Pont avec élévation des jambes sur rouleau II 146
- Étirement des ischio-jambiers avec rouleau 147
- Pédaler jambes tendues sur rouleau 148
- Quatre fers en l'air 149

SÉANCES D'ENTRAÎNEMENT 150
- Séance d'entraînement pour débutant(e) 151
- Séance d'entraînement rotationnelle 152
- Séance d'entraînement des muscles érecteurs du rachis 154
- Séance d'entraînement pour athlète 156
- Séance d'entraînement pot-pourri 157
- Séance d'entraînement pour kamikaze 158

REMERCIEMENTS 160

Introduction

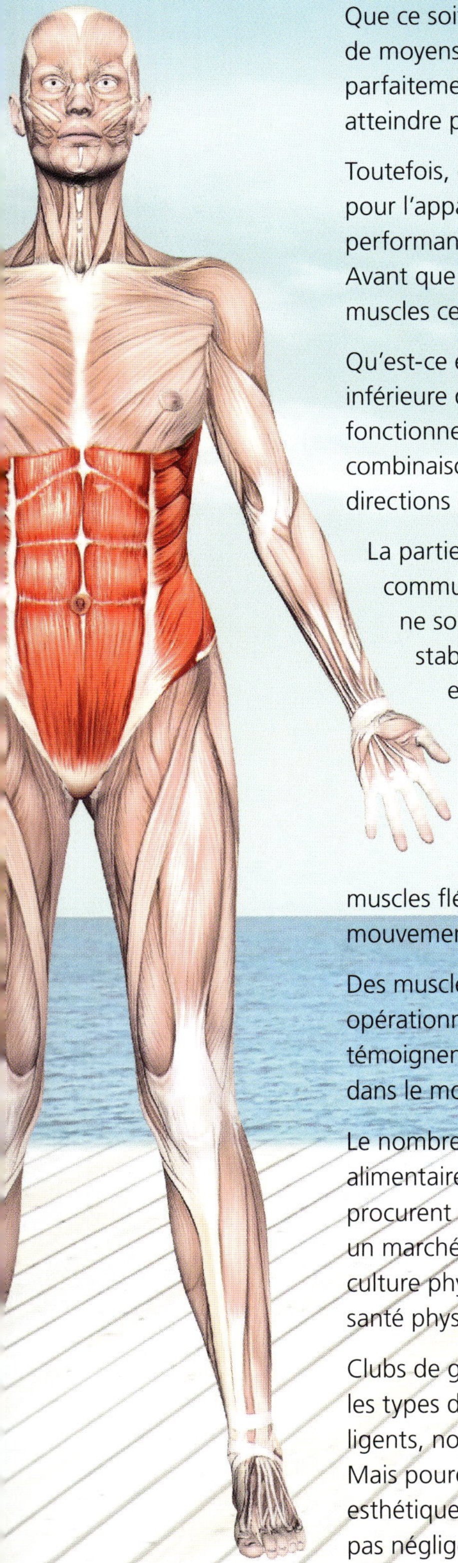

Que ce soit au cinéma, dans la presse ou au moment d'événements sportifs, nombre de moyens de communication ont valorisé, exhibé ou célébré des abdos plats ou parfaitement dessinés et des muscles centraux forts comme symboles de perfection à atteindre pendant des décennies.

Toutefois, dans le monde entier, des athlètes font travailler leurs muscles centraux non pour l'apparence mais pour la performance. Le mouvement, la puissance, la stabilité et la performance sont tous issus, mus et dictés par le centre du corps d'abord et avant tout. Avant que des mouvements puissent être exécutés par les autres muscles du corps, les muscles centraux sont le noyau à l'origine de tout le reste.

Qu'est-ce exactement que le centre du corps ? Il comprend tous les muscles de la région inférieure du tronc, dont le bas du dos, les abdominaux et les hanches. Ces muscles fonctionnent conjointement pour fournir soutien et mobilité ; en outre, c'est par la combinaison de ces muscles que naissent tous les mouvements du corps, dans toutes les directions possibles.

La partie la plus visible du groupe des muscles centraux est le grand droit de l'abdomen, communément appelé la « planche à laver » et *six-pack* en anglais. Les abdos, qui ne sont qu'une partie de l'ensemble des muscles centraux, sont responsables de la stabilité de la colonne vertébrale, de même que du raccourcissement de la distance entre votre torse et vos hanches. Les muscles qui flanquent les abdominaux sont les petits et grands obliques ; ils permettent les flexions d'un côté et de l'autre et la rotation du torse. L'érecteur du rachis, en forme d'arbre de Noël, est situé au bas du dos ; il est responsable de la stabilisation de la colonne vertébrale, de même que de ses mouvements. Enfin, les hanches (ou bassin) jouent un rôle crucial dans la force du centre du corps : les muscles fléchisseurs de la hanche sont l'assise de ce complexe musculaire, soutenant les mouvements et permettant la flexion des hanches.

Des muscles centraux forts sont essentiels pour rester parfaitement fonctionnel et opérationnel. En outre, ils sont perçus comme étant visuellement attirants, comme en témoignent les myriades de ventres nus étalés sur la couverture de dizaines de magazines dans le monde entier.

Le nombre annuel de clients volontaires qui achètent des livres sur les régimes alimentaires, les suppléments nutritionnels, qui s'abonnent à un club de gym, qui se procurent des appareils d'exercices ou même qui se soumettent à la chirurgie, constitue un marché énorme : en 2011, rien qu'aux États-Unis, les abonnements à des centres de culture physique s'élevaient à 51,4 millions de dollars et les revenus de l'industrie de la santé physique atteignaient 21,4 milliards de dollars.

Clubs de gym, boutiques de vêtements, panneaux publicitaires, unes des magazines, tous les types de moyens de communication et même les applications de nos téléphones intelligents, nous assènent quotidiennement que les abdos forts et visibles sont le summum… Mais pourquoi l'entraînement des muscles centraux est-il si important ? Outre les bénéfices esthétiques évidents d'abdos minces et fermes, les avantages dans la vie courante ne sont pas négligeables : ils permettent de continuer à exécuter avec aisance des mouvements de tous les jours, même en prenant de l'âge. Imaginez que vous vous réveillez le dos exempt de douleur, que vous soulevez et transportez une boîte encombrante dans la maison ou le bureau avec moins de contrainte et de maladresse, ou même que vous vous tenez debout naturellement, mais plus droit et avec plus de hauteur sans devoir vous concentrer pour ce faire.

L'entraînement des muscles centraux n'est pas qu'une préparation pour le cas où, mais plutôt une police d'assurance pour votre santé, qui gardera en état de marche votre mécanique humaine. En fait, cet entraînement rapporte vraiment à ceux qui s'y adonnent. Prenons le cas d'une femme enceinte. Un entraînement des muscles centraux pré- et postnatal, durant et après la grossesse, aura pour résultat non seulement un accouchement plus facile, mais encore un rétablissement plus rapide après qu'elle aura accouché.

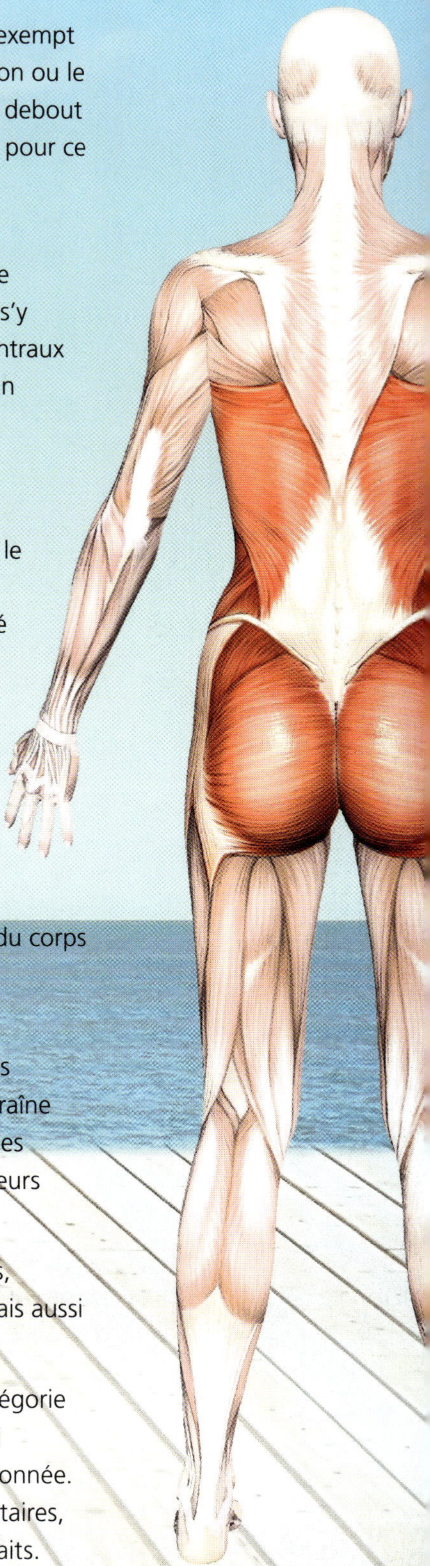

Garder un centre du corps fort permet de fournir un support maximal aux muscles secondaires. En fait, les muscles centraux sont si essentiels aux mouvements de tout le corps qu'on les sollicite dès qu'on fait appel à chacun de nos autres muscles : quand vous vous accroupissez, vos muscles centraux sont engagés pour maintenir l'intégrité du mouvement vertical ; quand vous soulevez des haltères au-dessus de votre tête, les muscles centraux sont en action pour maintenir la station verticale du corps. Avez-nous déjà exercé vos triceps et découvert, plus tard, combien votre ventre était douloureux ? Ça, ce sont les muscles centraux à l'œuvre !

En outre, l'usage continuel de supports de soutien, comme les dossiers de chaise, fait une bonne part du travail que, sans eux, on exigerait de nos muscles centraux. Combiné au manque d'exercice et au piètre régime alimentaire moderne, cela produit des individus ayant une musculature du centre du corps peu developpée, ce qui entraîne une posture déficiente, des problèmes de dos et l'obésité.

Les muscles centraux présentent une caractéristique qui les rend plus exceptionnels encore : de tout le corps, c'est probablement le seul système musculaire qu'on entraîne pour sa compacité plutôt que pour son volume ou sa masse (comme dans le cas des biceps ou de la poitrine), tout en aidant tous les autres groupes de muscles dans leurs fonctions respectives.

Pour obtenir le maximum de vos muscles centraux, il faut des exercices spécifiques, parfaitement adaptés… non seulement pour éviter tout trouble physique futur, mais aussi pour atteindre la ligne que vous rêvez d'avoir.

Tous les exercices décrits dans ce livre sont des exercices dynamiques, ou de la catégorie mouvements-en-action, plutôt que des exercices isométriques ou statiques, ce qui implique de garder un muscle donné en position contractée durant une période donnée. Pour ceux et celles d'entre vous qui ont des occupations ou un mode de vie sédentaires, c'est le livre idéal. En les réalisant régulièrement, vous en retirerez de grands bienfaits.

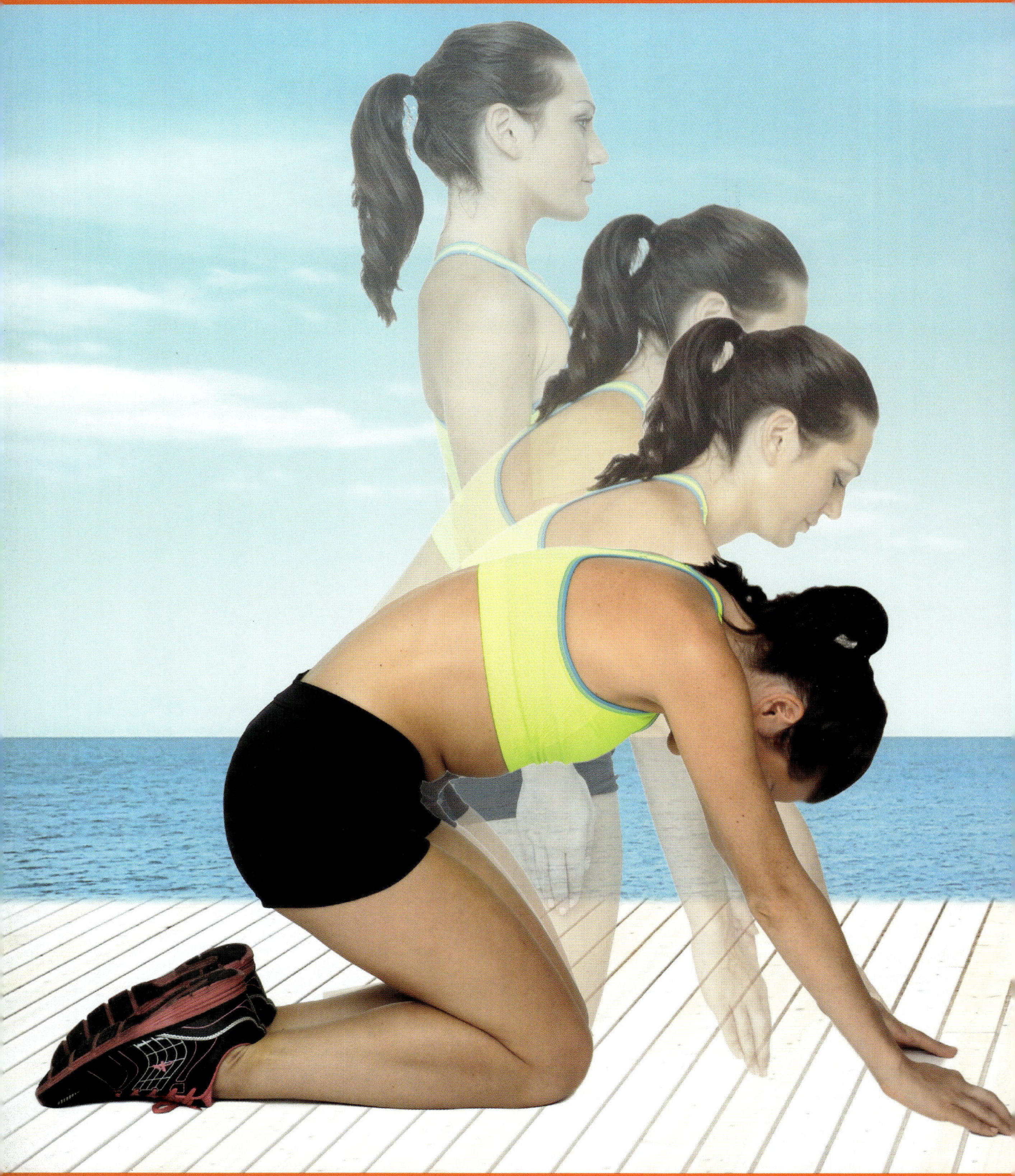

Étirements et échauffements

Les échauffements et les étirements sont aussi importants pour le corps humain que tourner la clé pour démarrer une voiture avant de filer à 100 km/h sur l'autoroute. Les muscles froids et rigides sont moins flexibles et plus sujets aux blessures qu'un tissu réchauffé et détendu. Le secret consiste à ne pas trop forcer afin d'amener un muscle à son seuil de tolérance positif en termes de mouvement et de mobilité.

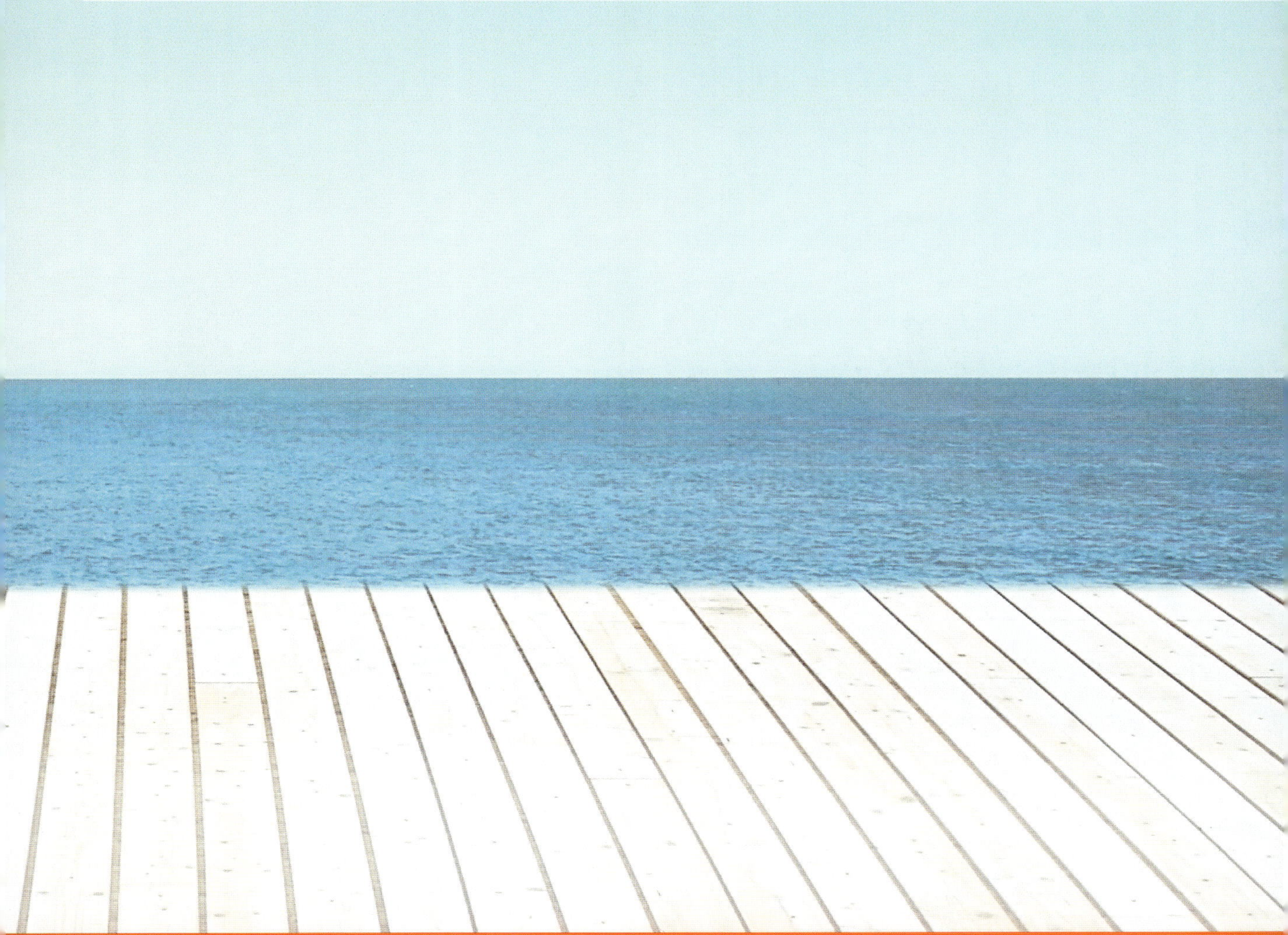

Étirement du bas de la colonne vertébrale, à genoux

L'étirement du bas de la colonne vertébrale à genoux est idéal pour étirer le bas du dos et les muscles fessiers ; il convient à tous les sports et à toutes les activités.

Étape 1 Agenouillez-vous, le dos droit et les bras de chaque côté du corps.

Étape 2 Penchez-vous lentement vers l'avant et placez les mains sur le sol devant vous.

Étape 3 Baissez la tête et arquez le dos jusqu'à ce que vous sentiez un étirement dans le bas du dos. Gardez la position 30 secondes, puis détendez-vous ; refaites-le une fois.

MUSCLES CIBLÉS

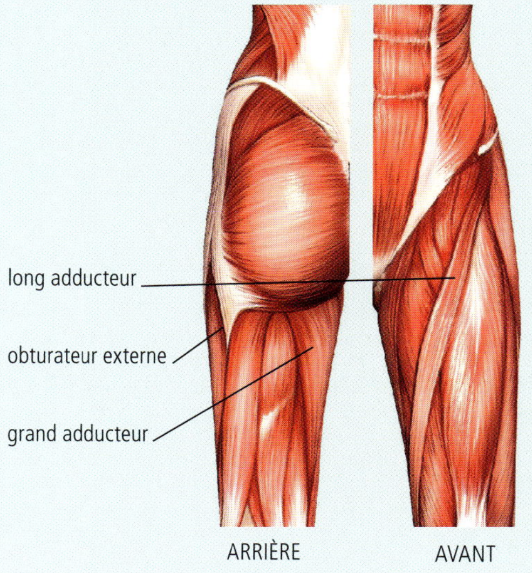

ADDUCTEURS

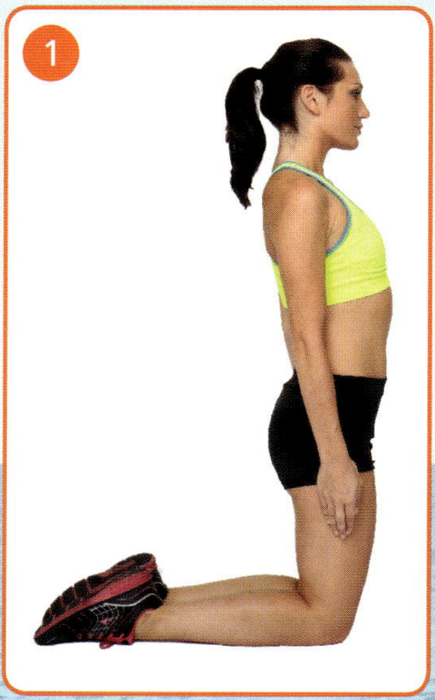

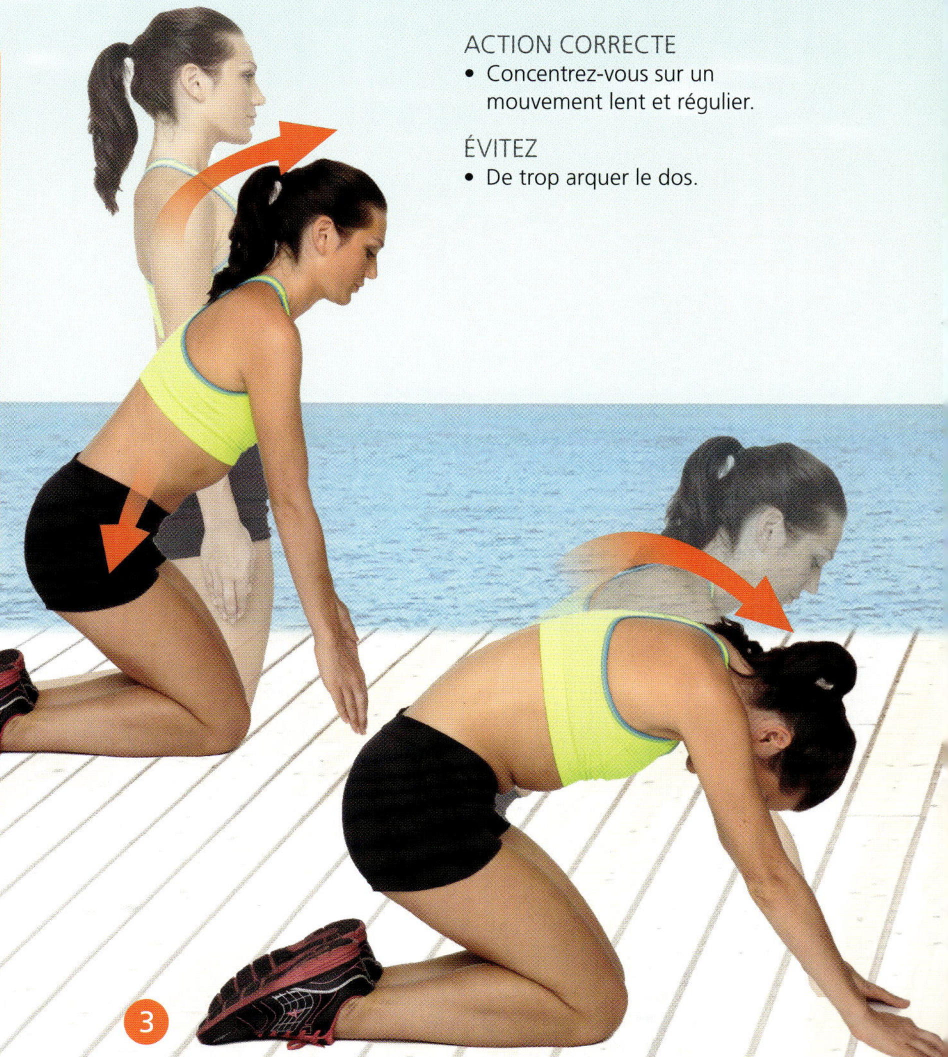

ACTION CORRECTE
- Concentrez-vous sur un mouvement lent et régulier.

ÉVITEZ
- De trop arquer le dos.

Étirement de la colonne vertébrale, en position assise

L'étirement de la colonne vertébrale en position assise aide à libérer la colonne vertébrale et à soulager les muscles érecteurs souvent comprimés.

MISE EN GARDE Quiconque a le bas du dos atrophié devrait éviter cette routine.

MUSCLES CIBLÉS

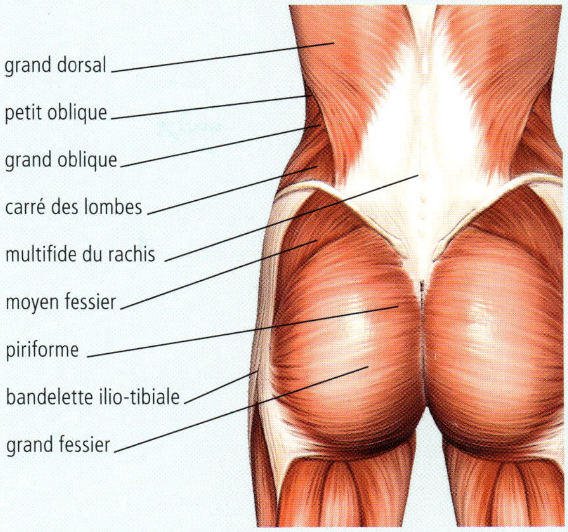

COLONNE VERTÉBRALE ET ÉRECTEURS

Étape 1 Asseyez-vous sur le sol, une jambe tendue devant vous.

Étape 2 Croisez l'autre jambe par-dessus la jambe tendue, en vous assurant que le pied est à plat sur le sol. Gardez une main sur le sol pour vous soutenir et placez l'autre sur la jambe pliée.

Étape 3 Faites pivoter le torse dans le sens inverse de la jambe pliée jusqu'à ce que votre poitrine se trouve presque à l'opposé de cette jambe.

Étape 4 Gardez la position 30 secondes, répétez, puis changez de côté.

ACTION CORRECTE

- Assurez-vous de garder toujours le dos plat.

ÉVITEZ

- De trop faire pivoter le torse durant l'étirement.

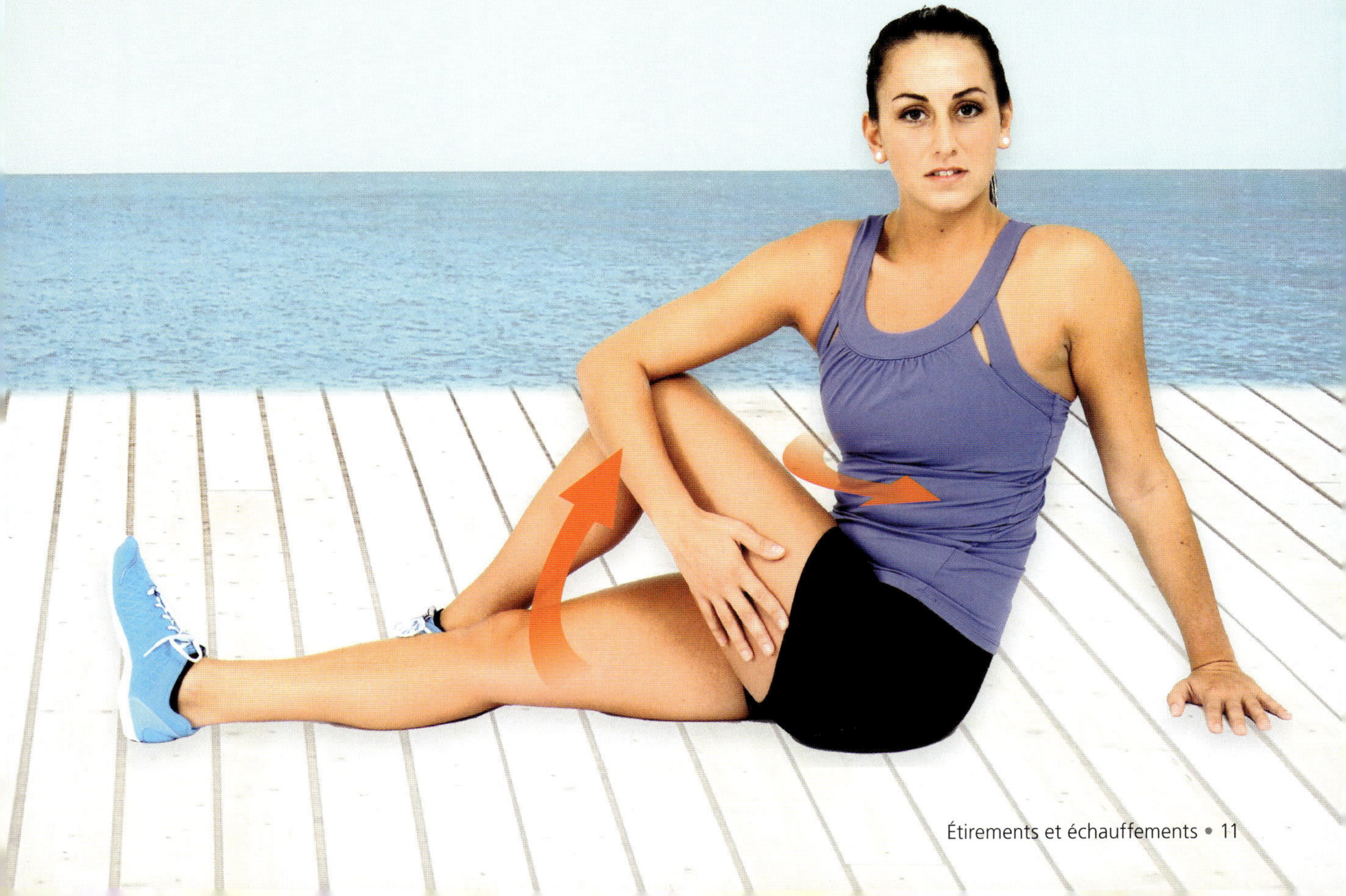

Étirement des adducteurs

Cet étirement simple, qui fait travailler les adducteurs, s'exécute en 1 minute environ pour une efficacité optimale. L'étirement ne doit pas faire mal : on ne doit percevoir qu'une légère sensation d'étirement dans le muscle.

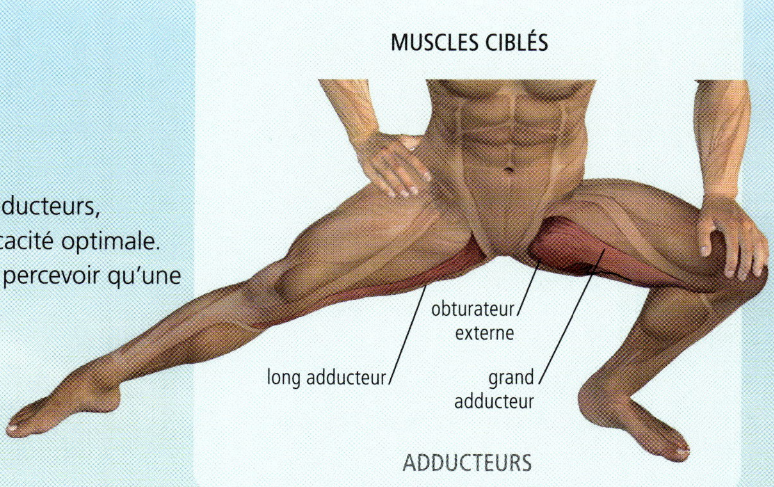

Étape 1 Mettez-vous debout, les pieds largement écartés.

Étape 2 Pliez la jambe gauche tout en baissant le torse vers le sol. Posez les mains sur les cuisses tandis que vous sentez un profond étirement dans la cuisse droite.

Étape 3 Gardez la position 30 secondes, détendez-vous, puis répétez à nouveau 30 secondes. Changez de jambe et répétez l'exercice.

ACTION CORRECTE

- Gardez le torse droit.

ÉVITEZ

- De trop étirer la jambe tendue.

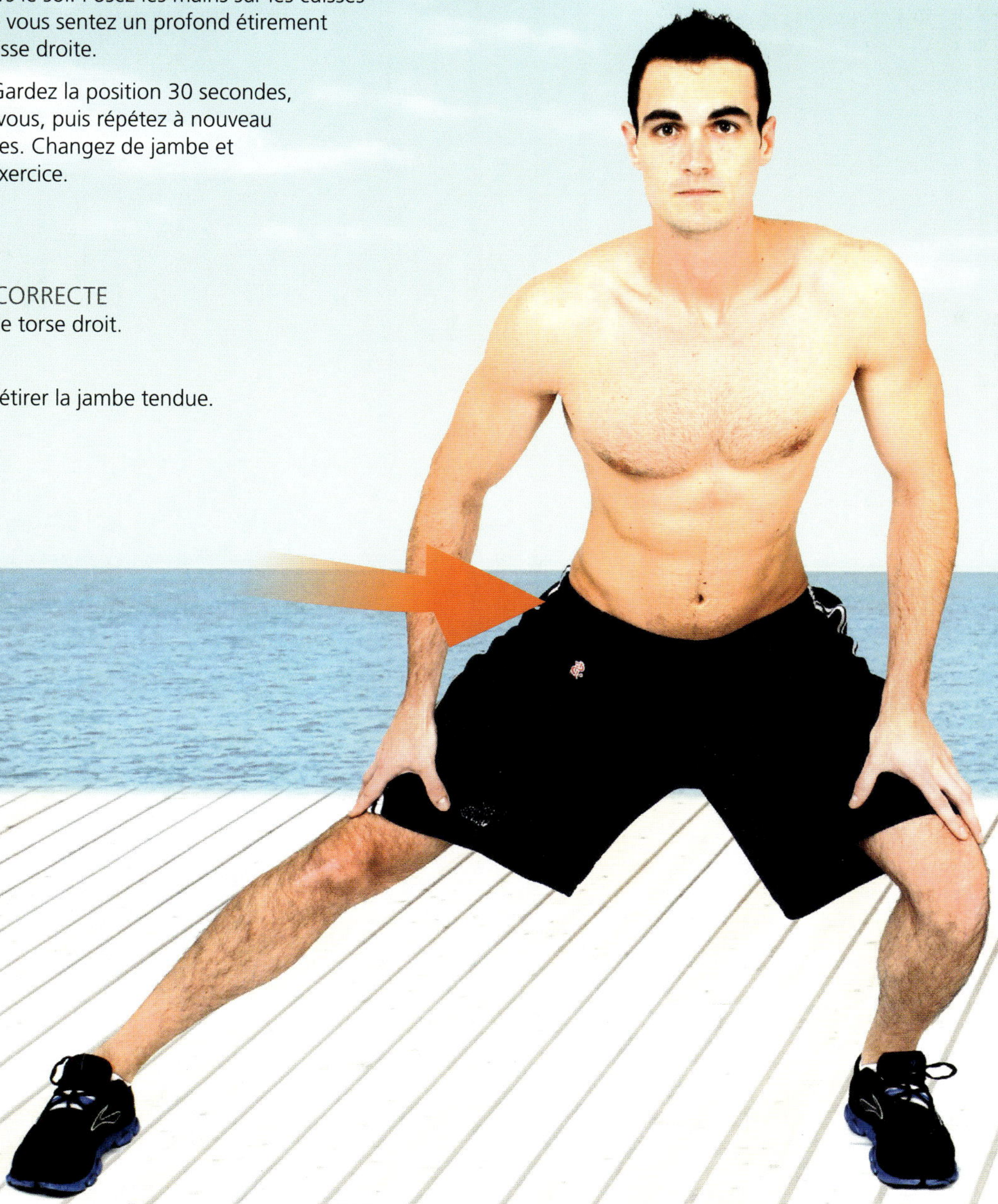

Étirement du cobra

Cet étirement aide à relâcher les articulations de la colonne vertébrale tout en étirant l'estomac, les muscles du haut du torse et la colonne vertébrale.

MISE EN GARDE Cet exercice ne doit être effectué que si vous n'avez jamais eu de problèmes de dos auparavant car, mal exécuté, il peut endommager les vertèbres.

Étape 1 Couchez-vous face vers le sol, bras pliés, paumes sur le sol.

Étape 2 En courbant le torse vers l'arrière, levez le haut du corps jusqu'à ce que les bras se tendent. Effectuez 3 séquences de 15 secondes chacune.

MUSCLES CIBLÉS

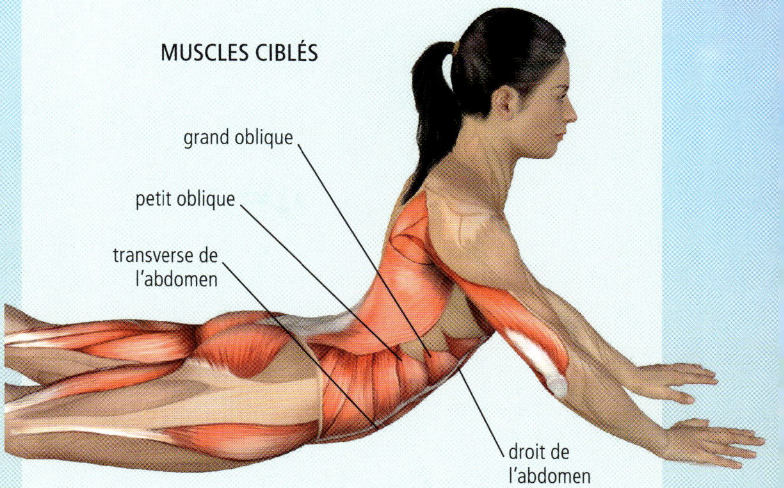

OBLIQUES ET ABDOMINAUX

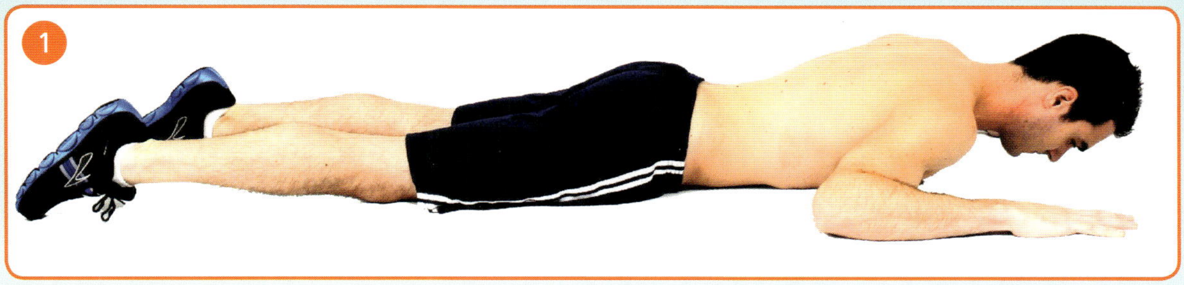

ACTION CORRECTE
- Gardez les bras près du corps.

ÉVITEZ
- Un élan excessif vers le haut.

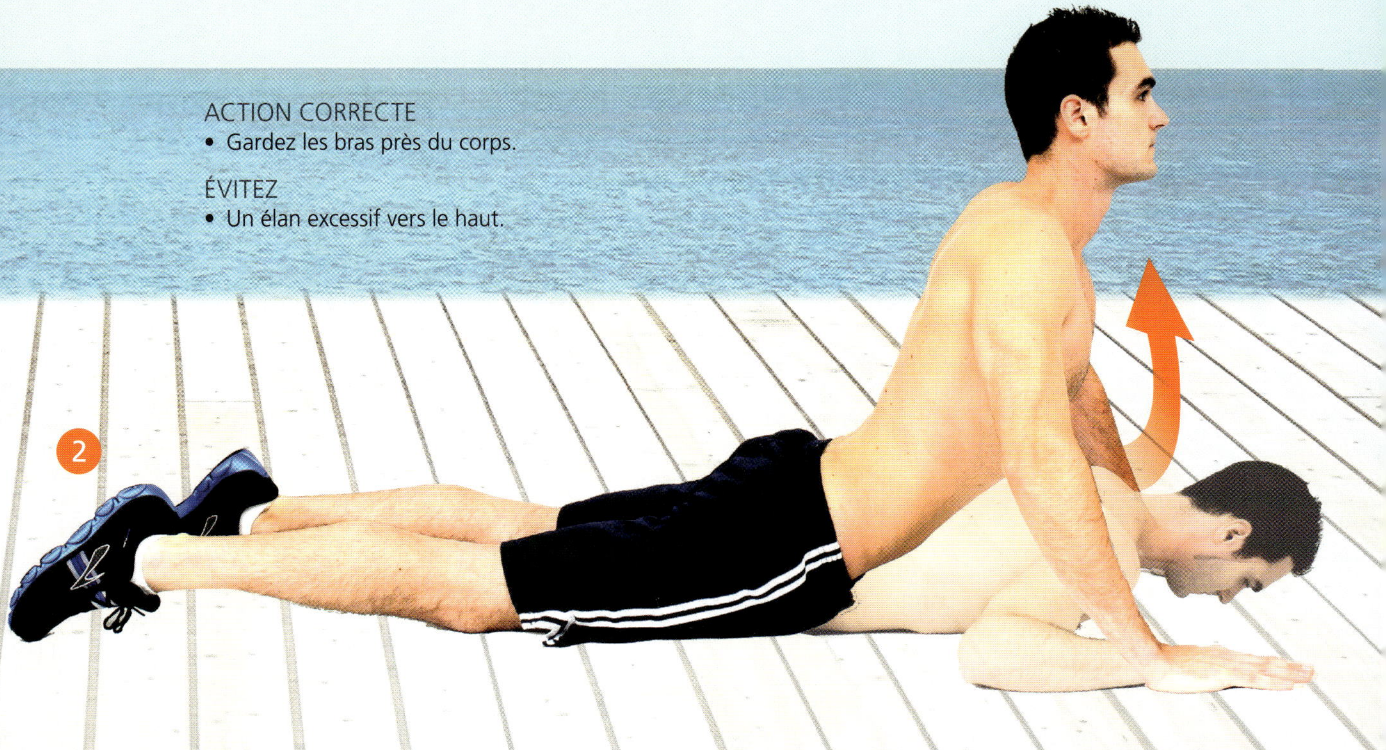

Étirement de la bandelette ilio-tibiale

L'étirement de la bandelette ilio-tibiale est assez différent de l'étirement d'autres muscles, car cette zone est constituée d'un fascia épais et fibreux qui n'a pas l'élasticité musculaire. Étirer cette bandelette peut vraiment améliorer les problèmes de dos, de hanches et de genoux.

MUSCLES CIBLÉS

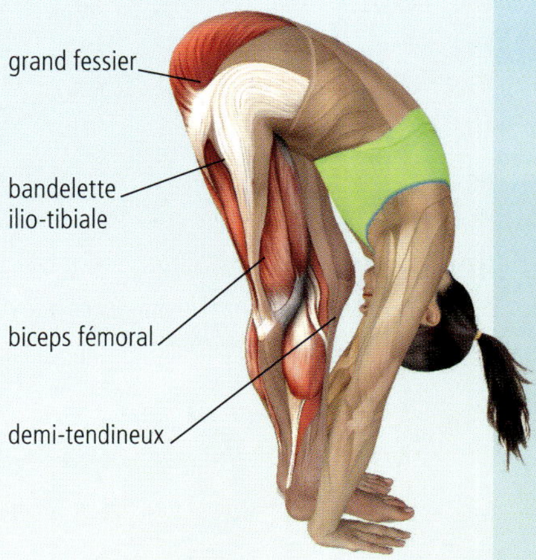

FESSIERS ET BANDELETTE ILIO-TIBIALE

Étape 1 Debout, croisez le pied gauche derrière la cheville droite.

Étape 2 Penchez-vous vers l'avant jusqu'à ce que le bout de vos doigts soit aussi près que possible du sol. Si vous en êtes capable, agrippez vos orteils ou, variante plus difficile, posez les mains à plat sur le sol.

Étape 3 Gardez la position 20 secondes, puis répétez. Changez de jambe et répétez la séquence entière.

ACTION CORRECTE
- Assurez-vous d'exécuter le mouvement lentement.

ÉVITEZ
- De trop tendre les jambes.

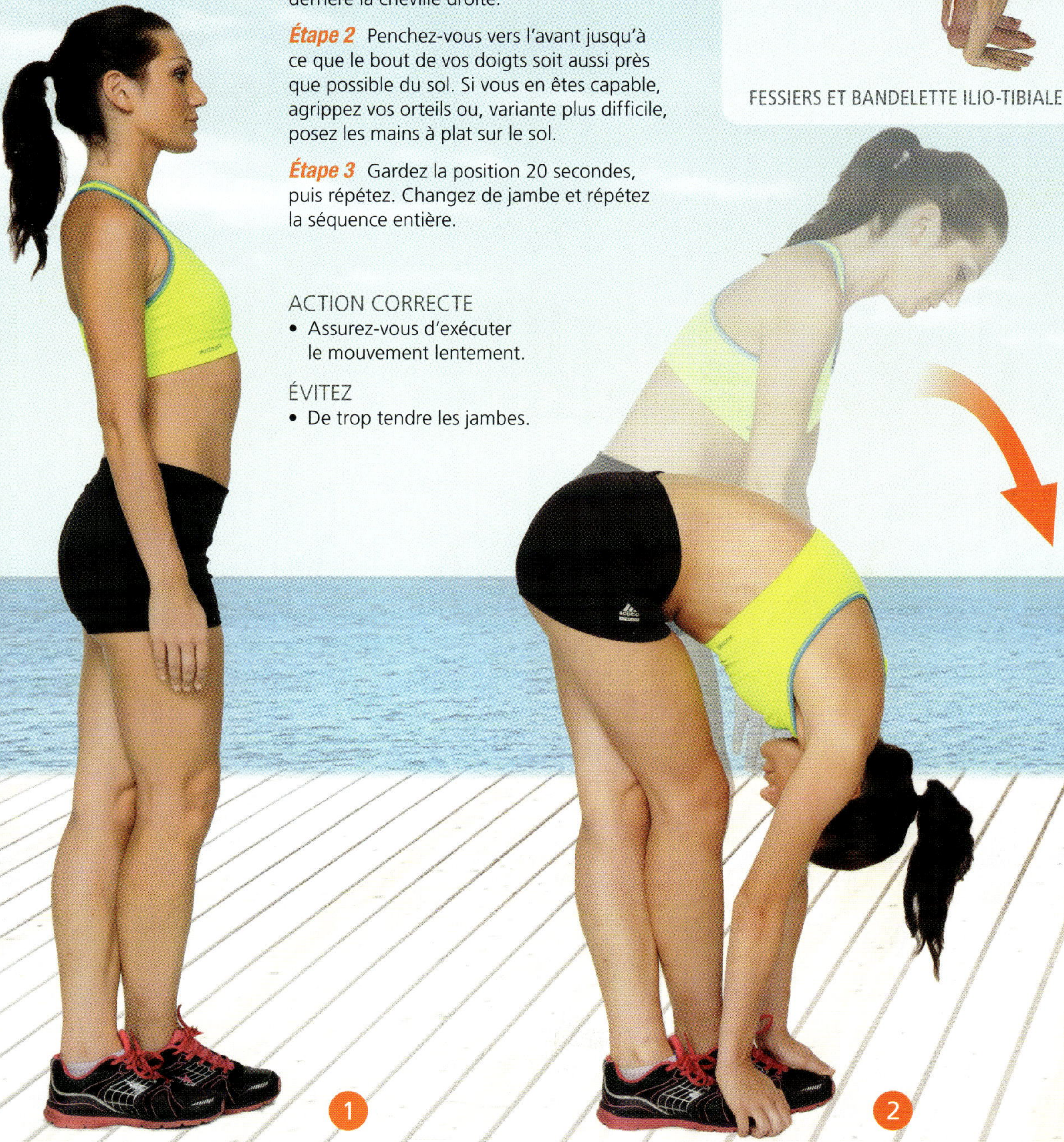

Étirement de la hanche à la cuisse

Les fléchisseurs de la hanche, qui vous permettent de lever les genoux et de vous plier à la taille, sont situés au haut des cuisses, tout juste sous le bassin. Cet exercice vise essentiellement les fléchisseurs de la hanche et les muscles adducteurs.

Étape 1 Agenouillé sur le genou gauche, mettez le pied droit sur le sol devant vous de façon que le genou droit soit plié à moins de 90°.

Étape 2 Avancez le torse en pliant le genou droit de façon qu'il se déplace vers les orteils. Tout en maintenant le torse en position neutre, poussez la hanche droite vers l'avant et vers le bas pour créer un étirement à l'avant de la cuisse. Levez les bras vers le plafond en gardant les épaules détendues.

Étape 3 Descendez les bras et déplacez les hanches vers l'arrière. Tendez la jambe droite, puis penchez le torse vers l'avant. Mettez les mains sur le sol, de chaque côté de la jambe tendue pour vous soutenir.

Étape 4 Maintenez la position 10 secondes et exécutez le mouvement vers l'avant et vers l'arrière 5 fois avec chaque jambe.

MUSCLES CIBLÉS

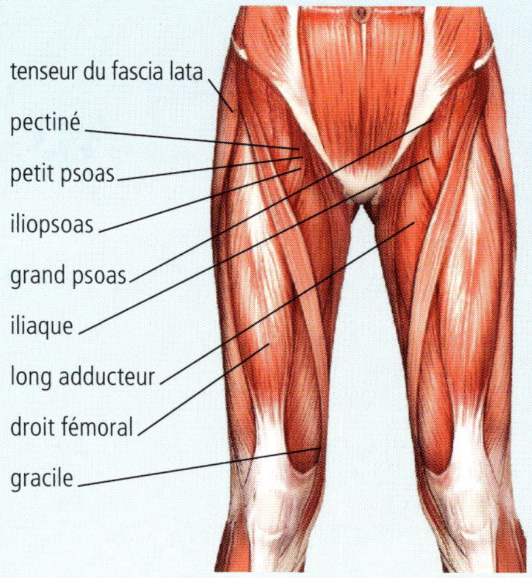

FLÉCHISSEURS DES HANCHES ET ADDUCTEURS

ACTION CORRECTE
- Les épaules et le cou doivent être détendus.
- Tout le corps se déplace en un seul bloc dès le début de l'étirement.

ÉVITEZ
- De pousser le genou qui est devant trop loin au-delà du pied qui repose sur le sol.
- De faire pivoter les hanches.
- De déplacer le genou de la jambe arrière vers l'extérieur.

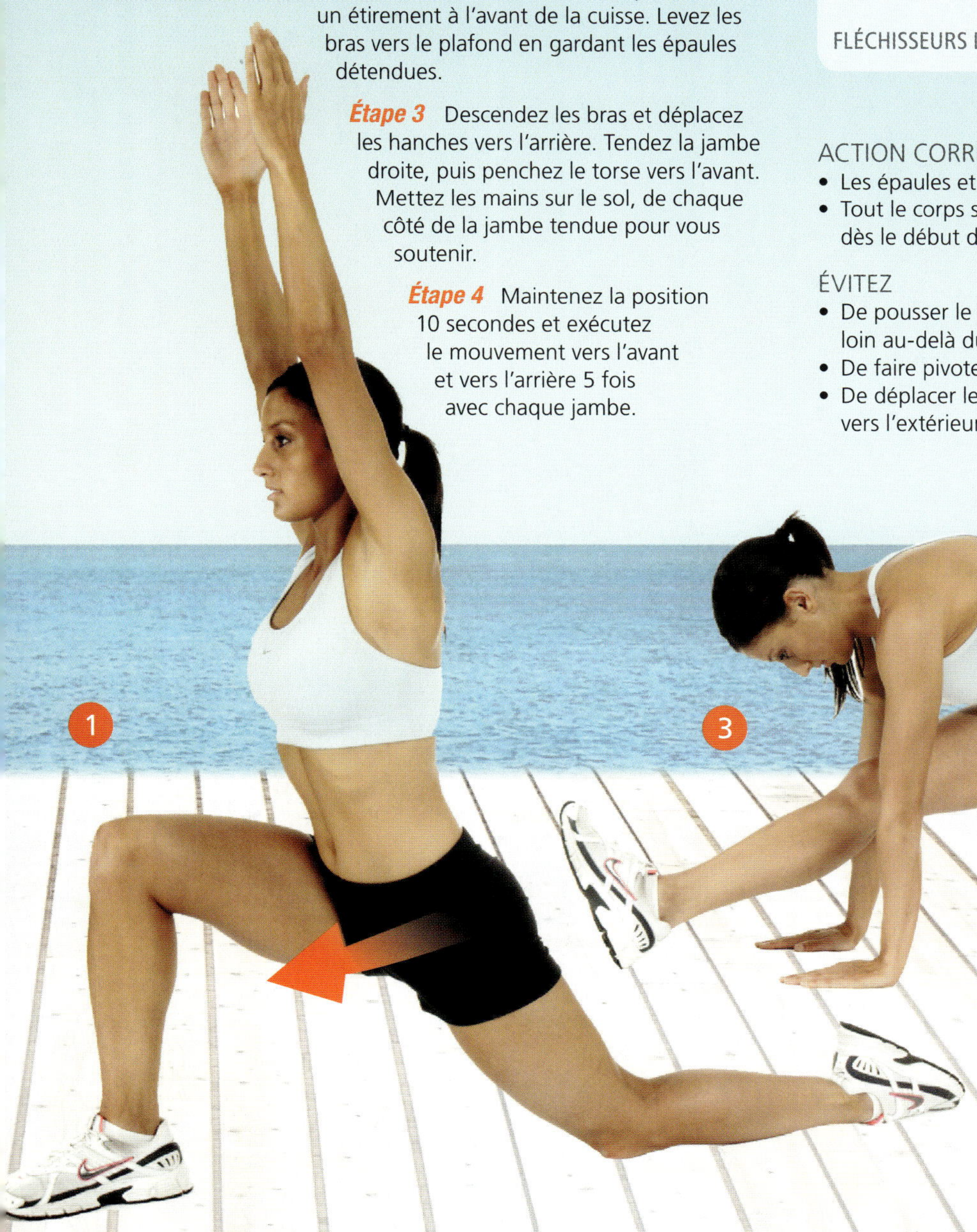

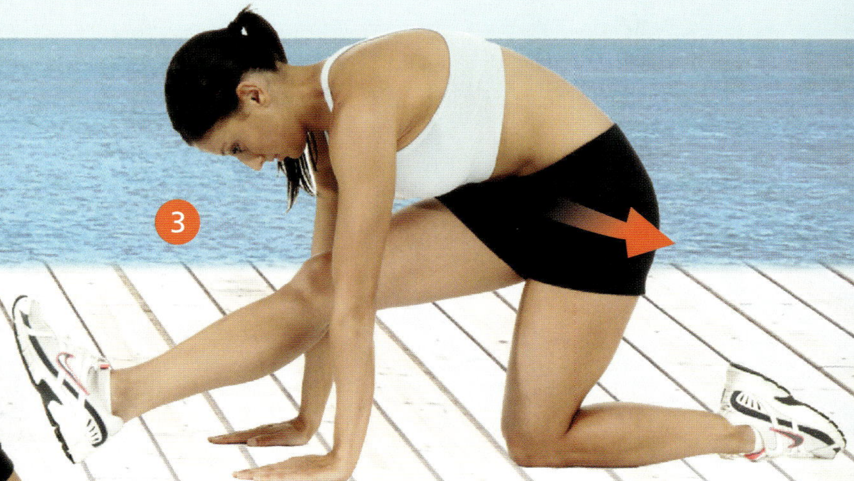

Étirement lombaire

Les activités quotidiennes peuvent provoquer la tension des muscles du dos, laquelle, avec le temps, peut causer de la douleur et augmenter le risque de blessure. L'étirement lombaire aide à conserver la flexibilité de la colonne vertébrale. Il s'exécute en 2 minutes seulement.

MISE EN GARDE Déconseillé si vous avez des problèmes de dos.

Étape 1 Couchez-vous sur le dos, les jambes pliées à 90° et les bras en croix.

Étape 2 Sans forcer, inclinez les genoux vers la gauche jusqu'à ce que le genou du dessous touche presque le sol.

Étape 3 Gardez la position 30 secondes, puis répétez. Changez ensuite de côté.

ACTION CORRECTE
- Gardez le dos bien à plat sur le sol.

ÉVITEZ
- De brusquer le mouvement de la jambe du dessus.

MUSCLES CIBLÉS

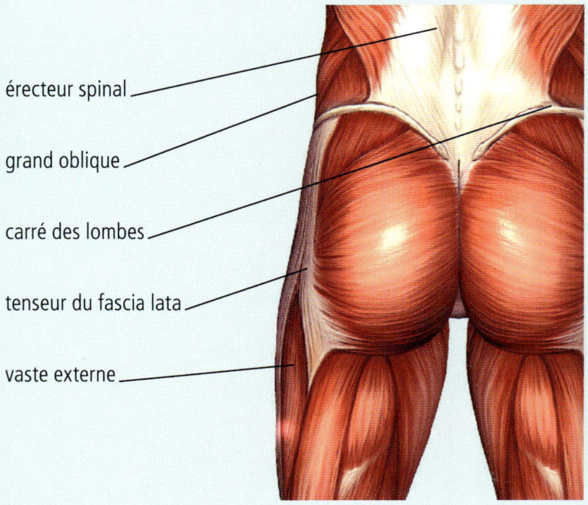

BAS DU DOS

VARIANTE

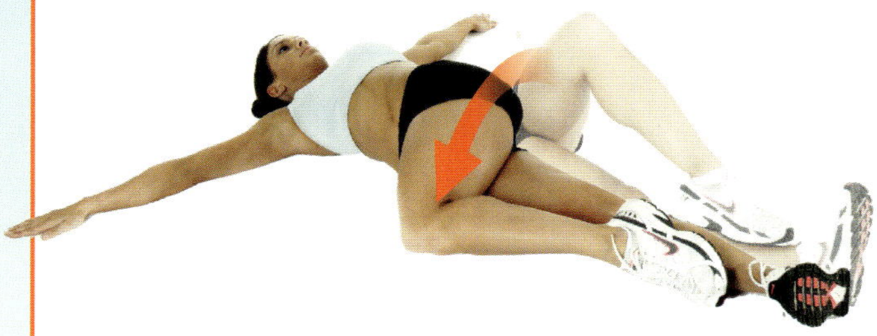

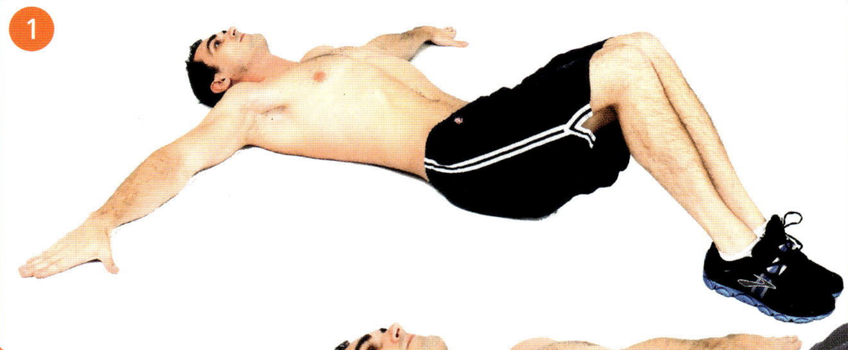

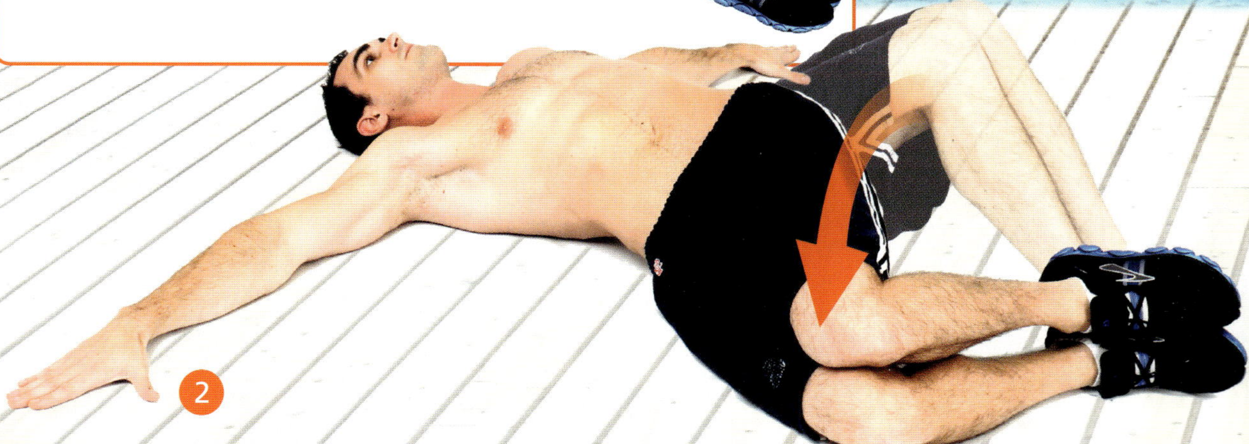

Étirement du piriforme

Ce mouvement, qui vise les régions du fessier et des hanches, s'exécute en 2 minutes environ. Le muscle piriforme pivote latéralement et stabilise les hanches. Il est important pour les athlètes qui participent à des sports exigeant des changements soudains de direction.

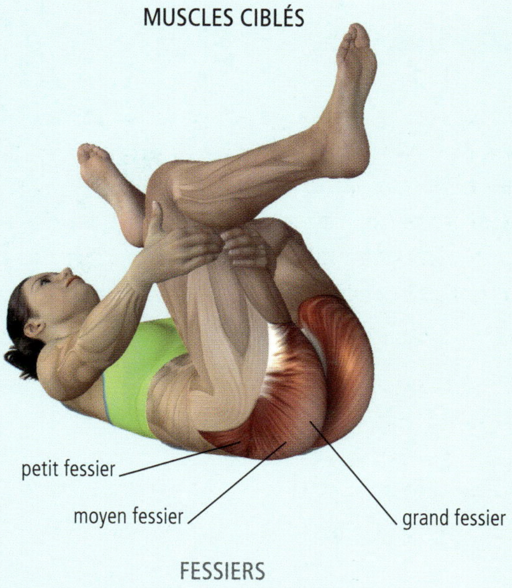

Étape 1 Couchez-vous sur le dos, la jambe gauche pliée et la cheville droite posée sur le genou gauche.

Étape 2 Saisissez avec les mains l'arrière de la cuisse gauche près du genou puis, sans forcer, tirez la cuisse vers l'épaule droite.

Étape 3 Gardez la position 30 secondes, détendez-vous et répétez 30 secondes additionnelles. Changez ensuite de côté.

1

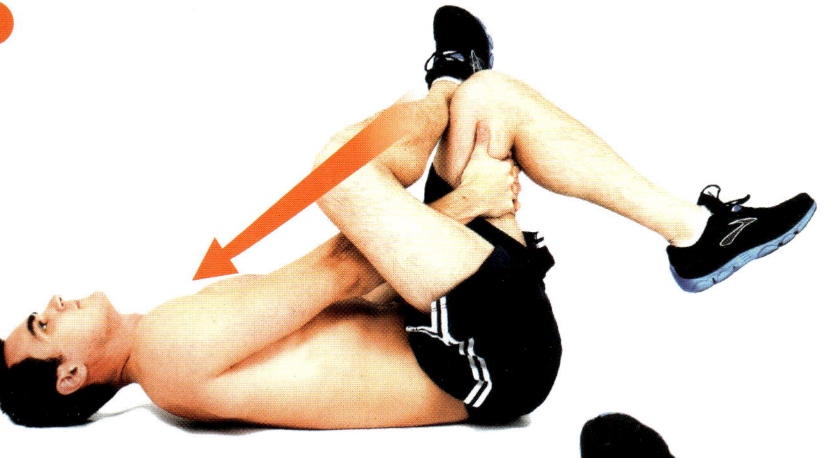

ACTION CORRECTE

- Gardez le dos pressé contre le sol.

ÉVITEZ

- De trop tirer le genou.

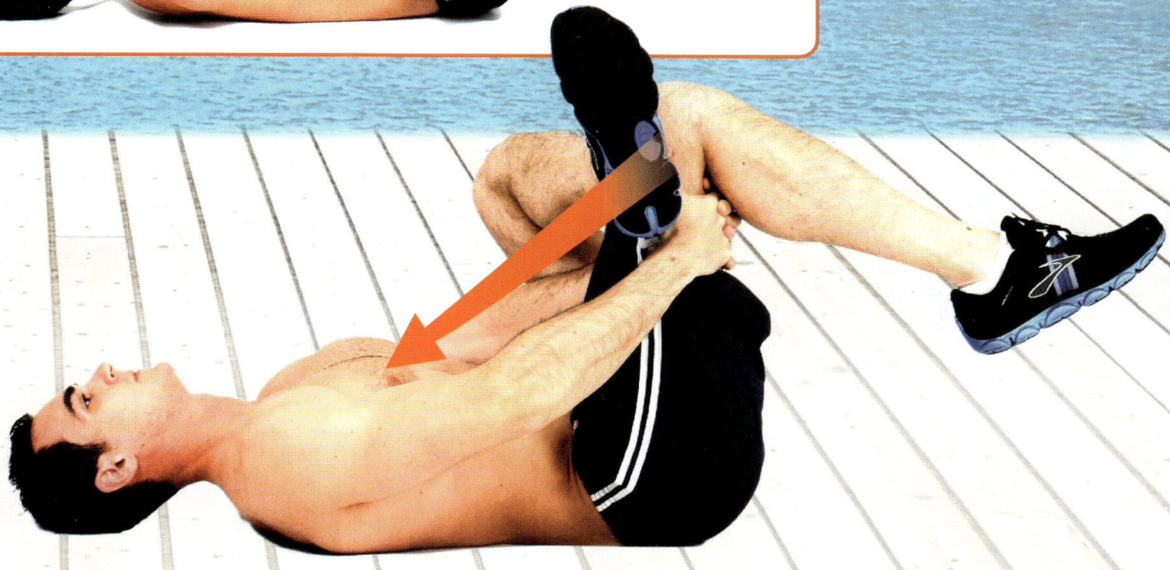

2

Flexions latérales

Les flexions latérales sont idéales pour étirer les muscles dentelés, obliques et intercostaux. Vous devez consacrer environ 1 minute à cet étirement. On peut modifier l'exercice en plaçant une main sur la hanche et l'autre au-dessus de la tête (plus facile), ou en tenant un poids ou un haltère au-dessus de la tête (plus difficile).

Étape 1 Mettez-vous debout, les bras levés au-dessus de la tête et les doigts entrecroisés.

Étape 2 Penchez-vous lentement sur un côté, en gardant les doigts entrecroisés, puis revenez à la verticale.

Étape 3 Exécutez l'exercice 10 fois de chaque côté.

MUSCLES CIBLÉS

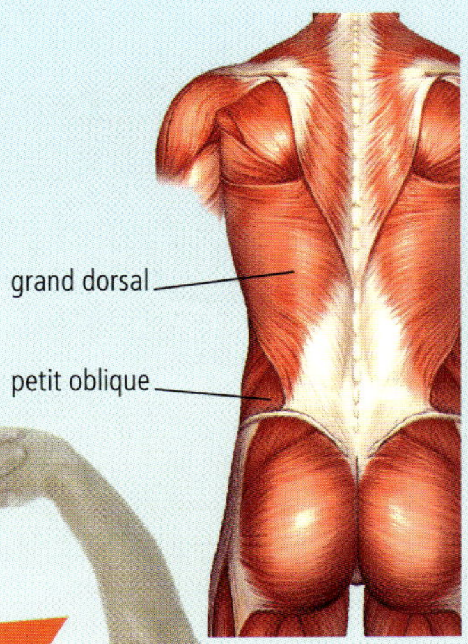

OBLIQUES

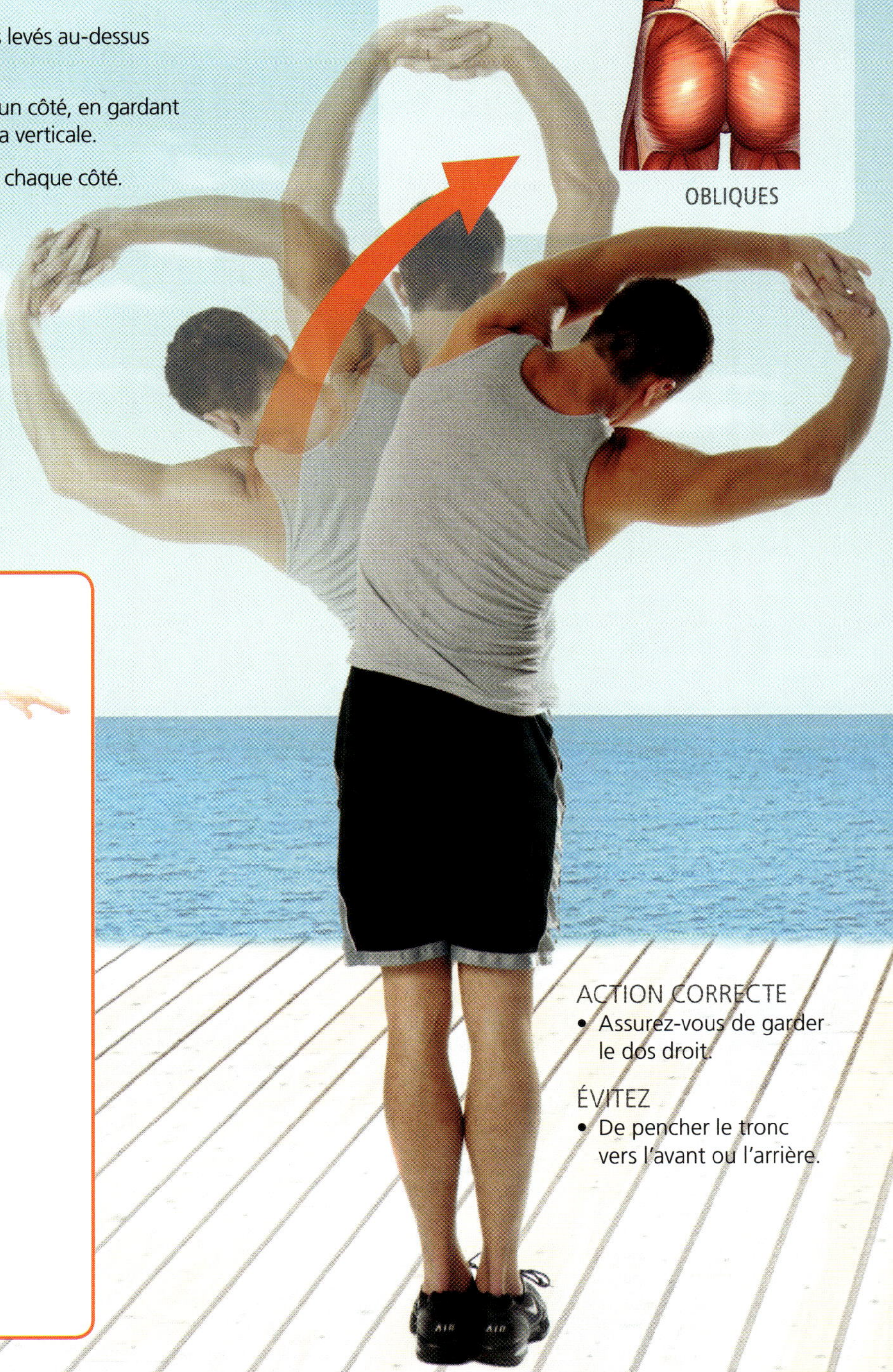

VARIANTE

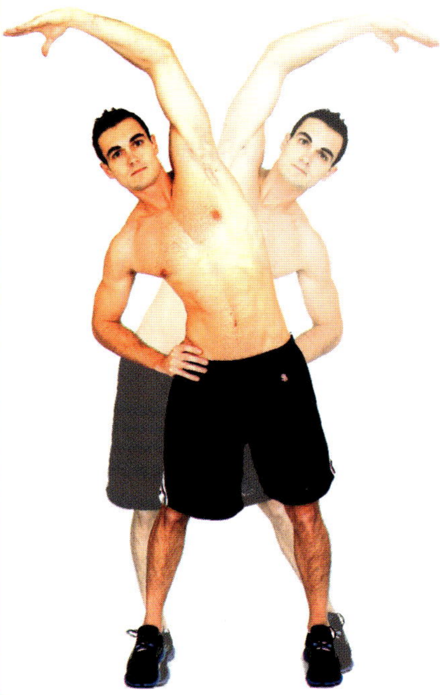

ACTION CORRECTE
- Assurez-vous de garder le dos droit.

ÉVITEZ
- De pencher le tronc vers l'avant ou l'arrière.

MUSCLES CIBLÉS

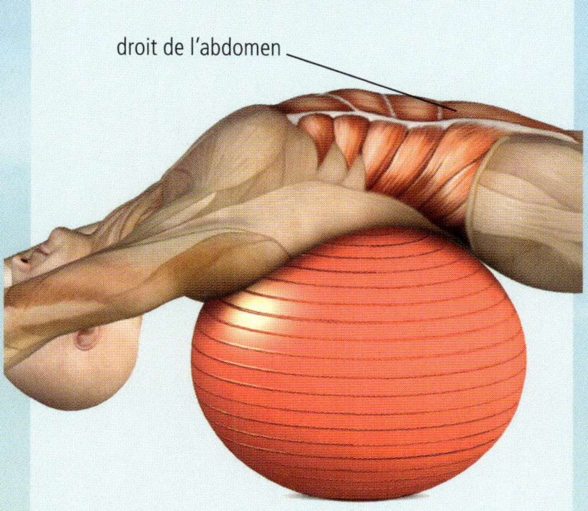

OBLIQUES ET ABDOMINAUX

Étirement des abdominaux avec ballon

L'étirement des abdominaux avec ballon est un excellent complément des exercices d'échauffement. Il permet d'étirer les muscles abdominaux, mais il doit être exécuté avec précaution.

Étape 1 Couchez-vous sur le dos sur un ballon d'exercice, les pieds écartés et les bras tendus bien droits derrière la tête.

Étape 2 Étirez les bras loin vers l'arrière jusqu'à ce que vos mains touchent le sol.

Étape 3 Tout en gardant le bas du dos sur le ballon, baissez les hanches et étirez les abdominaux vers le plafond.

Étape 4 Gardez la position 30 secondes, détendez-vous et répétez 30 secondes de plus.

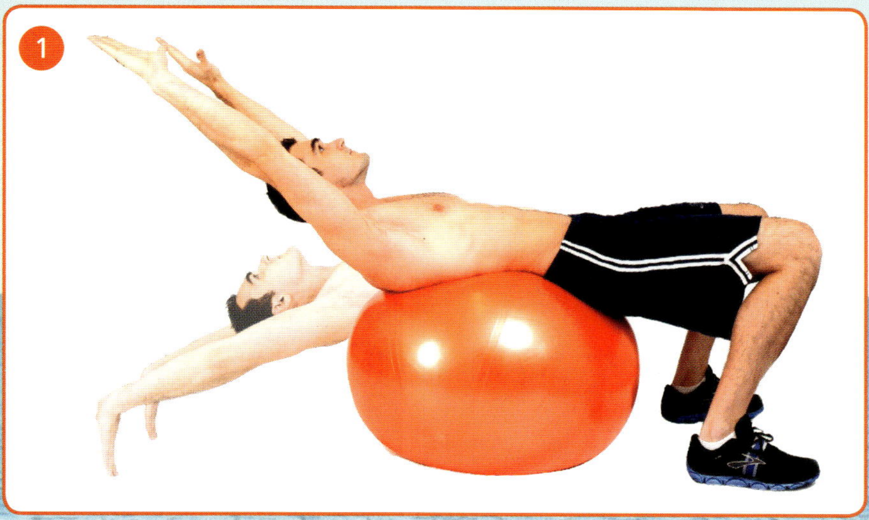

ACTION CORRECTE

- Assurez-vous de garder le torse bien en contact avec le ballon.

ÉVITEZ

- De trop exagérer la levée du bassin.

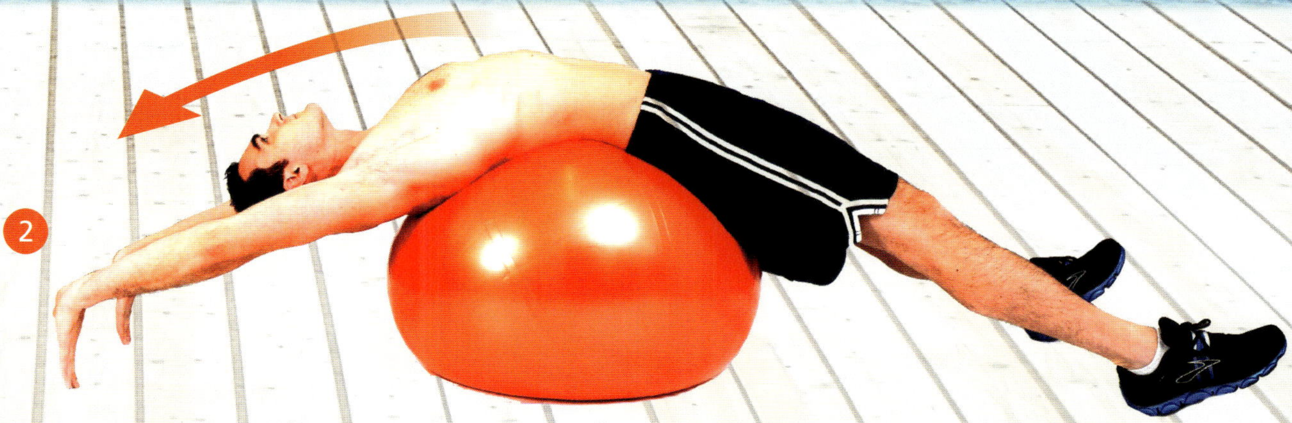

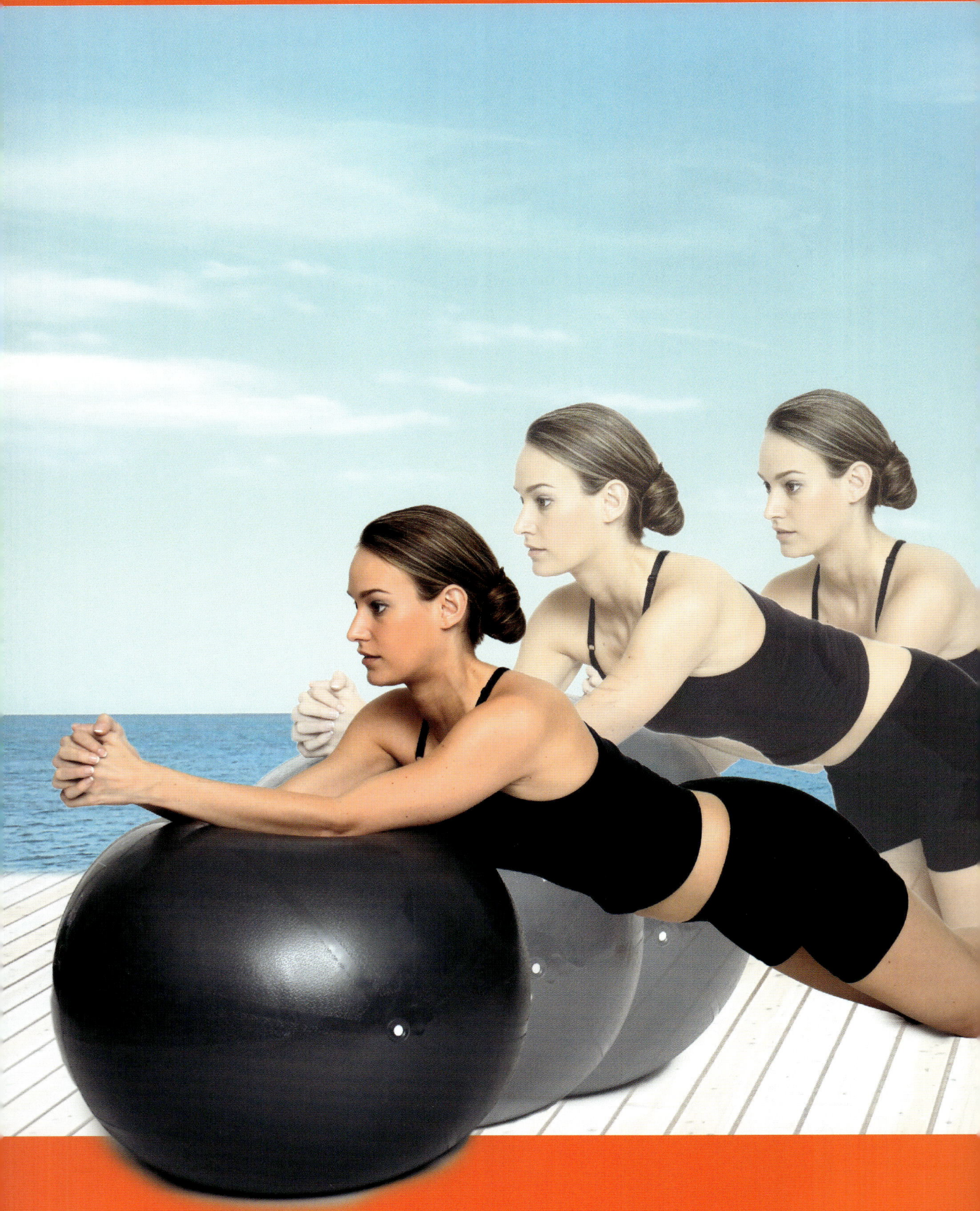

Exercices avec ballon

Le ballon d'exercice est un outil très efficace pour améliorer l'équilibre du corps et la force des muscles centraux, tout en vous amincissant et vous tonifiant. Le corps réagit à l'instabilité du ballon pour garder son équilibre. Le ballon est disponible en plusieurs formats, le plus souvent entre 35 et 85 centimètres de diamètre. Il peut être combiné à la résistance d'un poids ou utilisé seul, dans une gamme presque illimitée d'angles et d'exercices, pour toutes les parties du corps.

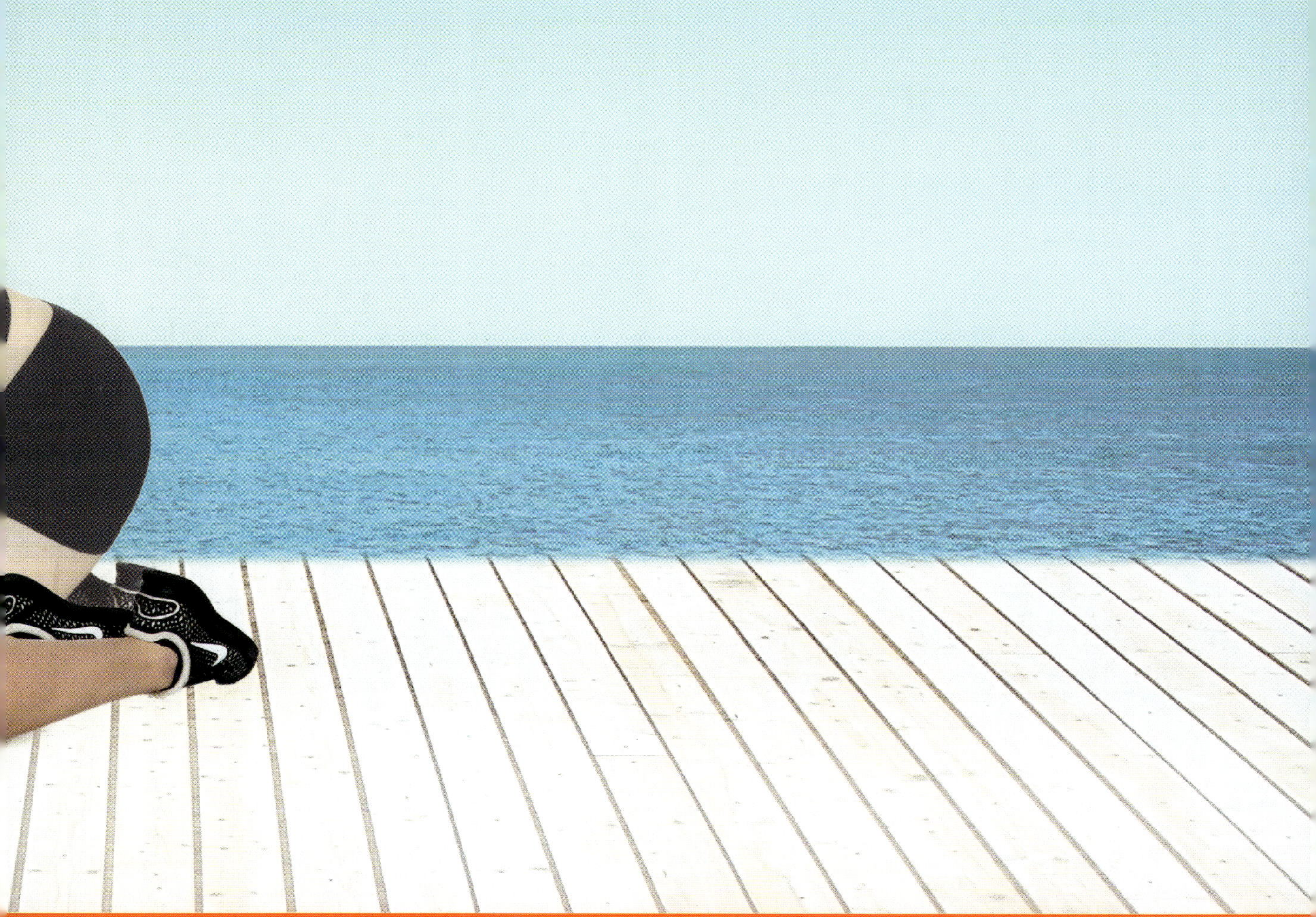

Portefeuille sur ballon

Le portefeuille sur ballon renforce surtout le tronc et les hanches. Pour une exécution correcte, vous devez user de coordination, de précision et de force.

Étape 1 Mettez-vous en position de pompes, bras à la largeur des épaules et tibias reposant sur le ballon.

Étape 2 Tout en gardant les bras tendus tout au long de l'exercice, pliez les genoux en ramenant le ballon vers la poitrine.

Étape 3 Tendez les jambes et exécutez la séquence 20 fois.

MUSCLES CIBLÉS

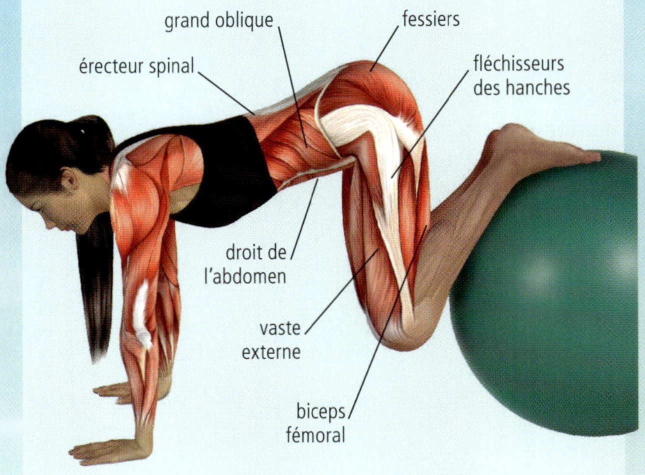

TRONC ET HANCHES

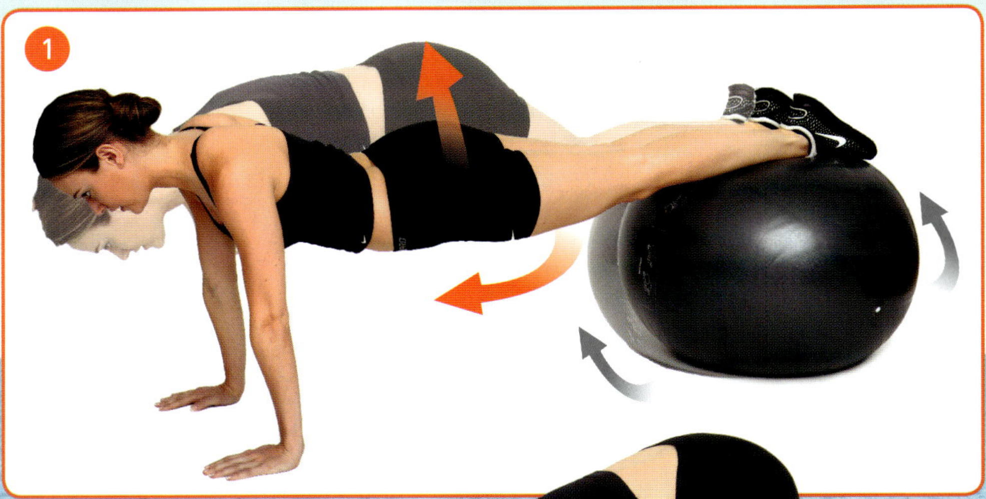

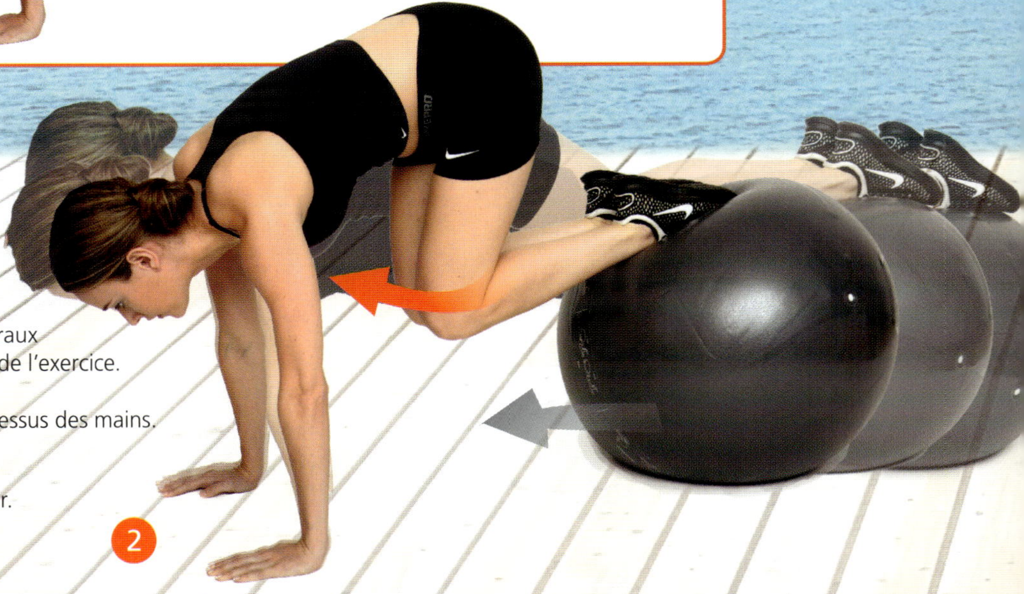

ACTION CORRECTE
- Gardez les muscles centraux contractés tout au long de l'exercice.
- Respirez profondément.
- Gardez les épaules au-dessus des mains.

ÉVITEZ
- Un mouvement irrégulier.
- D'arrondir le dos.
- De précipiter l'exercice.

Demi-redressement sur ballon

Le demi-redressement sur ballon est un exercice hautement efficace pour le renforcement des muscles centraux. Un petit pas vers l'avant ou vers l'arrière peut diminuer ou augmenter la tension des muscles abdominaux.

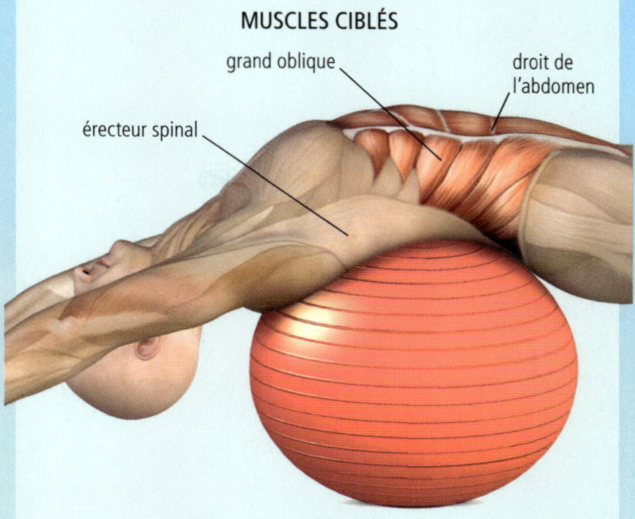

Étape 1 Allongez-vous dos sur le ballon, jambes pliées, paumes sur les oreilles et coudes pointant vers l'extérieur.

Étape 2 Soulevez la tête et les épaules du ballon tout en contractant le tronc à la hauteur de la taille. Gardez le bas du dos en contact avec le ballon.

Étape 3 Ramenez le torse sur le ballon et exécutez la séquence 25 fois.

ACTION CORRECTE
- Maintenez une amplitude de mouvement précise et courte.
- Maintenez la tension des abdominaux.
- Contractez les muscles au haut des abdominaux.

ÉVITEZ
- D'utiliser le cou pour remonter.
- Les séquences sautillantes et rapides.
- De soulever le bas du dos du ballon.

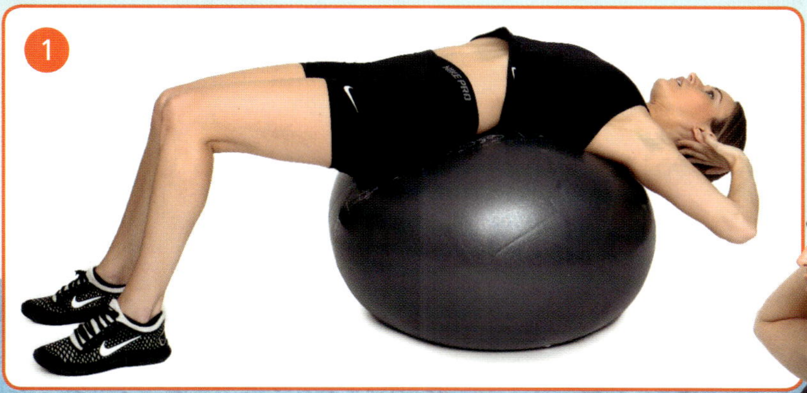

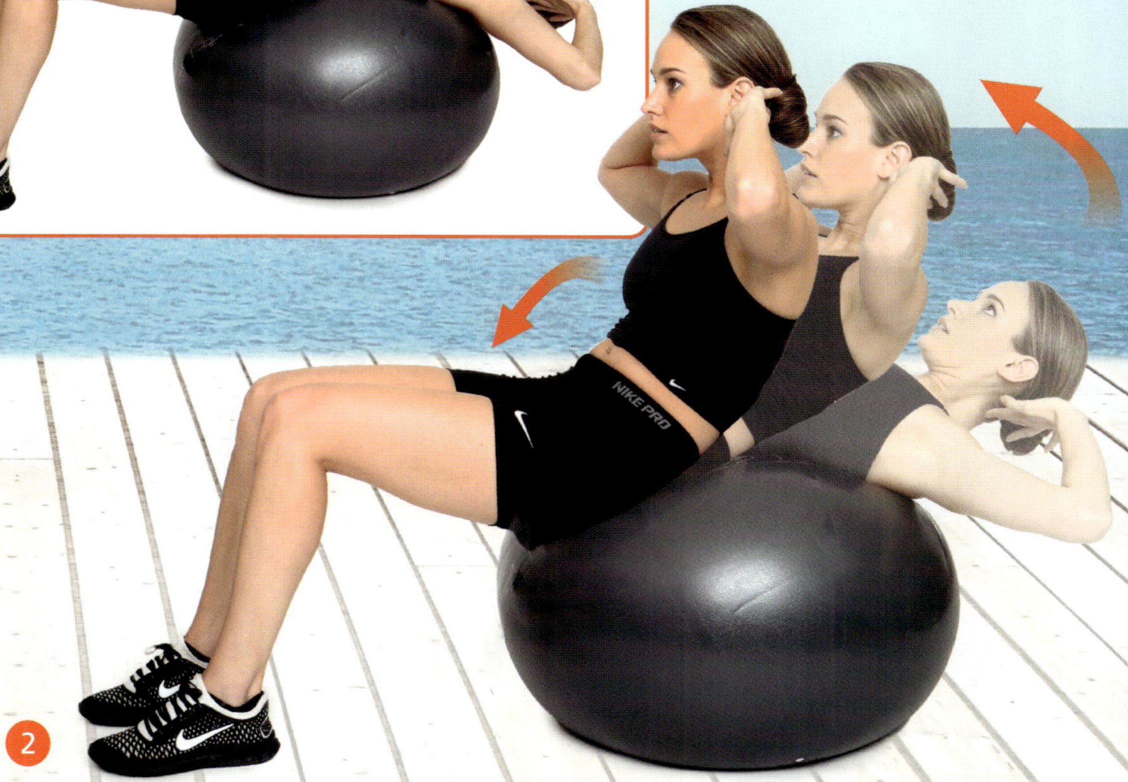

Roulé avant sur ballon

Le roulé avant sur ballon est un excellent exercice de stabilisation, à partir duquel on peut élaborer de nombreux mouvements. Quand vous gardez cette position, plusieurs des muscles centraux essentiels sont activés. Des études récentes ont démontré que le roulé avant sur ballon activait plus de muscles abdominaux (les muscles de la « planche à laver ») et obliques que les redressements assis et les demi-redressements.

Étape 1 Agenouillez-vous sur le sol, les poignets reposant sur le ballon, le haut du dos droit, les pieds à la largeur des épaules, les hanches soulevées et les bras légèrement fléchis.

Étape 2 Faites rouler le ballon lentement jusqu'à ce que vos coudes soient au centre du ballon.

Étape 3 Gardez cette position 5 secondes, puis inversez lentement le mouvement. Exécutez la séquence 10 fois.

ACTION CORRECTE

- Gardez les muscles centraux contractés tout au long du mouvement.

ÉVITEZ

- Un mouvement irrégulier.
- De laisser les hanches s'affaisser.

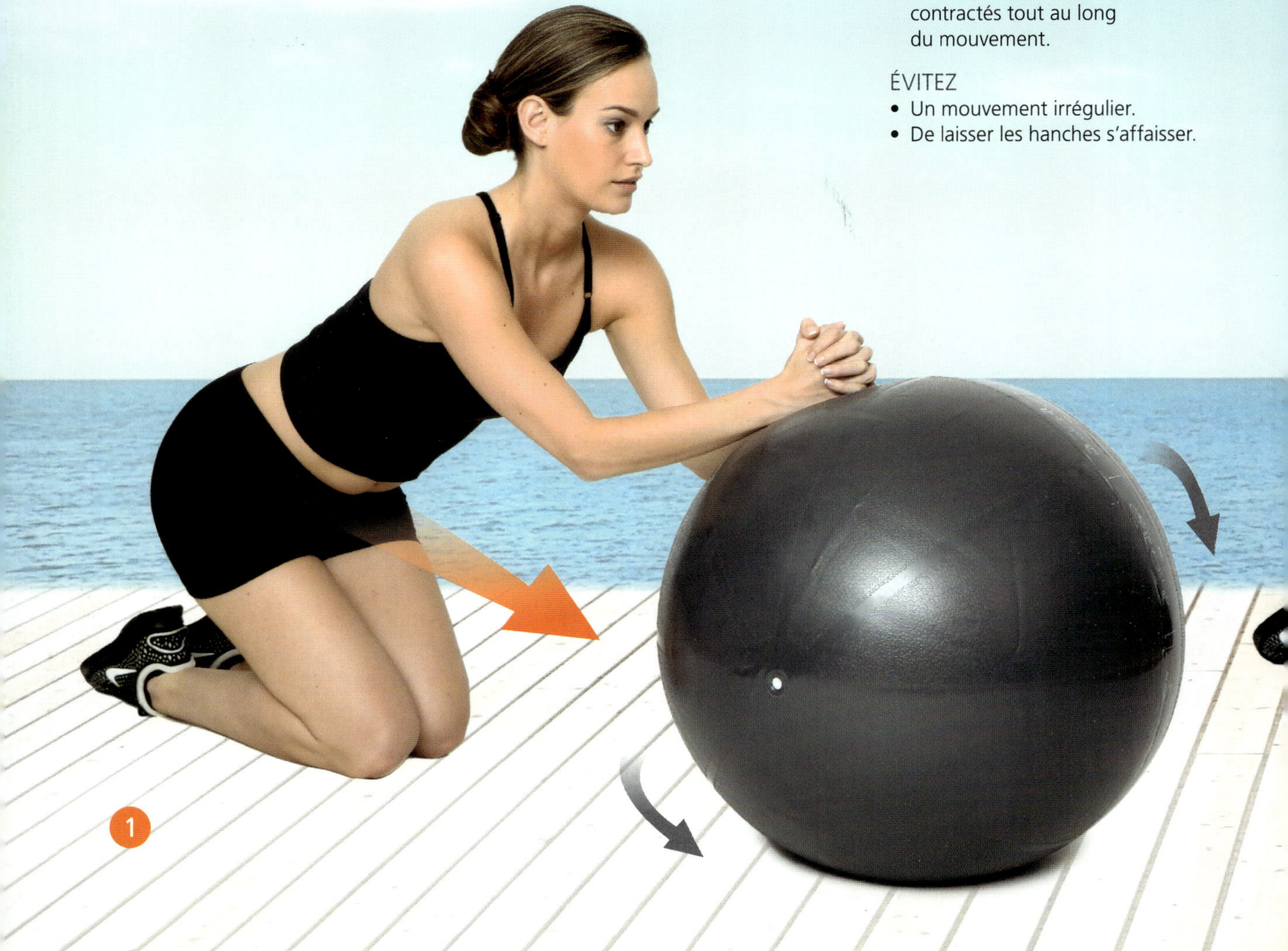

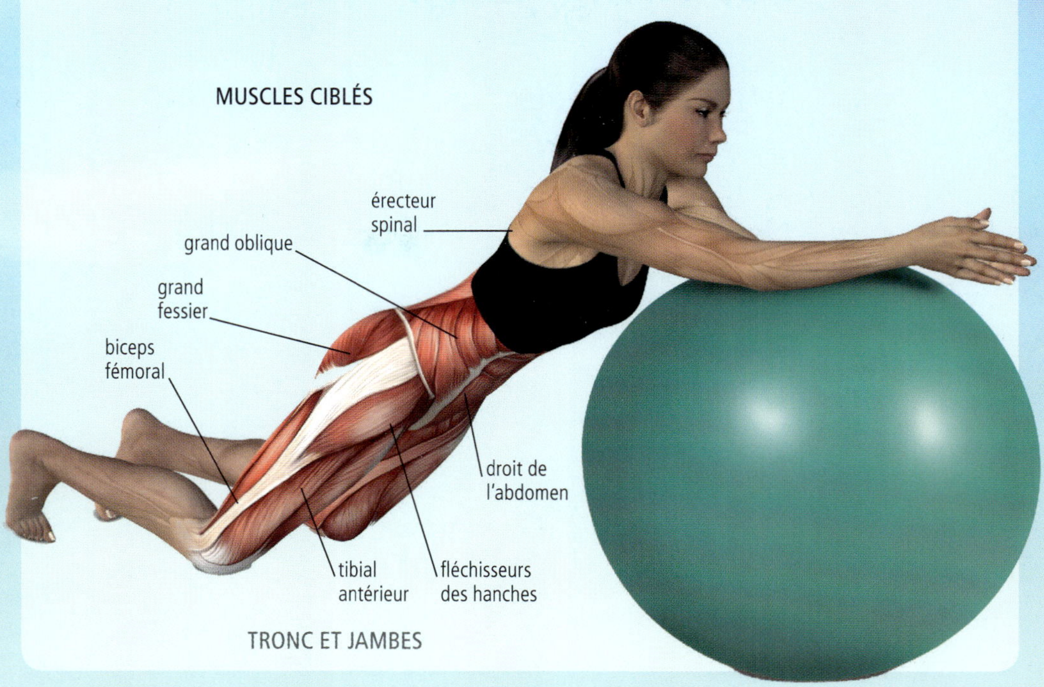

MUSCLES CIBLÉS
érecteur
spinal
grand oblique
grand
fessier
biceps
fémoral
droit de
l'abdomen
tibial
antérieur
fléchisseurs
des hanches
TRONC ET JAMBES

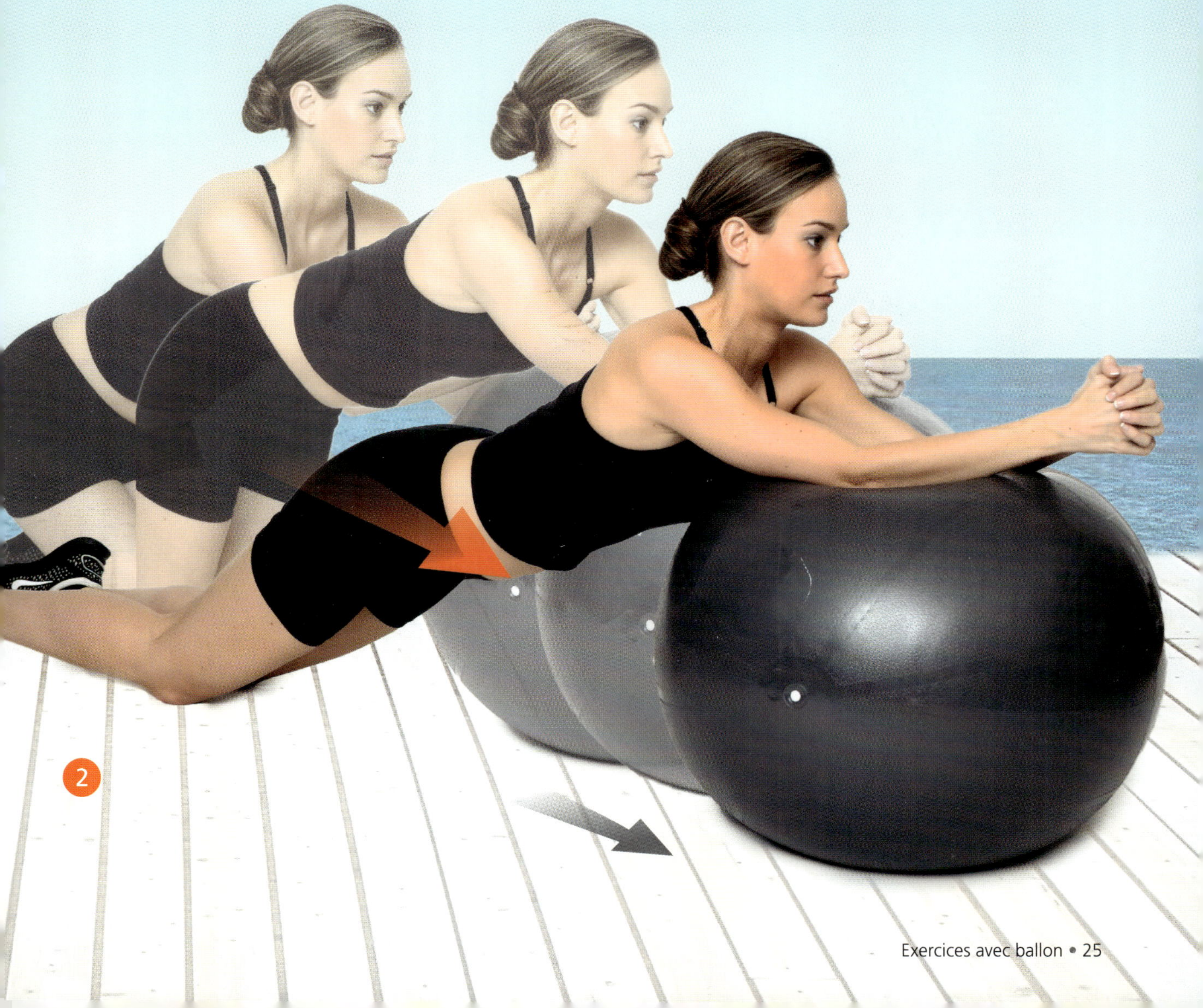

2

Carpé sur ballon

Le carpé sur ballon est un exercice de renforcement des muscles centraux, qui exige de l'équilibre, de la stabilité et de la précision pour être parfaitement exécuté. Il est particulièrement efficace pour renforcer les muscles abdominaux.

Étape 1 Commencez en position de pompes, le corps droit, les muscles centraux contractés et les tibias reposant sur le ballon.

Étape 2 Levez le bassin, comme un pont-levis, vers le plafond, tout en contrôlant les muscles centraux et en roulant le ballon vers l'intérieur.

Étape 3 Gardez la position 5 secondes, puis redescendez. Exécutez la séquence 5 fois.

MUSCLES CIBLÉS

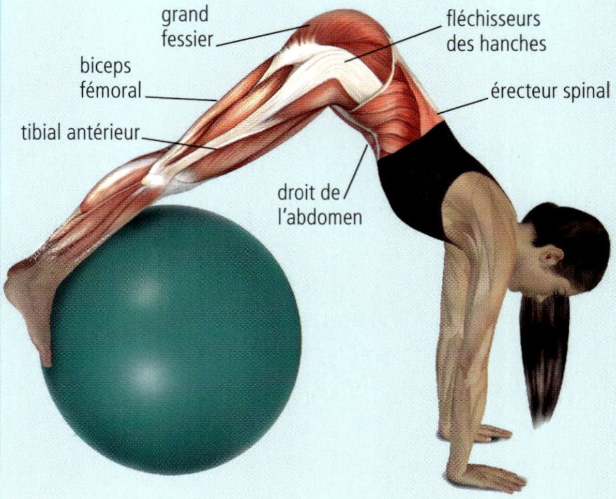

ABDOMINAUX ET HANCHES

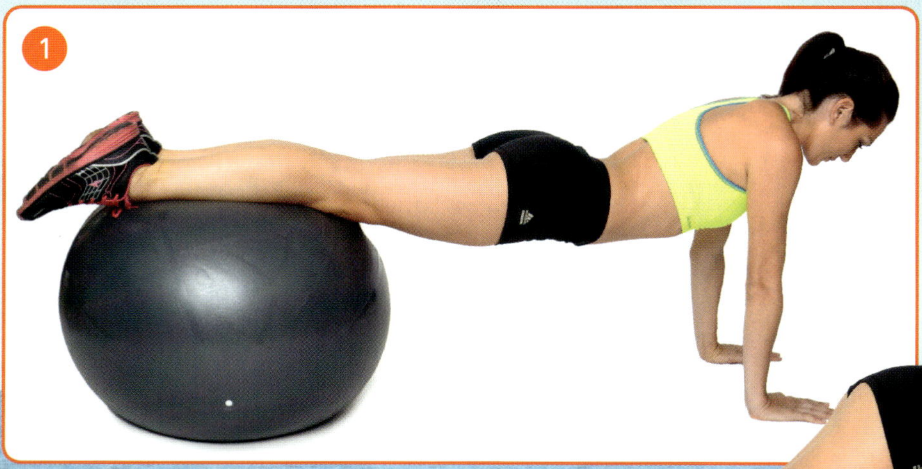

ACTION CORRECTE
- Contrôlez l'amplitude du mouvement.
- Assurez-vous d'utiliser surtout les muscles du bas du dos pour vous soulever.

ÉVITEZ
- De précipiter le mouvement.
- D'être plus bas que parallèle au sol.
- De trop utiliser le cou.

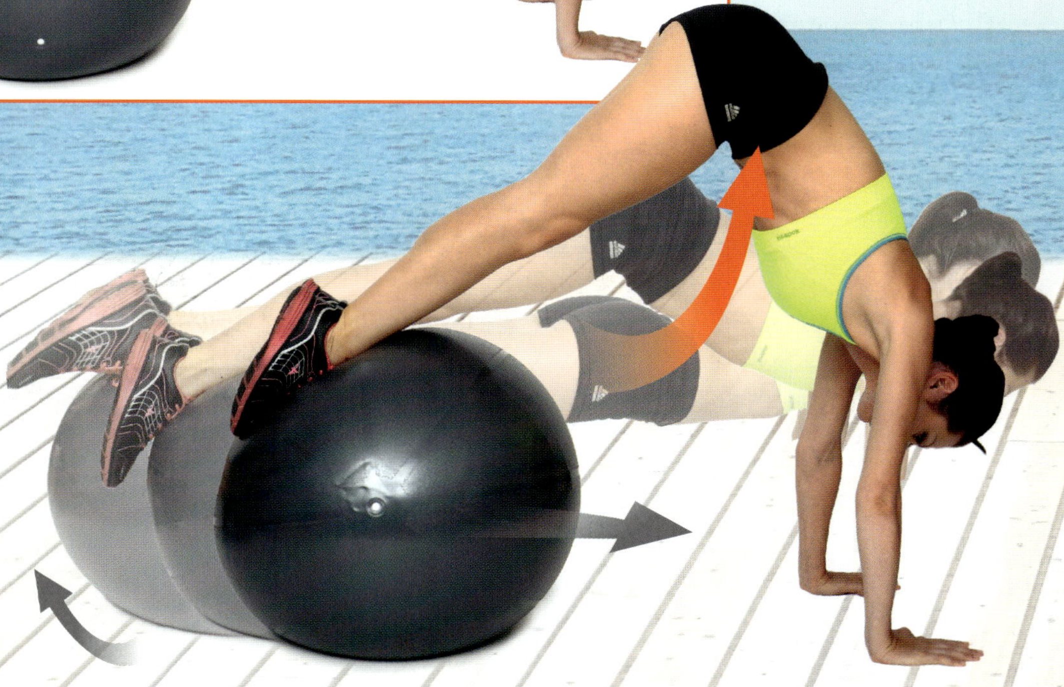

Planche et élévation de jambe sur ballon

Cet exercice améliore votre capacité à supporter le poids de votre corps. C'est un excellent exercice pour les abdominaux et il aide à renforcer le haut du corps. On peut le rendre plus facile en n'exécutant que la planche (sans soulever les pieds du ballon).

MUSCLES CIBLÉS

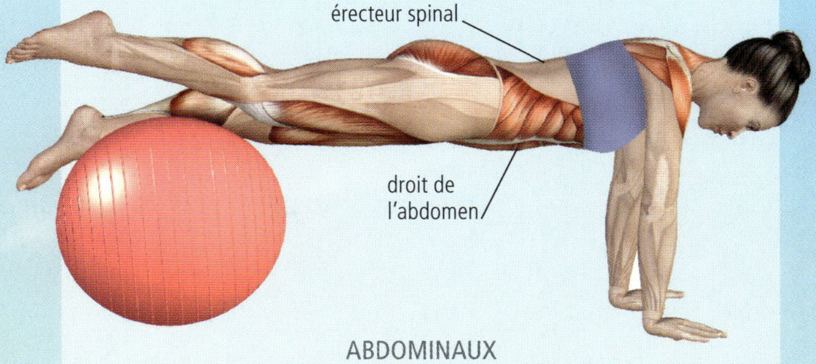

ABDOMINAUX

Étape 1 Mettez-vous à quatre pattes, le ballon près des pieds. Mettez les mains bien à plat sur le sol, les bras bien droits, puis placez le pied gauche sur le dessus du ballon.

Étape 2 Avec précaution, placez aussi le pied droit sur le dessus du ballon, puis allongez complètement les jambes.

Étape 3 Levez le pied droit du ballon et demeurez suspendu en position de planche 30 secondes. Remettez le pied droit en place et répétez avec le pied gauche.

ACTION CORRECTE

- Gardez les abdominaux contractés et le corps en ligne droite.

ÉVITEZ

- De faire un pont trop haut, ce qui réduirait la tension des muscles actifs.

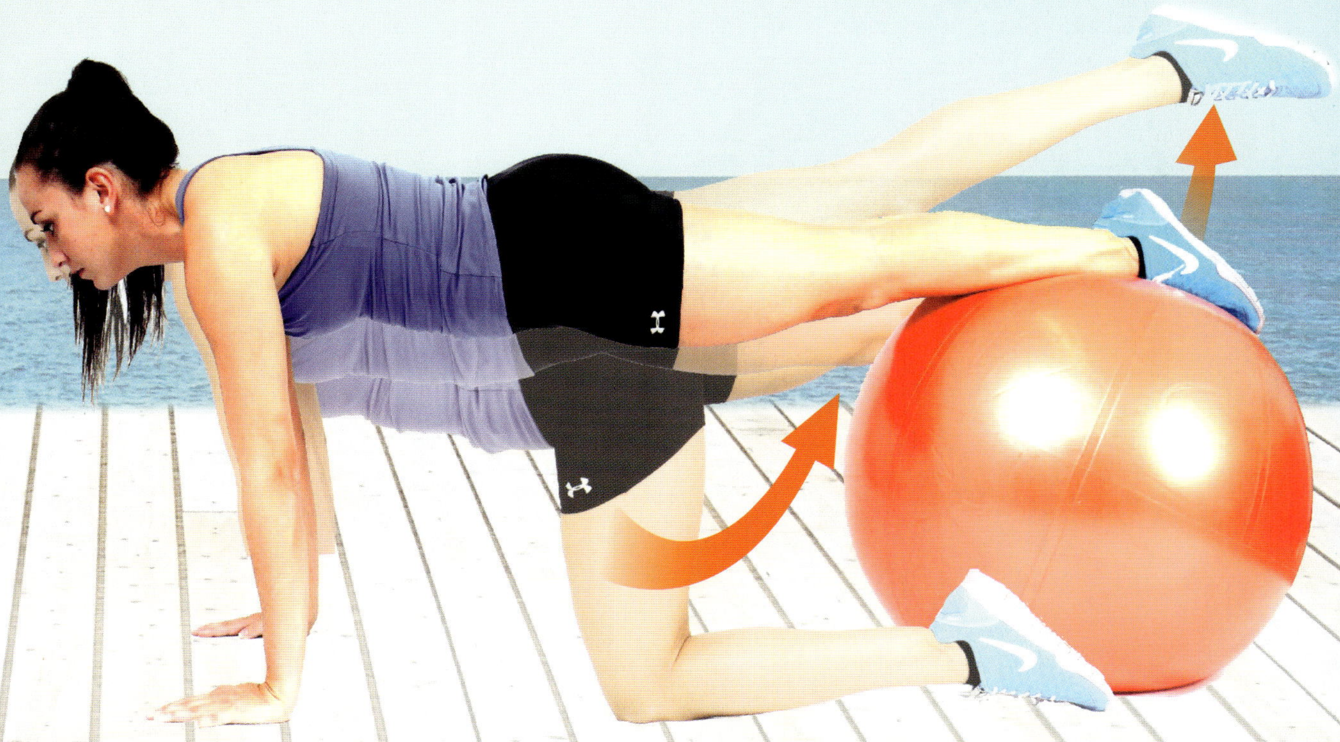

Marche en rond sur ballon

La marche en rond sur ballon est un exercice de stabilisation des muscles centraux qui exige équilibre et précision pour être parfaitement exécuté. Il donnera d'excellents résultats si vous l'intégrez régulièrement à votre séance d'entraînement. C'est aussi un fantastique exercice de stabilisation pour les épaules ; le but consiste à déplacer le poids du corps d'un bras sur l'autre tout en gardant les muscles centraux solides et en contractant les muscles posturaux.

1

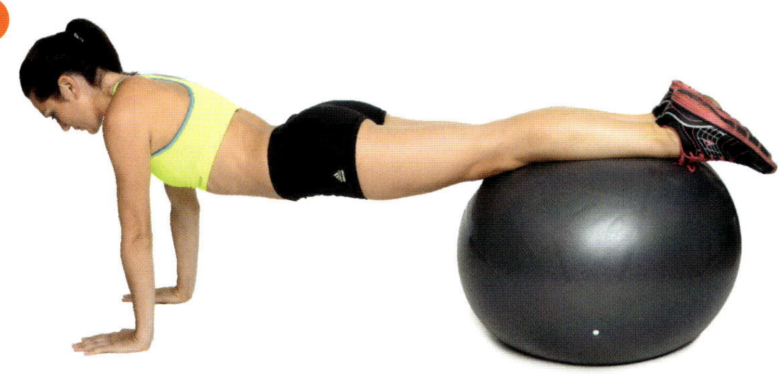

2

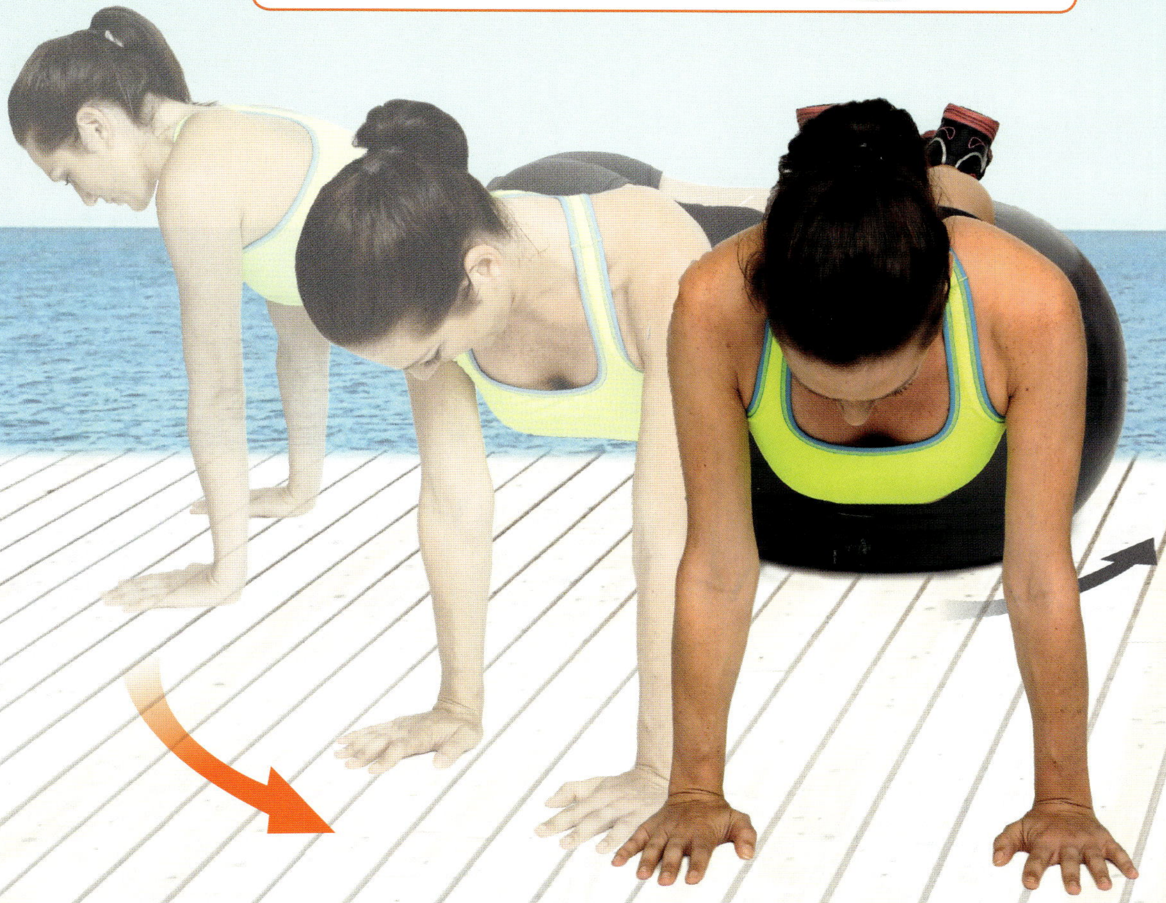

ACTION CORRECTE
- Gardez le corps élevé et parallèle au sol ou plus haut.
- Assurez-vous de garder le ballon immobile et centré.

ÉVITEZ
- De précipiter l'exercice.
- D'être plus bas que parallèle au sol.
- Un stress excessif sur les poignets.

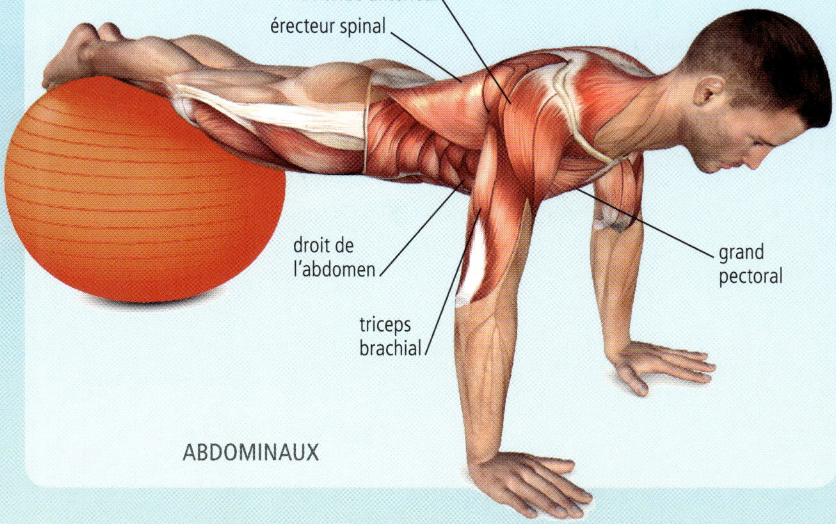

Étape 1 Commencez en position de pompes, les tibias sur le ballon.

Étape 2 En déplaçant une main après l'autre, marchez de côté sur les mains en traçant un demi-cercle avec le corps.

Étape 3 Revenez à la position de départ. Effectuez 5 demi-cercles, aller-retour, dans chaque direction.

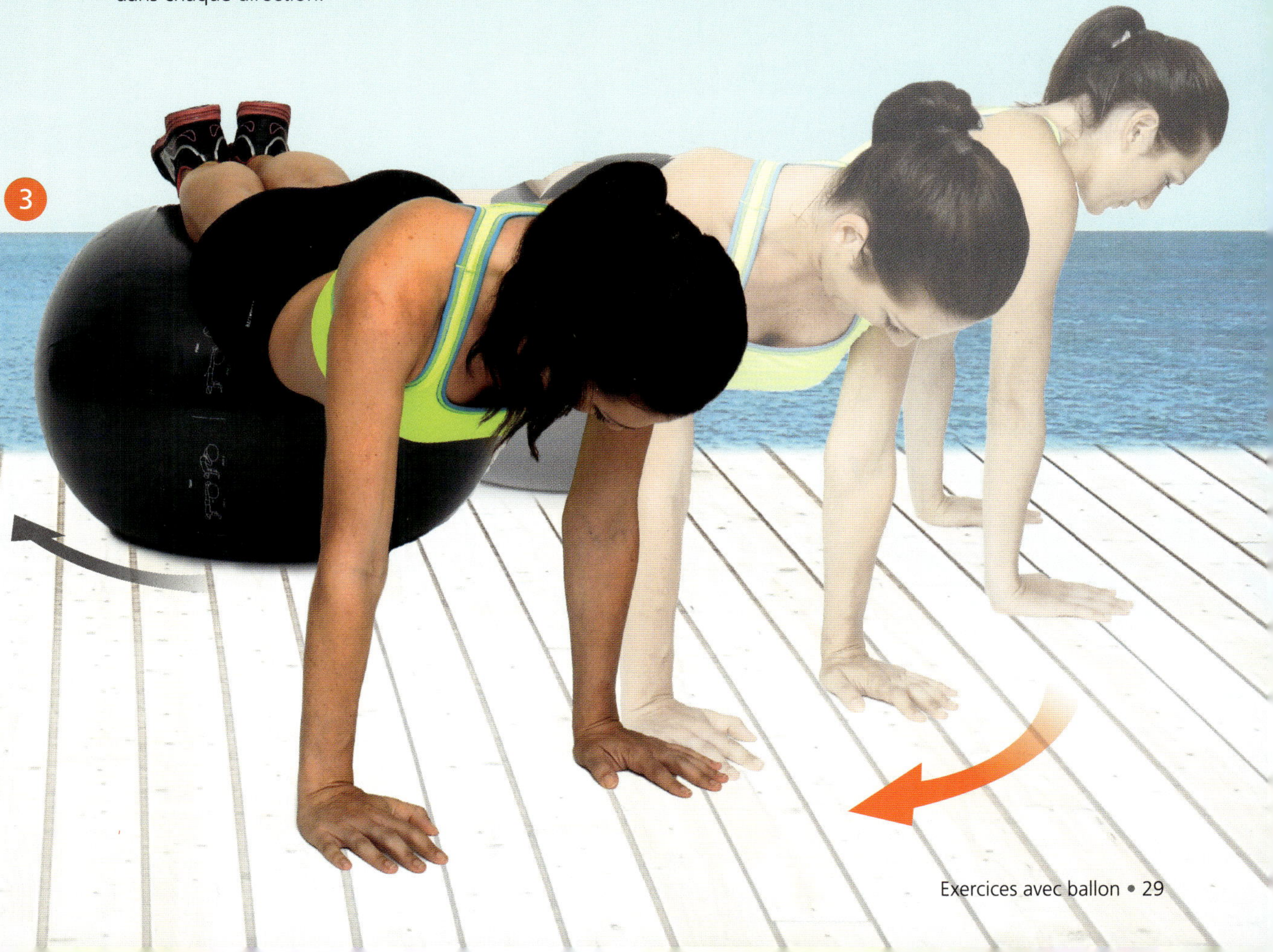

Rotation des jambes avec ballon, couché

Cet exercice, un peu plus difficile qu'il n'y paraît, est excellent pour renforcer les abdominaux. Il offre aussi une excellente séance d'entraînement pour les obliques. Au début, pour vous habituer, exécutez l'exercice sans ballon, puis ajoutez ce dernier. Cette rotation fait aussi travailler l'intérieur des cuisses (couturier et pectiné).

Étape 1 Allongez-vous sur le dos, les bras écartés du corps à la largeur des épaules. Pliez les jambes de façon que les cuisses soient perpendiculaires au corps. Tenez le ballon entre les genoux. Les mollets doivent être parallèles au sol.

Étape 2 Pressez les omoplates sur le sol, puis déplacez les jambes et le ballon vers la gauche. Vos hanches doivent suivre le mouvement, mais essayez de garder le reste du torse sur le plancher.

MUSCLES CIBLÉS

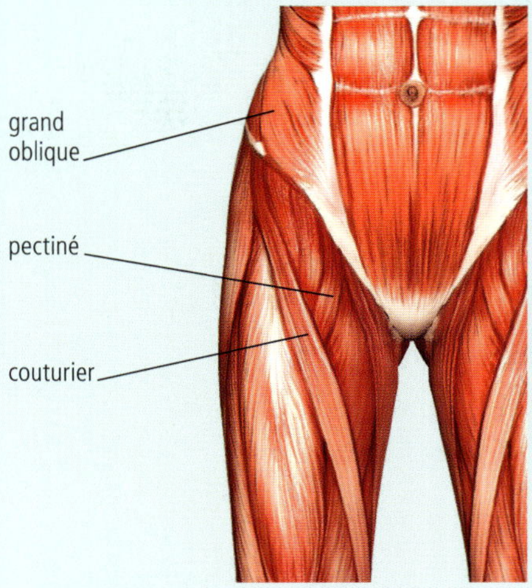

OBLIQUES ET INTÉRIEUR DES CUISSES

Étape 3 Le genou gauche aussi bas que possible, mais sans ressentir d'inconfort, gardez la position 5 secondes. Lentement, en contrôlant le mouvement, revenez au centre, en position de départ. Reposez-vous 5 secondes.

Étape 4 Refaites l'exercice de l'autre côté. Exécutez la séquence 20 fois.

1

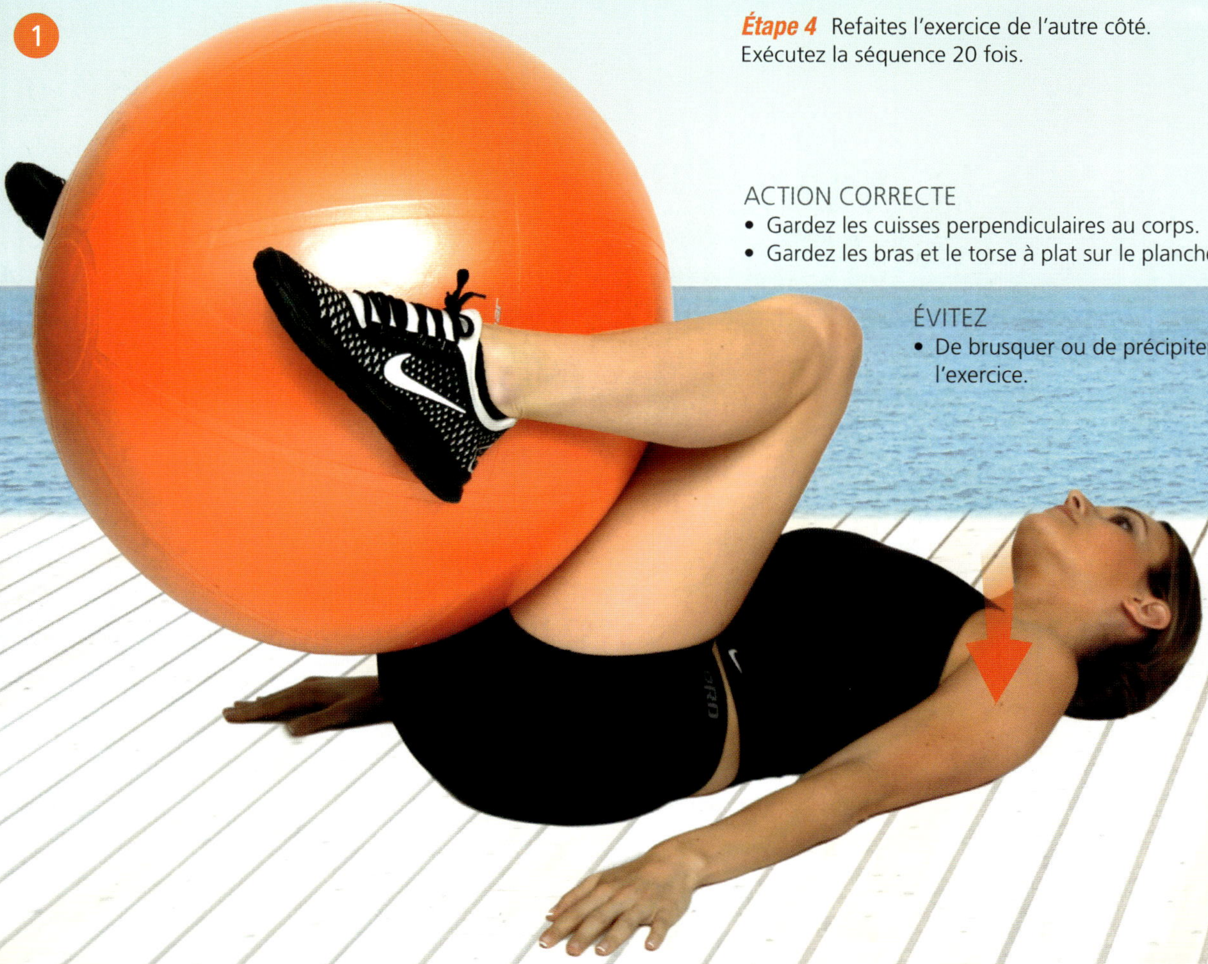

ACTION CORRECTE

- Gardez les cuisses perpendiculaires au corps.
- Gardez les bras et le torse à plat sur le plancher.

ÉVITEZ

- De brusquer ou de précipiter l'exercice.

2

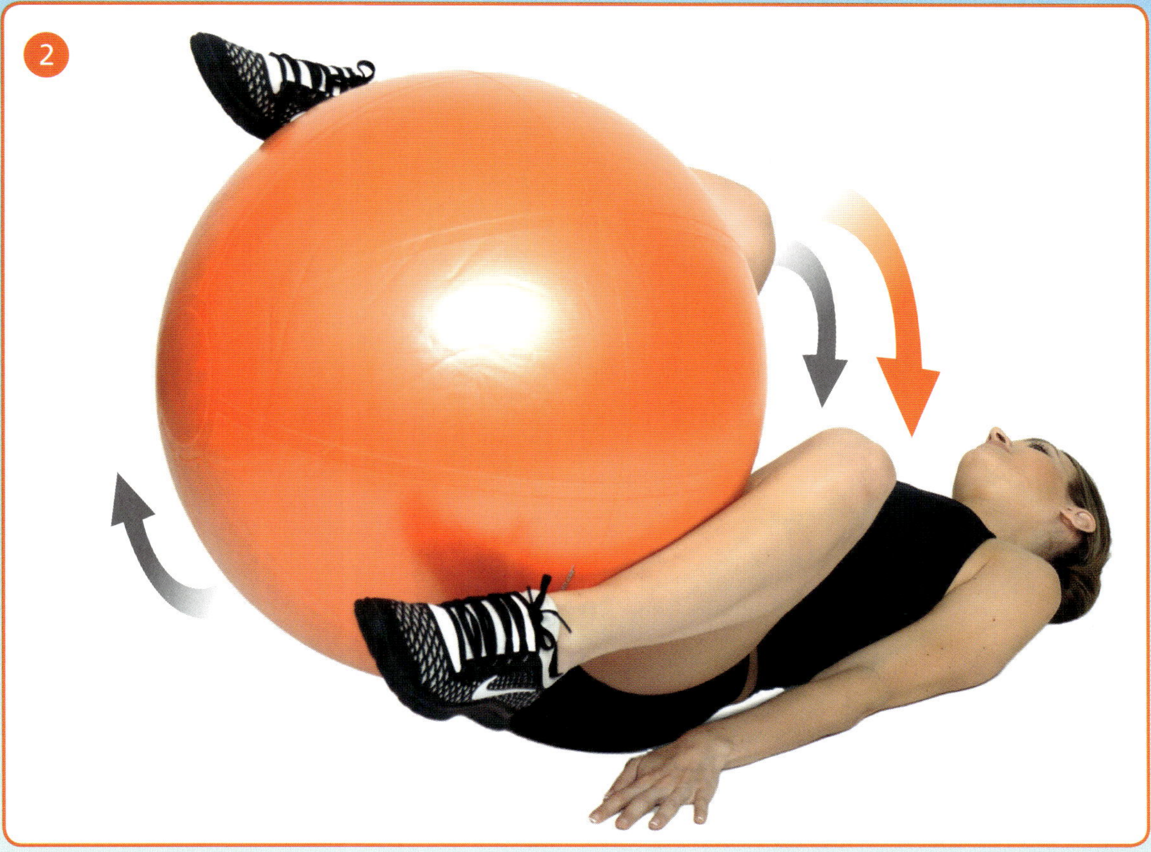

3

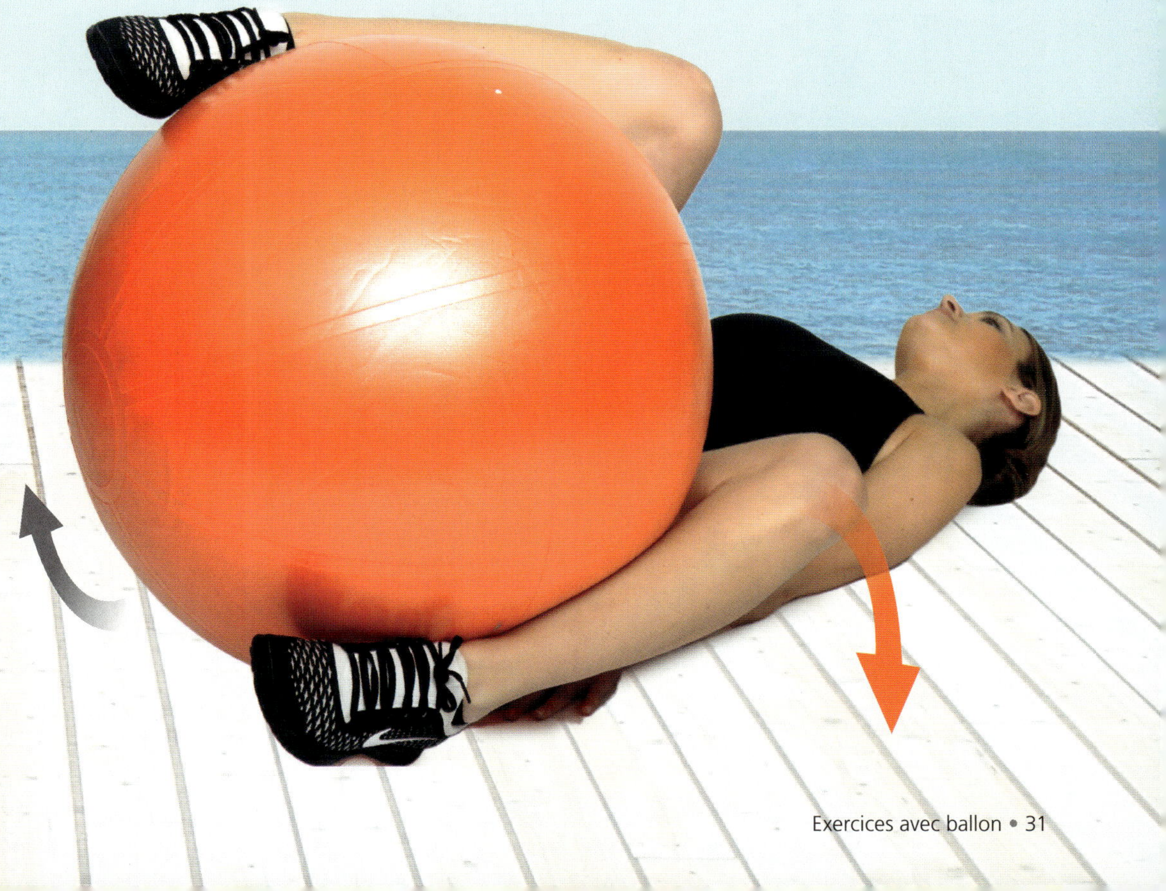

MUSCLES CIBLÉS

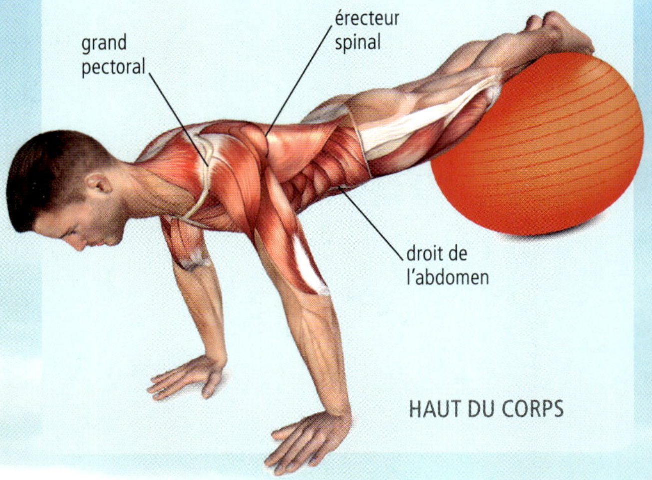

HAUT DU CORPS

Pompes avec ballon

Les pompes avec ballon sont fantastiques pour renforcer le haut du corps. Cet exercice est très efficace aussi pour augmenter la puissance et la stabilité des muscles centraux essentiels. Il pousse la pompe classique à un niveau de difficulté et d'efficacité considérablement plus élevé.

Étape 1 Commencez sur le ventre, les tibias bien à plat sur le ballon, les mains sur le sol, à un peu moins que la largeur des épaules et directement sous la poitrine.

Étape 2 Baissez le torse jusqu'à ce que vos avant-bras soient parallèles au sol, puis poussez-vous vers le haut en amenant les bras à leur pleine extension.

Étape 3 Gardez les muscles centraux contractés et le corps en ligne droite en vous baissant de nouveau. Exécutez la séquence 12 fois.

ACTION CORRECTE
- Répétez la séquence lentement et en contrôlant le mouvement.
- Gardez le torse stable et le haut du corps droit.
- Gardez les mains alignées sur la poitrine.

ÉVITEZ
- De précipiter le mouvement.
- De ne vous abaisser qu'à moitié ou de sautiller en répétant l'exercice.

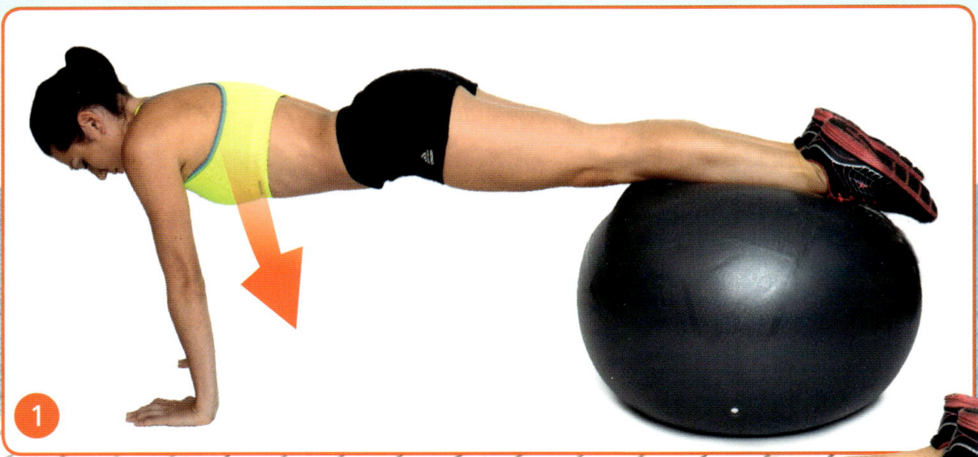

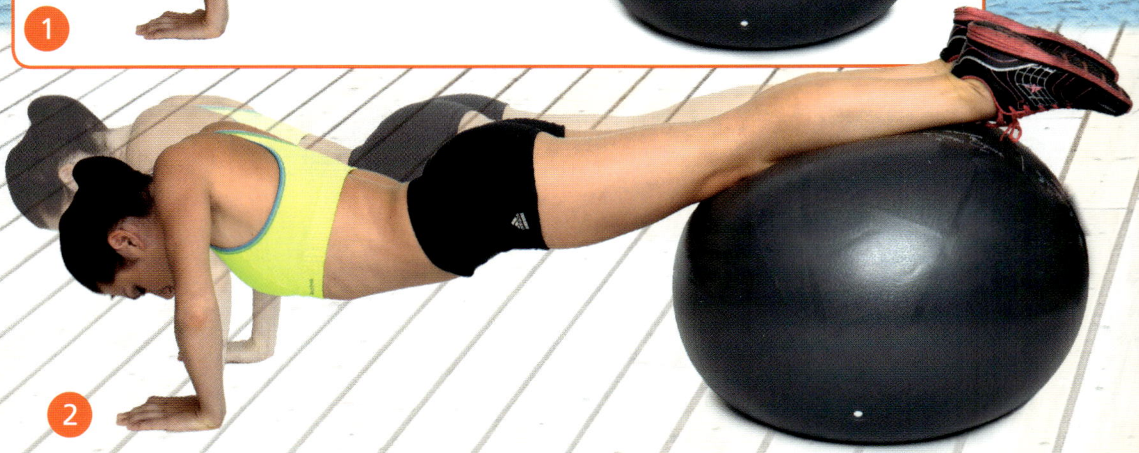

Torsion des hanches avec ballon

La torsion des hanches avec ballon aide à renforcer et à tonifier les abdominaux. Elle améliore aussi la stabilité des muscles centraux. Tous les exercices au sol doivent être exécutés sur un tapis de yoga ou un tapis d'exercice.

MISE EN GARDE Déconseillé si vous avez des problèmes de dos.

Étape 1 Allongez-vous sur le dos, les bras en croix. Placez les jambes sur le ballon, les fesses près du ballon.

Étape 2 Contractez les muscles abdominaux, puis baissez les jambes sur un côté, aussi près que possible du sol, sans décoller les épaules.

Étape 3 Revenez à la position de départ, puis répétez de l'autre côté. Effectuez l'exercice 20 fois de chaque côté.

MUSCLES CIBLÉS

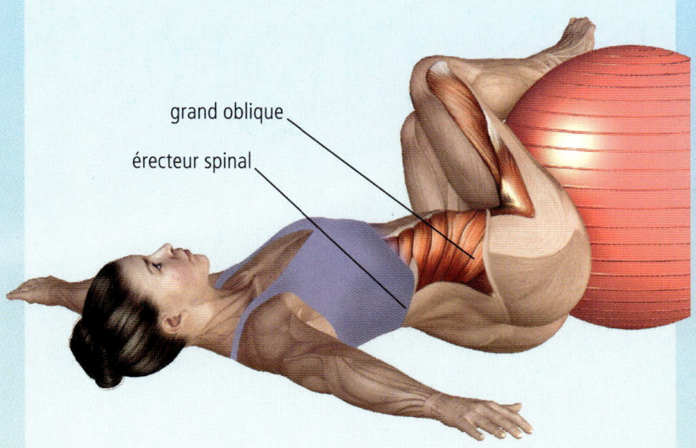

ABDOMINAUX

ACTION CORRECTE
- Gardez le mouvement aussi régulier et lent que possible.

ÉVITEZ
- De trop balancer les jambes.

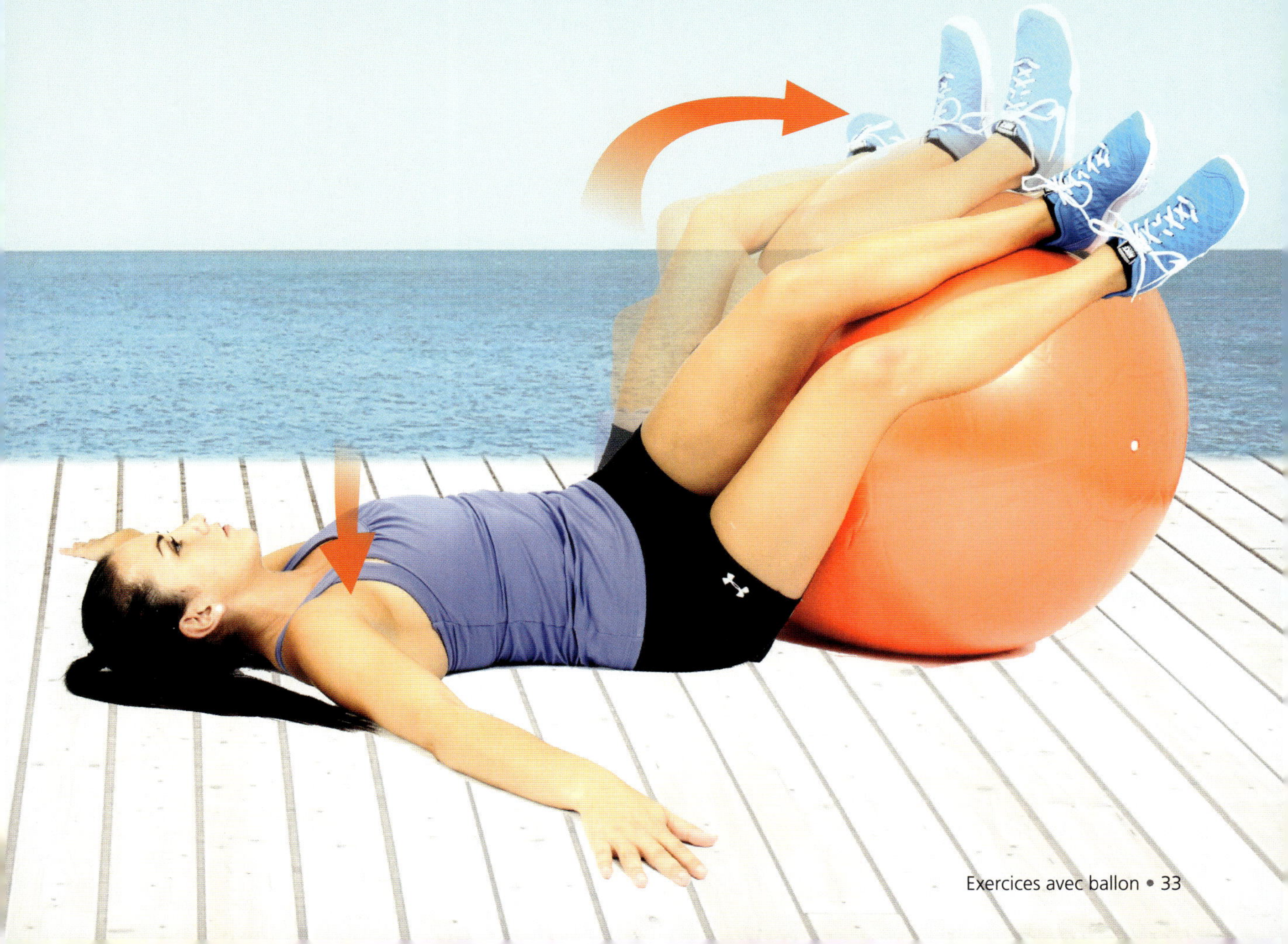

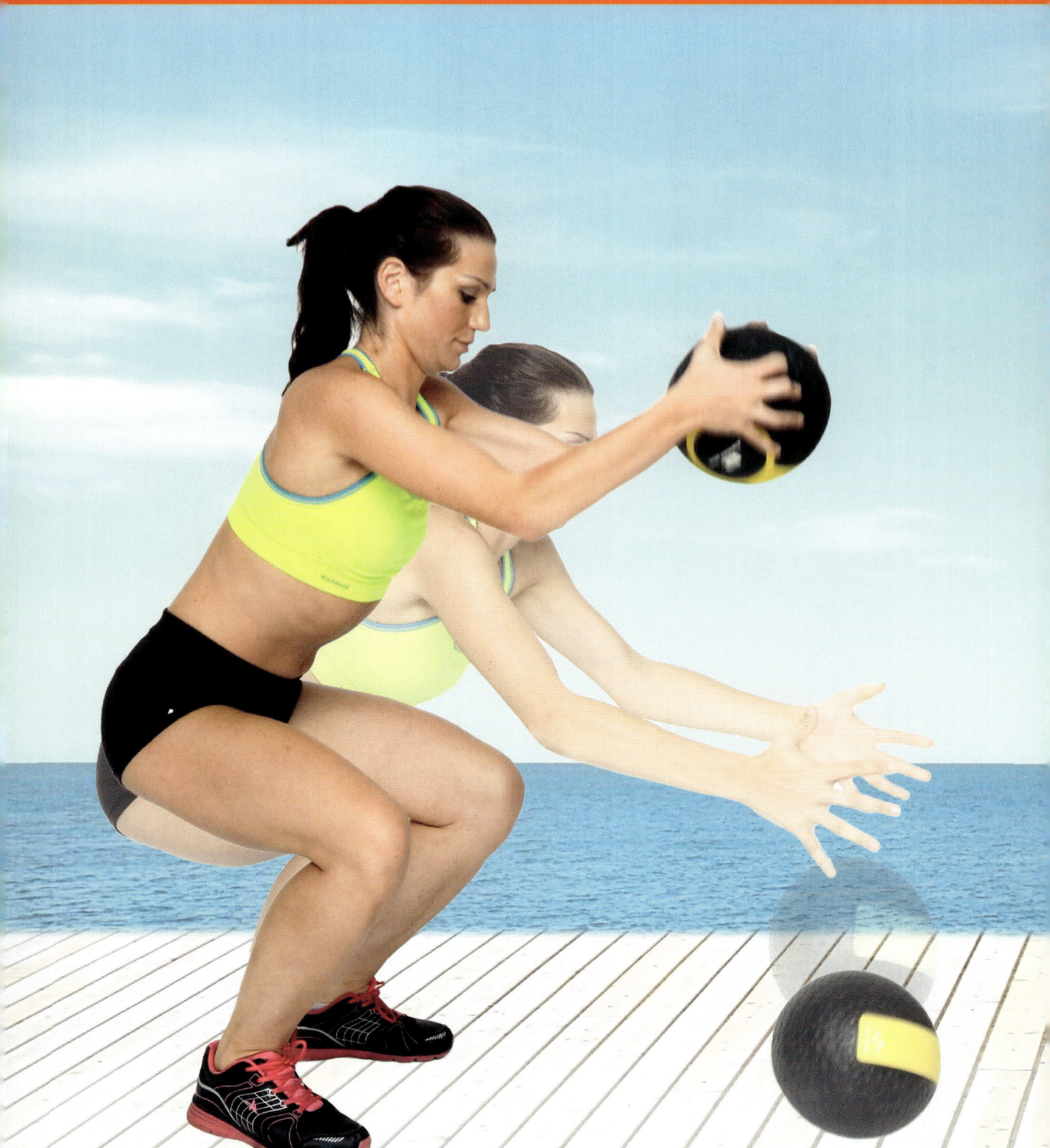

Exercices avec ballon lesté

Le ballon lesté est un accessoire qui amortit les chocs et qui peut être utilisé pour améliorer la force, l'endurance, l'équilibre et la coordination du centre du corps. On l'utilise dans une vaste gamme d'exercices. Disponible en différentes tailles, de 1 à 11 kilogrammes, il permet aux athlètes d'augmenter leur puissance musculaire. Vraiment résistant, il convient aux entraînements les plus intenses.

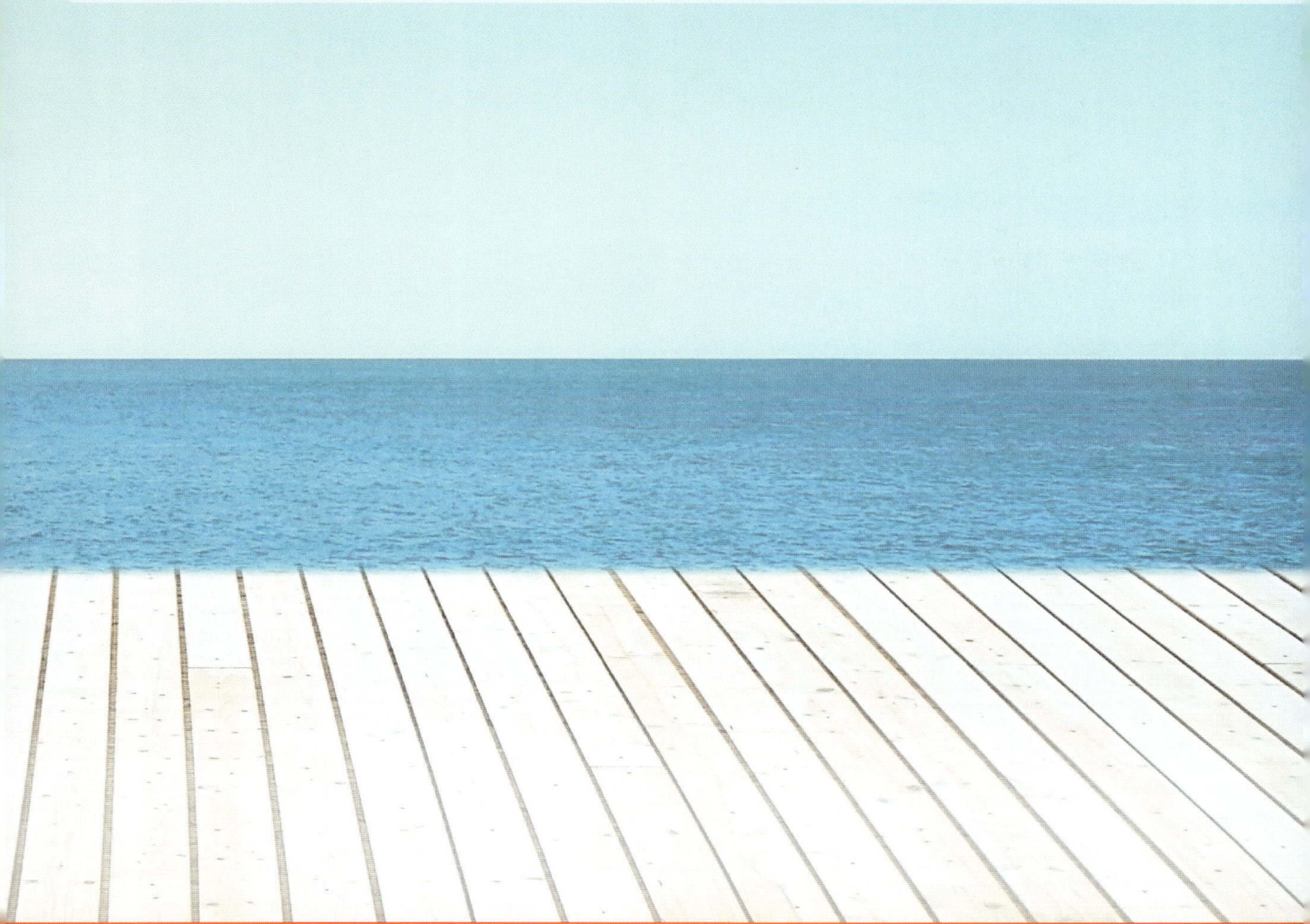

Lancer du ballon lesté

Le lancer du ballon lesté est un mouvement impliquant une poussée par rotation issue des muscles centraux. C'est un mouvement courant qui renforcera la résistance et la stabilité des muscles centraux. On peut aussi l'exécuter sans partenaire : faites alors les mêmes mouvements, mais sans lancer le ballon.

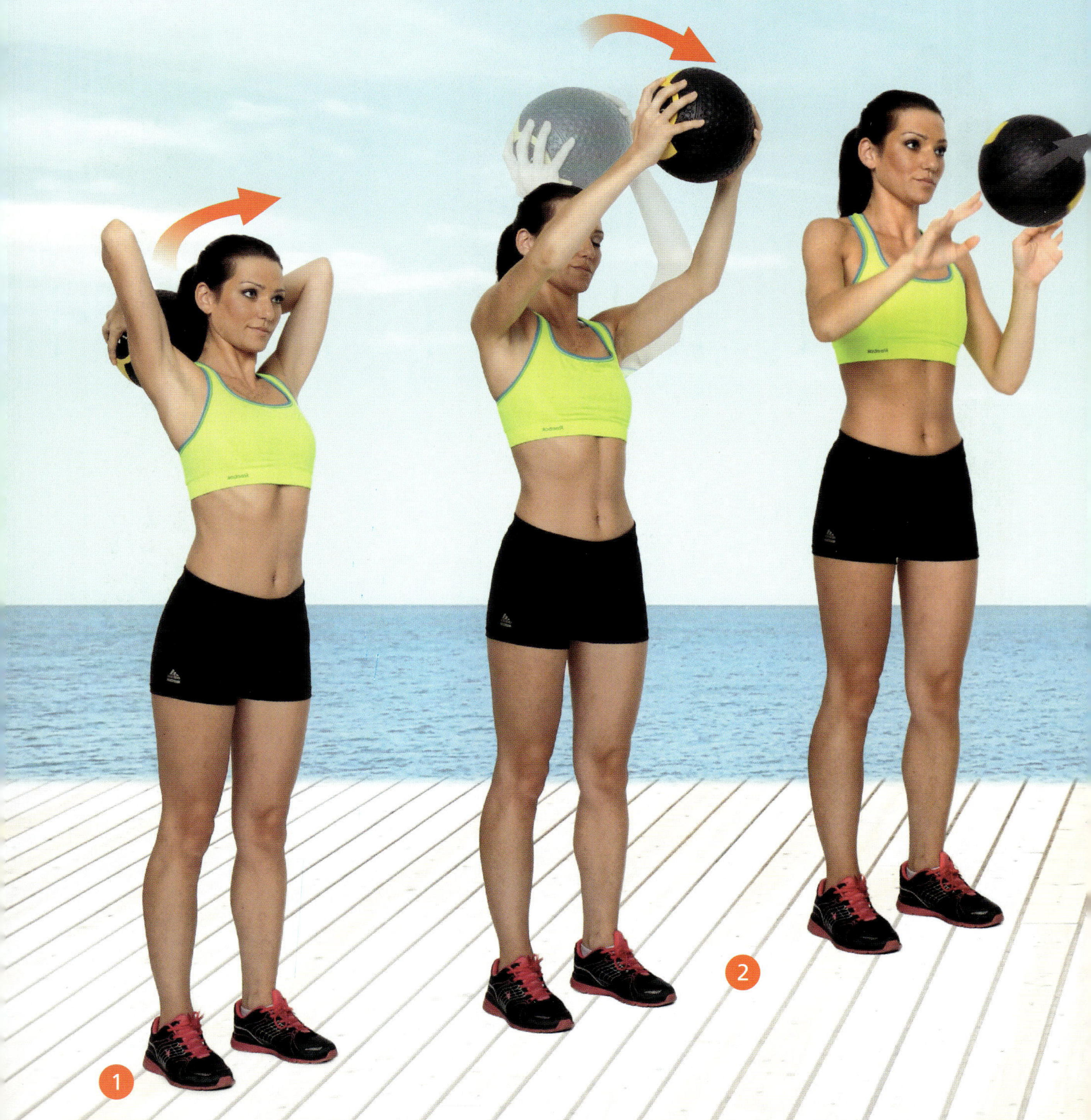

Étape 1 Mettez-vous debout, le ballon lesté entre les mains, placées derrière la tête.

Étape 2 Soulevez le ballon par-dessus la tête pour le projeter, puis lancez-le à votre partenaire.

Étape 3 Attrapez le ballon à son retour. Exécutez l'exercice 20 fois.

MUSCLES CIBLÉS

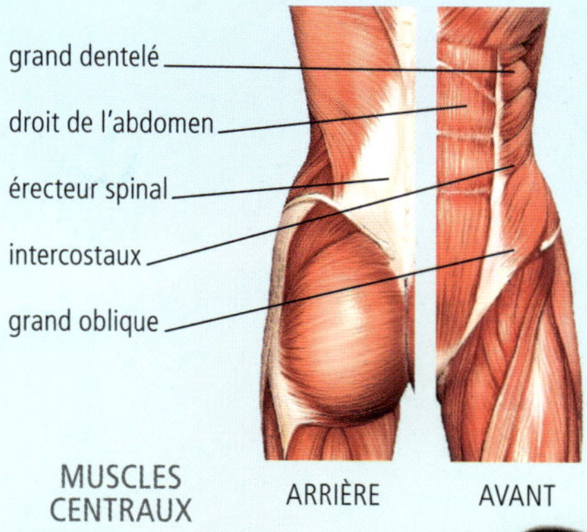

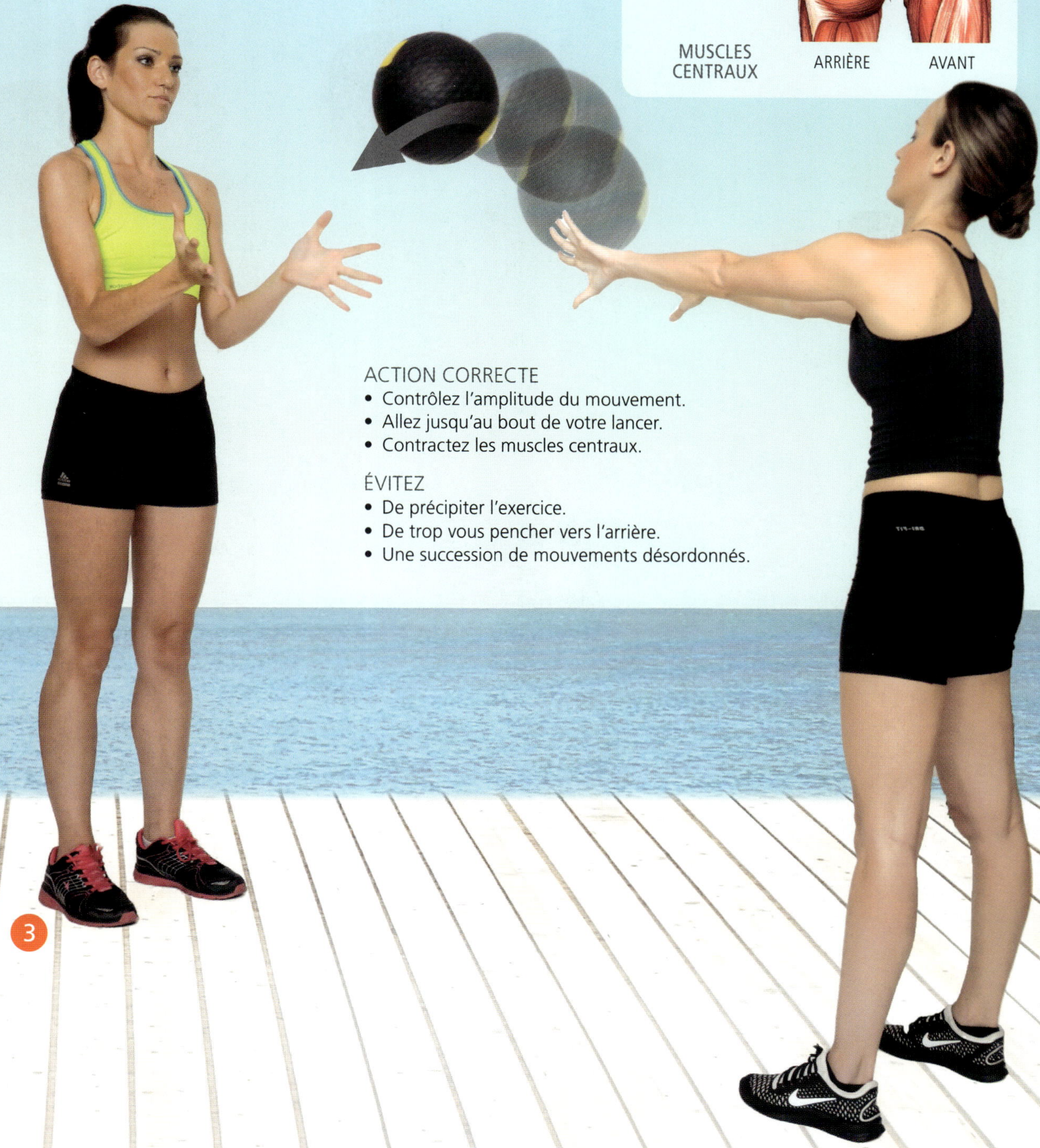

3

ACTION CORRECTE
- Contrôlez l'amplitude du mouvement.
- Allez jusqu'au bout de votre lancer.
- Contractez les muscles centraux.

ÉVITEZ
- De précipiter l'exercice.
- De trop vous pencher vers l'arrière.
- Une succession de mouvements désordonnés.

Grands cercles avec ballon lesté

Cet exercice constitue un excellent échauffement, prélude au travail plus poussé des muscles centraux qui suivra dans les séances d'exercices. Il aide aussi au renforcement des muscles centraux. C'est un moyen efficace d'engager et de préparer les muscles centraux frontaux.

Étape 1 Commencez debout bien droit, un ballon lesté à bout de bras au-dessus de la tête.

Étape 2 Amorcez la descente en balançant les bras vers le côté. Gardez les bras tendus tout au long du mouvement.

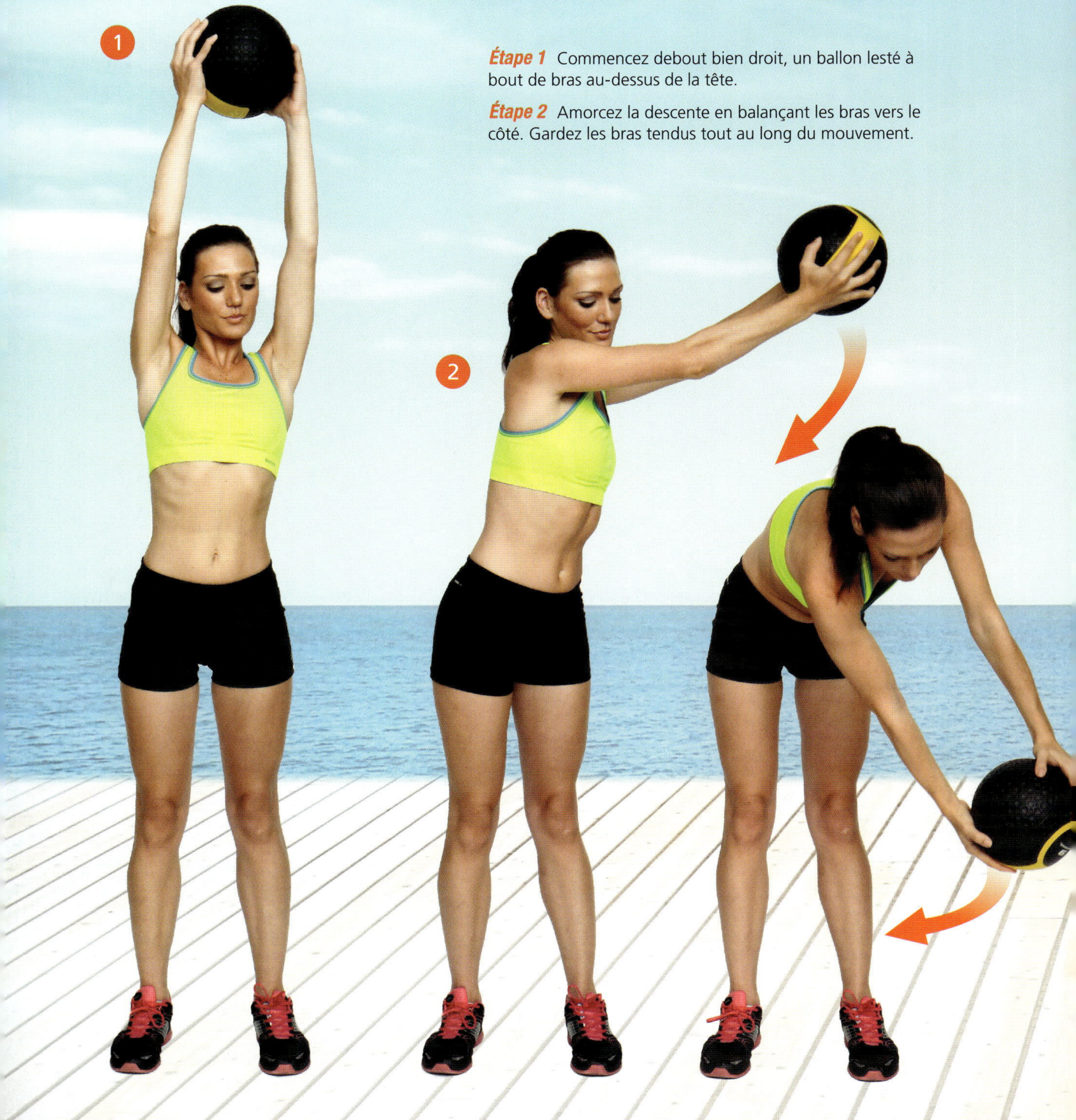

MUSCLES CIBLÉS

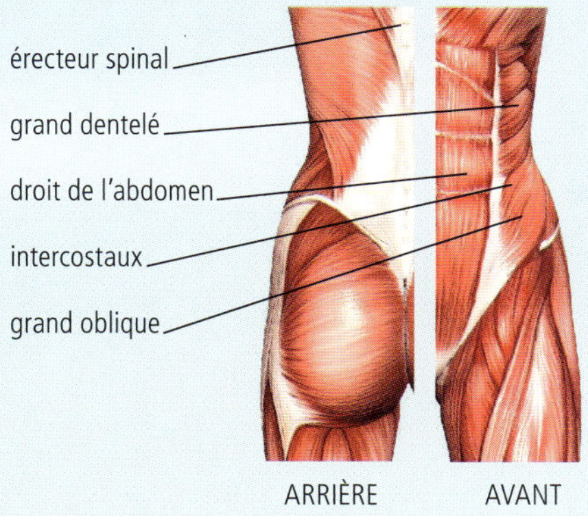

MUSCLES CENTRAUX

ACTION CORRECTE

- Assurez-vous de garder le torse droit tout au long du mouvement.
- Gardez les muscles centraux contractés tout au long du mouvement.

ÉVITEZ

- De précipiter le mouvement en exécutant la rotation.
- D'arrondir le dos.
- Une amplitude de mouvement désordonnée.

Étape 3 Continuez le balancement du ballon vers le côté opposé et vers le haut en un mouvement circulaire continu de 360°.

Étape 4 Effectuez 30 cercles, puis répétez 30 autres cercles dans la direction opposée.

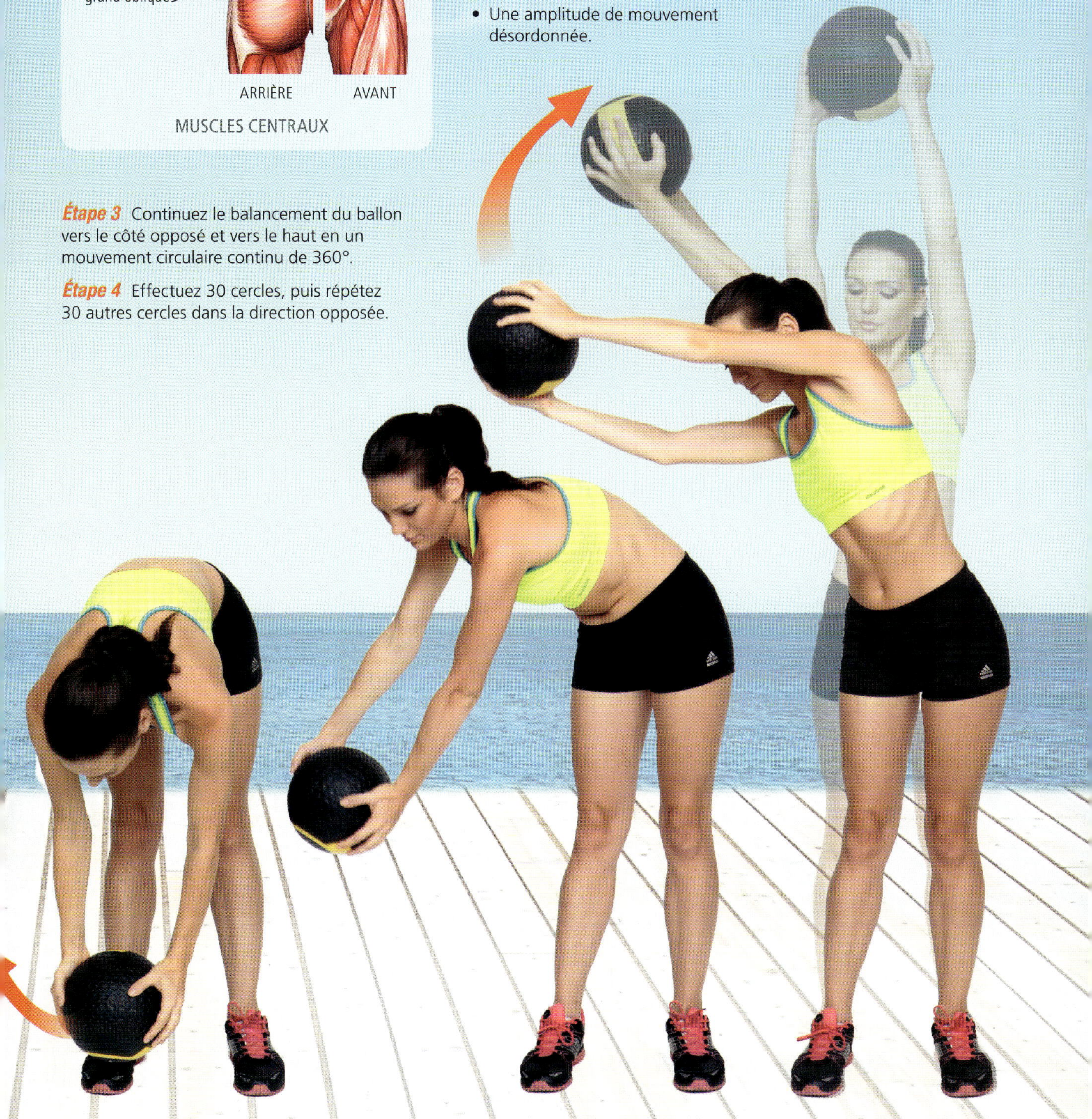

Élévation des bras avec ballon lesté sur ballon d'exercice

Cet exercice vise à ce que le haut du corps se stabilise et travaille avec cohésion. Il constitue une excellente séance d'entraînement pour le haut du dos et les deltoïdes. Les plus gros muscles du dos sont appelés les grands dorsaux. Les dorsaux sont utilisés chaque fois que vous tirez quelque chose. Par exemple, quand vous ouvrez la porte du réfrigérateur, vous utilisez essentiellement les dorsaux. Par conséquent, cet exercice se révélera très précieux pour accomplir de nombreux mouvements de votre vie quotidienne.

MISE EN GARDE Déconseillé si vous avez des problèmes d'épaules.

Étape 1 Allongez-vous sur le dos, la tête et les épaules en appui sur un ballon d'exercice, les pieds sur le sol à la largeur des épaules. Les bras bien tendus, tenez un ballon lesté au-dessus de la poitrine.

Étape 2 Ramenez le ballon au-dessus de la tête, dans le prolongement du buste.

Étape 3 Ramenez les bras à la position de départ.

Étape 4 Exécutez 3 séries de 15 séquences.

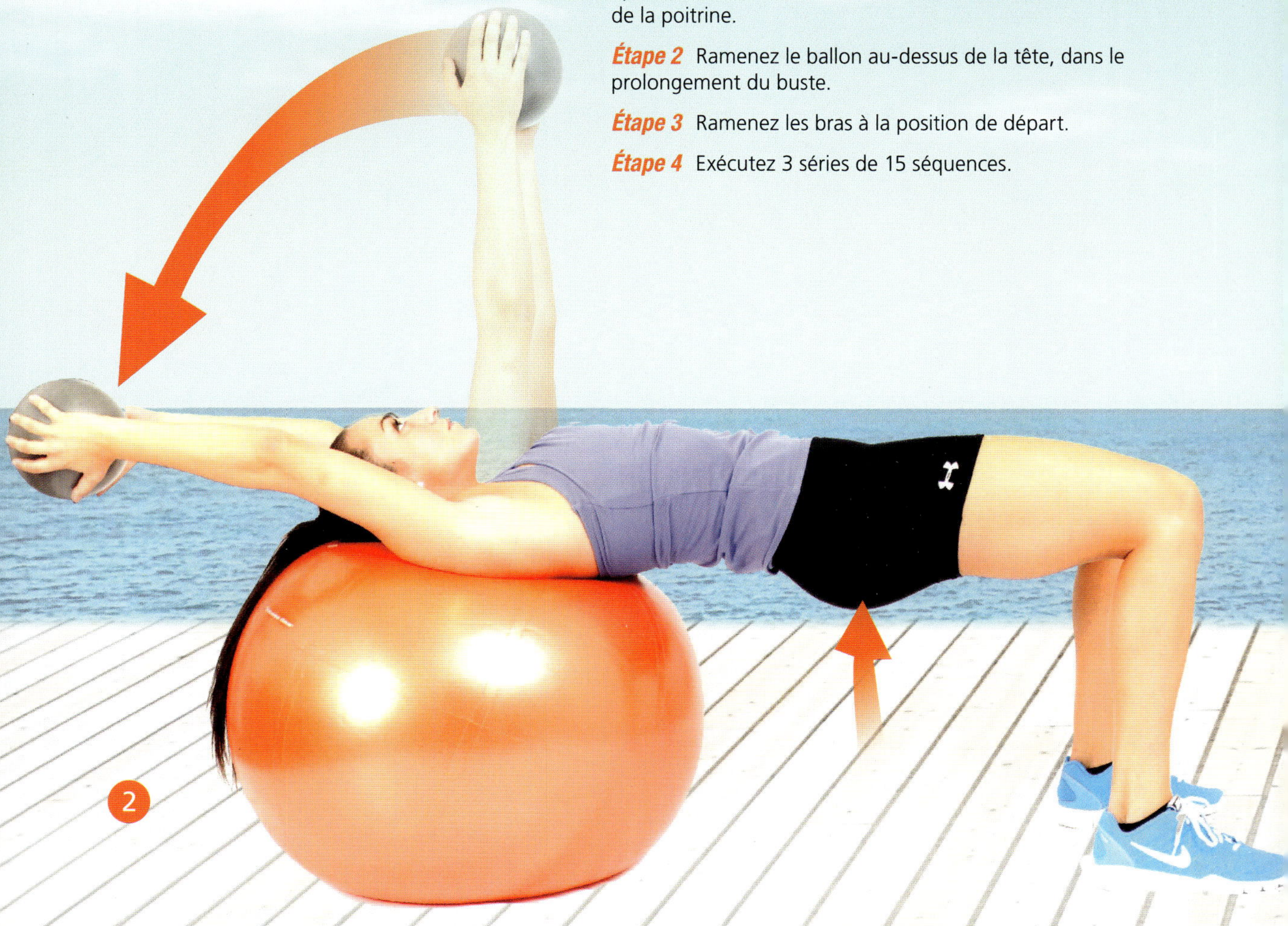

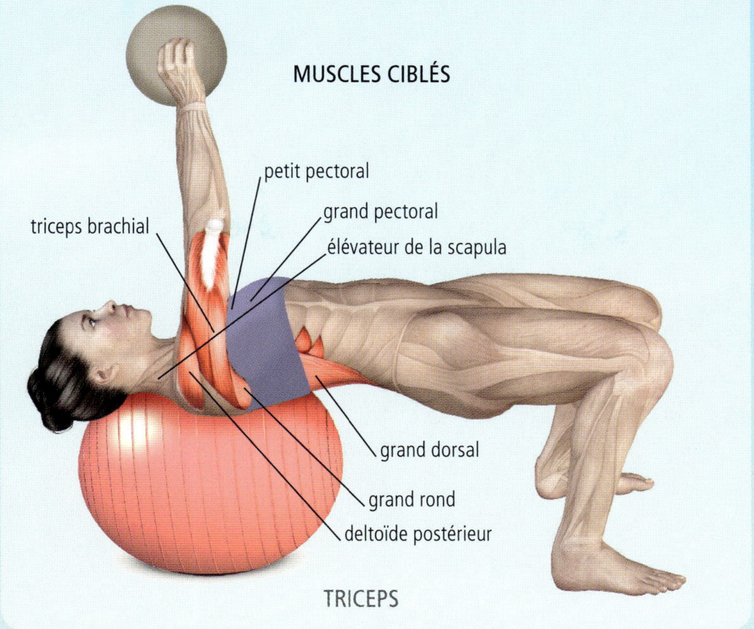

ACTION CORRECTE
- Assurez-vous d'exécuter l'exercice en douceur.

ÉVITEZ
- De verrouiller les bras en les étirant derrière la tête.

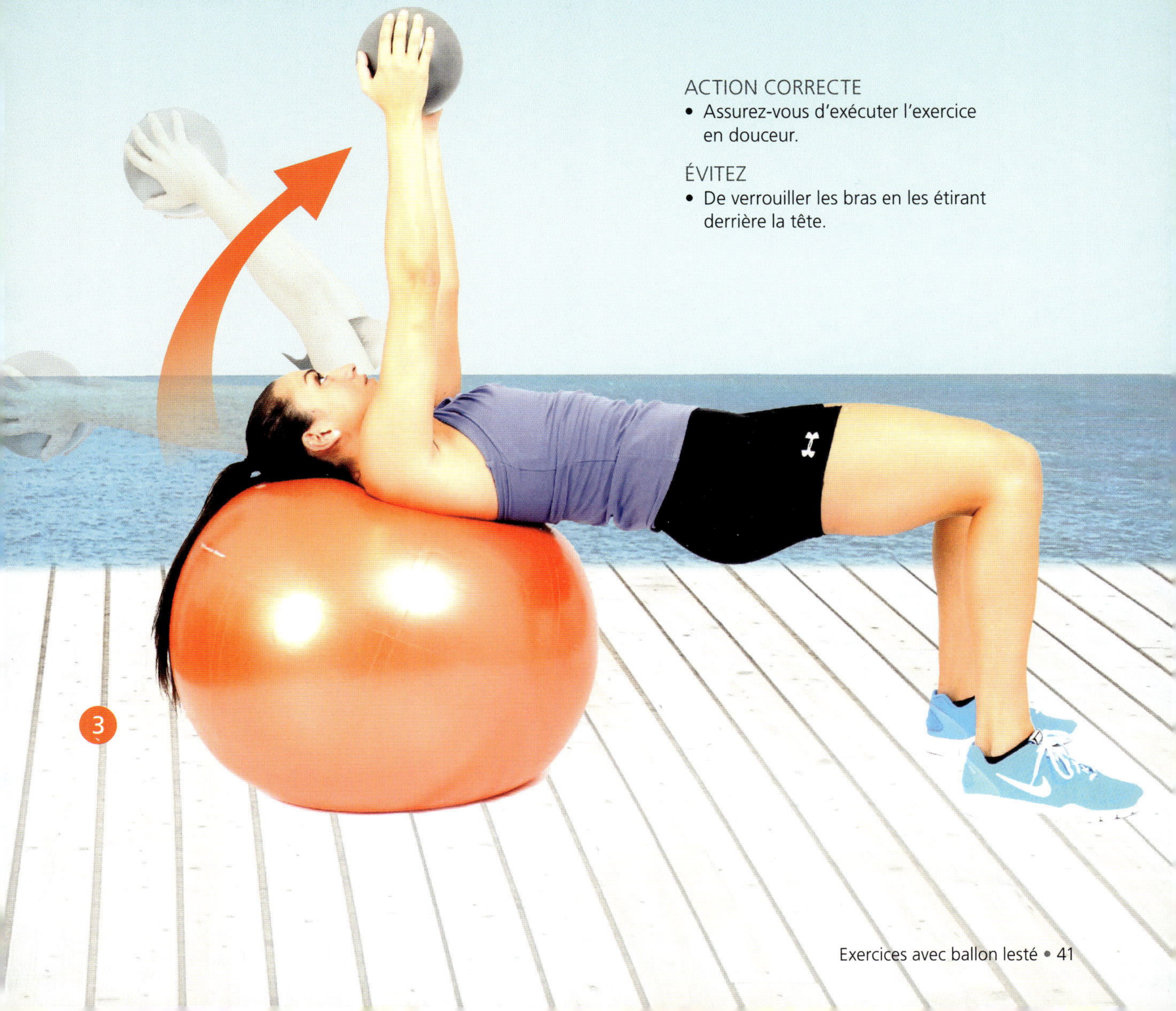

Pompes sur ballon lesté

Les pompes sur ballon lesté sont une version avancée des pompes de base. Bien exécutées, ces pompes sont un exercice pour les muscles centraux extrêmement efficace. Il faut garder le corps rigide et en ligne droite de la tête aux talons, et ne pas laisser les hanches s'affaisser, même de quelques centimètres. Cela exige d'utiliser tous les muscles centraux : abdominaux, bas du dos et fessiers.

Étape 1 Commencez en position de pompes, les mains en appui sur le ballon lesté. Déplacez doucement votre poids vers l'avant jusqu'à ce que les épaules se trouvent directement au-dessus des mains et du ballon.

Étape 2 Descendez vers le sol comme vous le feriez pour une pompe de base, jusqu'à ce que votre poitrine touche presque le ballon. Gardez le torse droit et la tête alignée sur la colonne vertébrale.

Étape 3 Repoussez vers le haut. Ne laissez pas le corps s'affaisser ou les hanches se soulever. Continuez de pousser jusqu'à ce que les coudes soient bien tendus.

Étape 4 Répétez la séquence plusieurs fois, en augmentant progressivement le nombre de tractions à chaque séance.

MUSCLES CIBLÉS

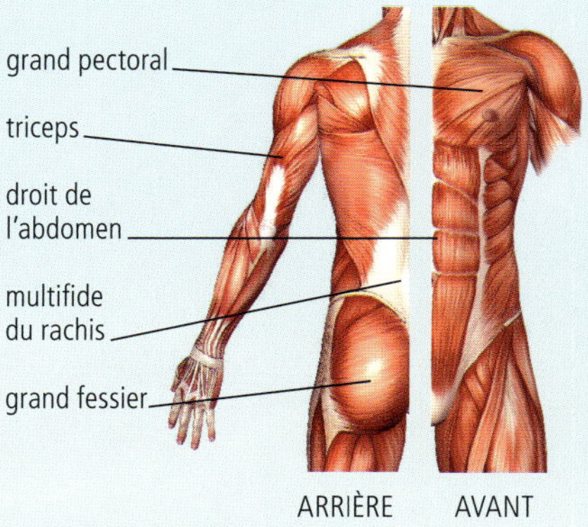

MUSCLES CENTRAUX

ACTION CORRECTE

- Assurez-vous de garder la poitrine au-dessus des mains.
- Gardez les muscles centraux contractés tout au long de l'exercice.
- Gardez le corps en ligne droite, de la tête aux orteils.

ÉVITEZ

- De précipiter le mouvement quand vous exécutez la pompe.
- De laisser les hanches s'affaisser.

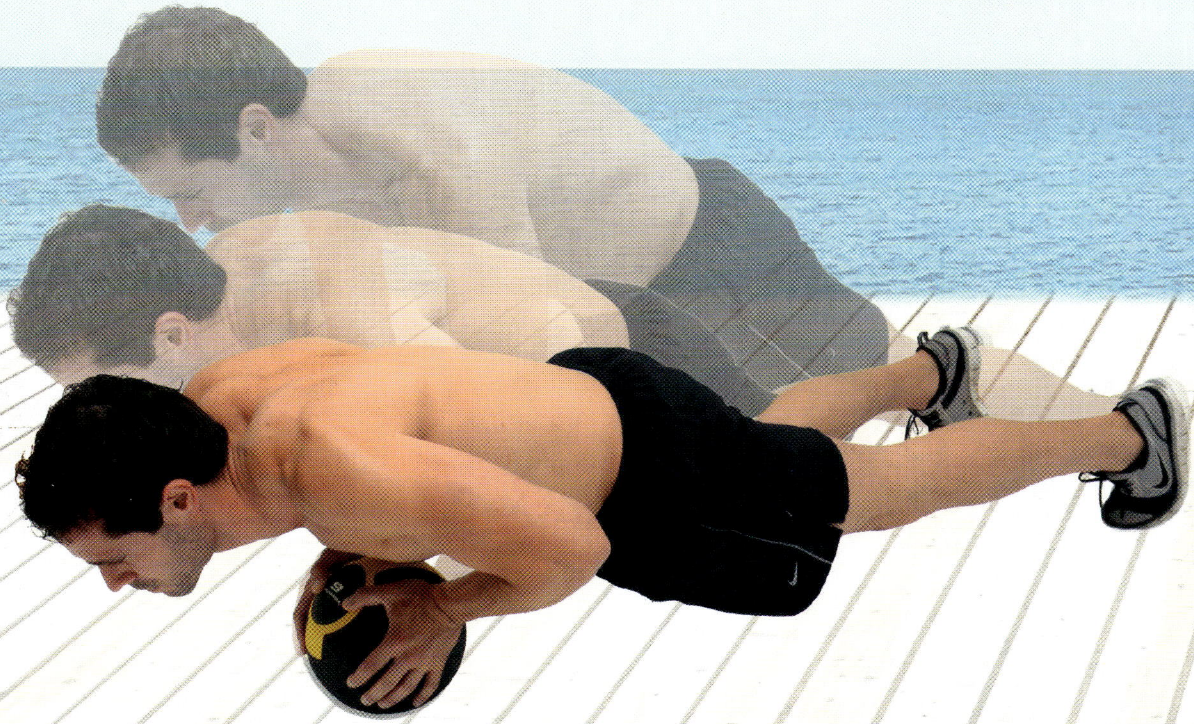

Déplacement latéral alterné sur ballon lesté

Le déplacement latéral ressemble aux pompes, mais son exécution cible plus de muscles. C'est un exercice pliométrique qui exige précision et force explosive. On peut l'exécuter avec un ballon lesté ou un bloc ; nous avons illustré ici une combinaison des deux. Le ballon lesté hausse le niveau de difficulté.

Étape 1 Commencez en position de pompes avec un ballon lesté ou un bloc sous une main.

Étape 2 Baissez-vous vers le sol comme vous le feriez pour des pompes classiques mais, en vous poussant vers le haut à bout de bras, remplacez rapidement une main par l'autre sur le ballon ou le bloc.

Étape 3 Passez d'une main à l'autre entre les séquences pour un total de 15 de chaque côté.

ACTION CORRECTE

- Assurez-vous de garder la poitrine au-dessus des mains.
- Gardez les muscles centraux contractés tout au long de l'exercice.

ÉVITEZ

- De précipiter l'exercice.
- De trop bondir tout au long du mouvement.

MUSCLES CIBLÉS

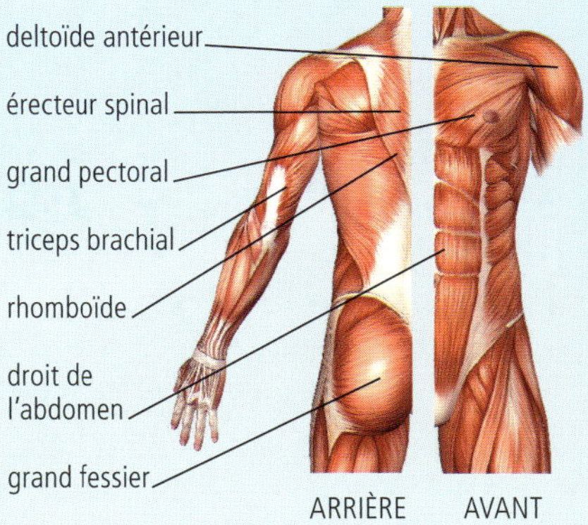

MUSCLES CENTRAUX

VARIANTE

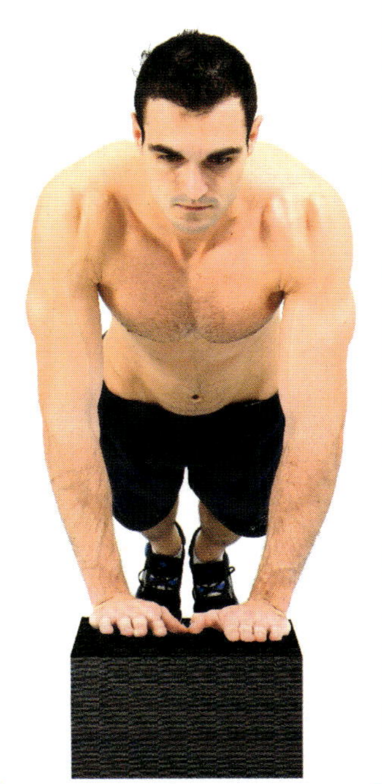

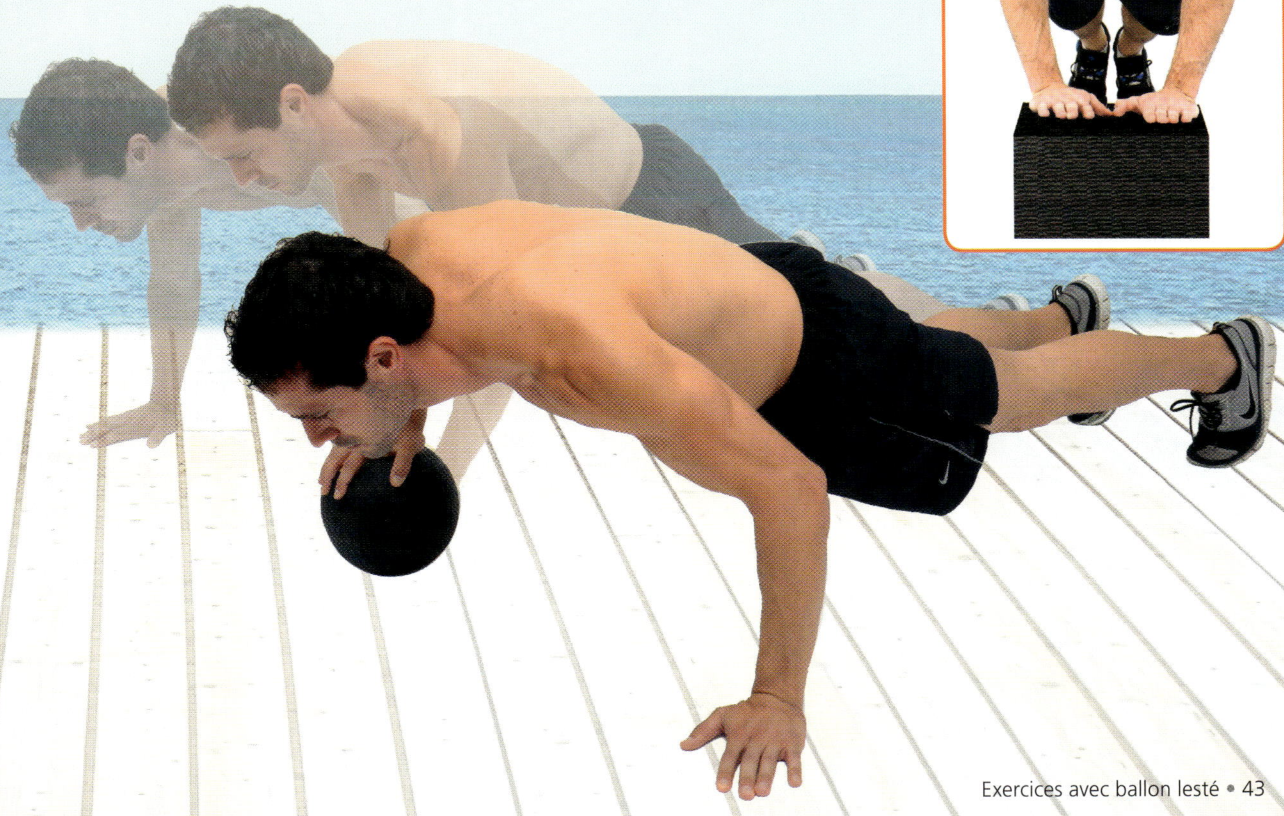

Redressement assis et lancer de ballon lesté

Le redressement assis et lancer de ballon lesté est un exercice de renforcement qui exige l'aide d'un partenaire. C'est un exercice à la fois amusant et difficile, qui exige de la concentration et du rythme.

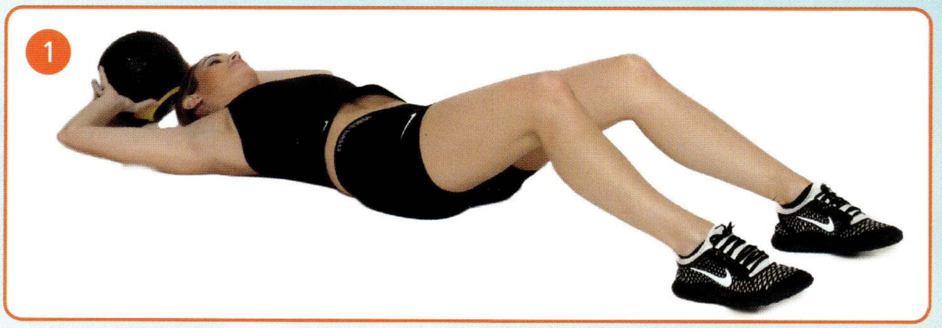

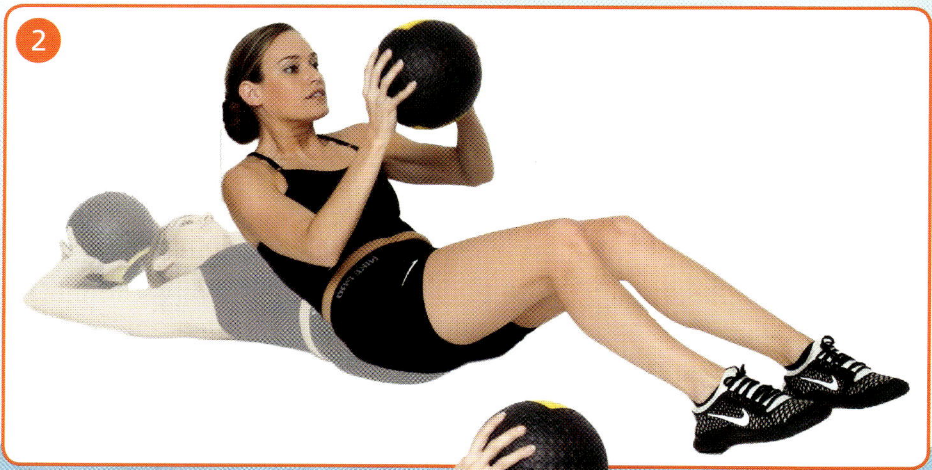

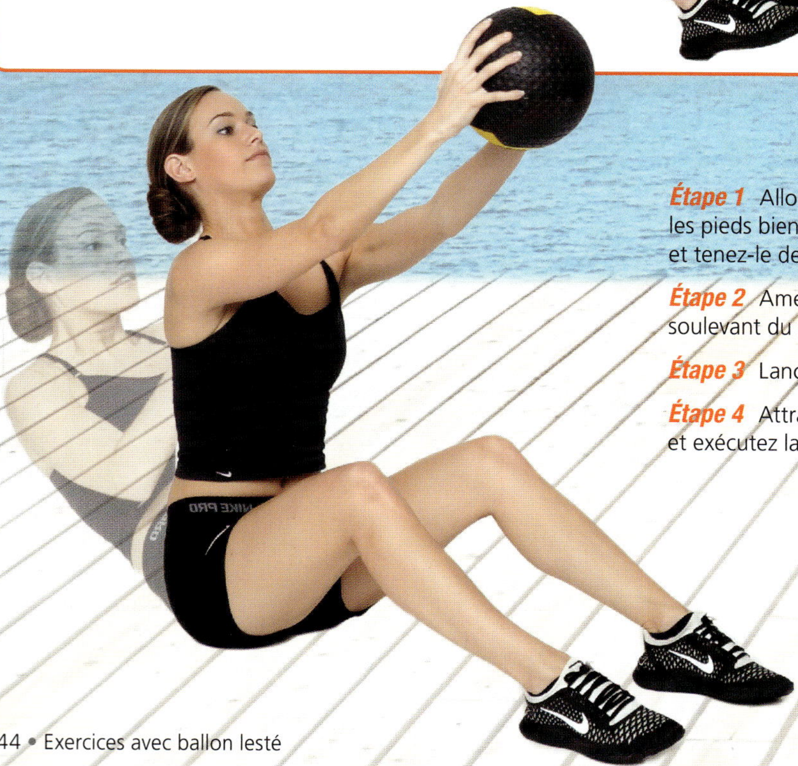

Étape 1 Allongez-vous sur le dos, les jambes pliées et les pieds bien à plat sur le sol. Attrapez un ballon lesté et tenez-le derrière la tête à deux mains.

Étape 2 Amenez les bras vers l'avant tout en vous soulevant du sol et en contractant les abdominaux.

Étape 3 Lancez le ballon à votre partenaire.

Étape 4 Attrapez le retour du ballon, rallongez-vous et exécutez la séquence 20 fois.

MUSCLES CIBLÉS

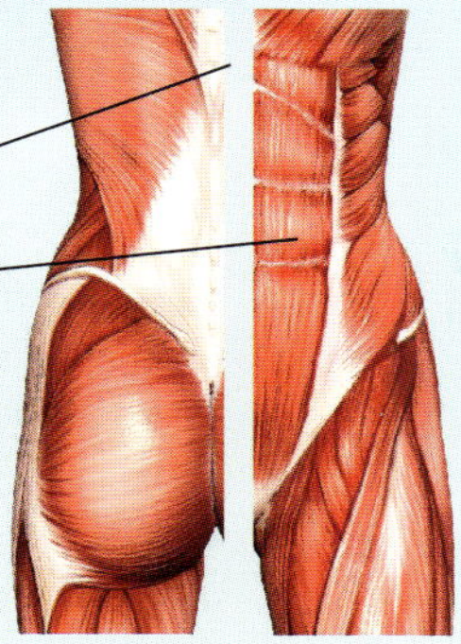

ACTION CORRECTE

- Poussez sur les talons pour vous supporter.
- Dirigez avec les abdominaux.
- Contrôlez l'amplitude de mouvement.

ÉVITEZ

- De trop utiliser le cou.
- De laisser les pieds quitter le sol.
- De contracter le bas du dos.

3

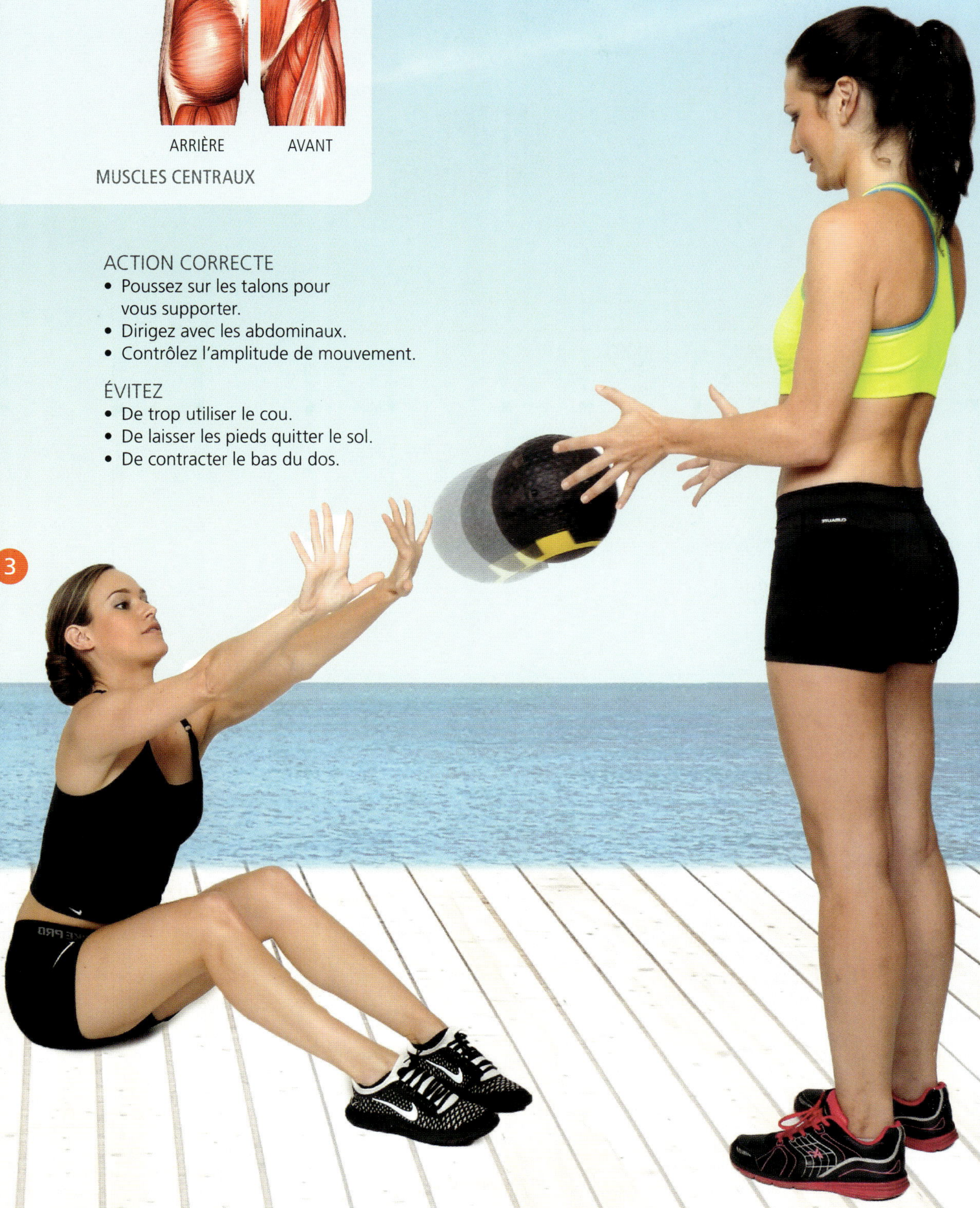

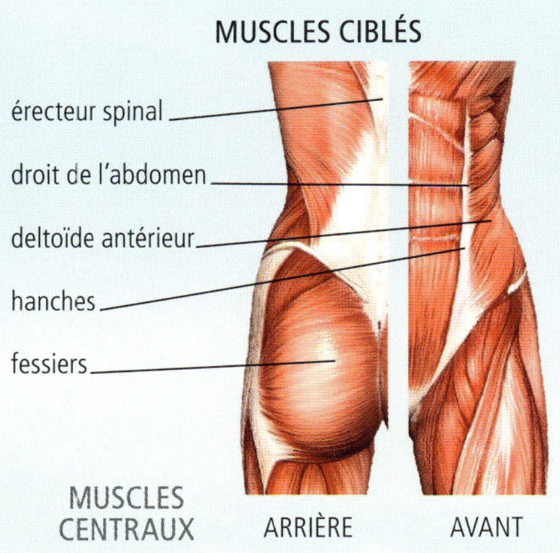

Lancer du ballon lesté vers le sol

Le lancer du ballon lesté vers le sol est une façon efficace d'engager et de préparer les muscles centraux frontaux. C'est un mouvement puissant qui implique explosivité et ciblage.

Étape 1 Debout, tenez le ballon lesté derrrière la tête, les coudes pliés.

Étape 2 Ramenez le ballon par-dessus votre tête et, en vous accroupissant, lancez-le à terre avec force.

Étape 3 Avant de vous relever, reprenez le ballon. Redressez-vous. Exécutez la séquence 20 fois.

ACTION CORRECTE

- Assurez-vous de garder le torse droit tout au long du mouvement.
- Gardez constamment les muscles centraux contractés.
- Gardez les bras pliés.
- Gardez les yeux sur le ballon.

ÉVITEZ

- De trop arrondir le dos.

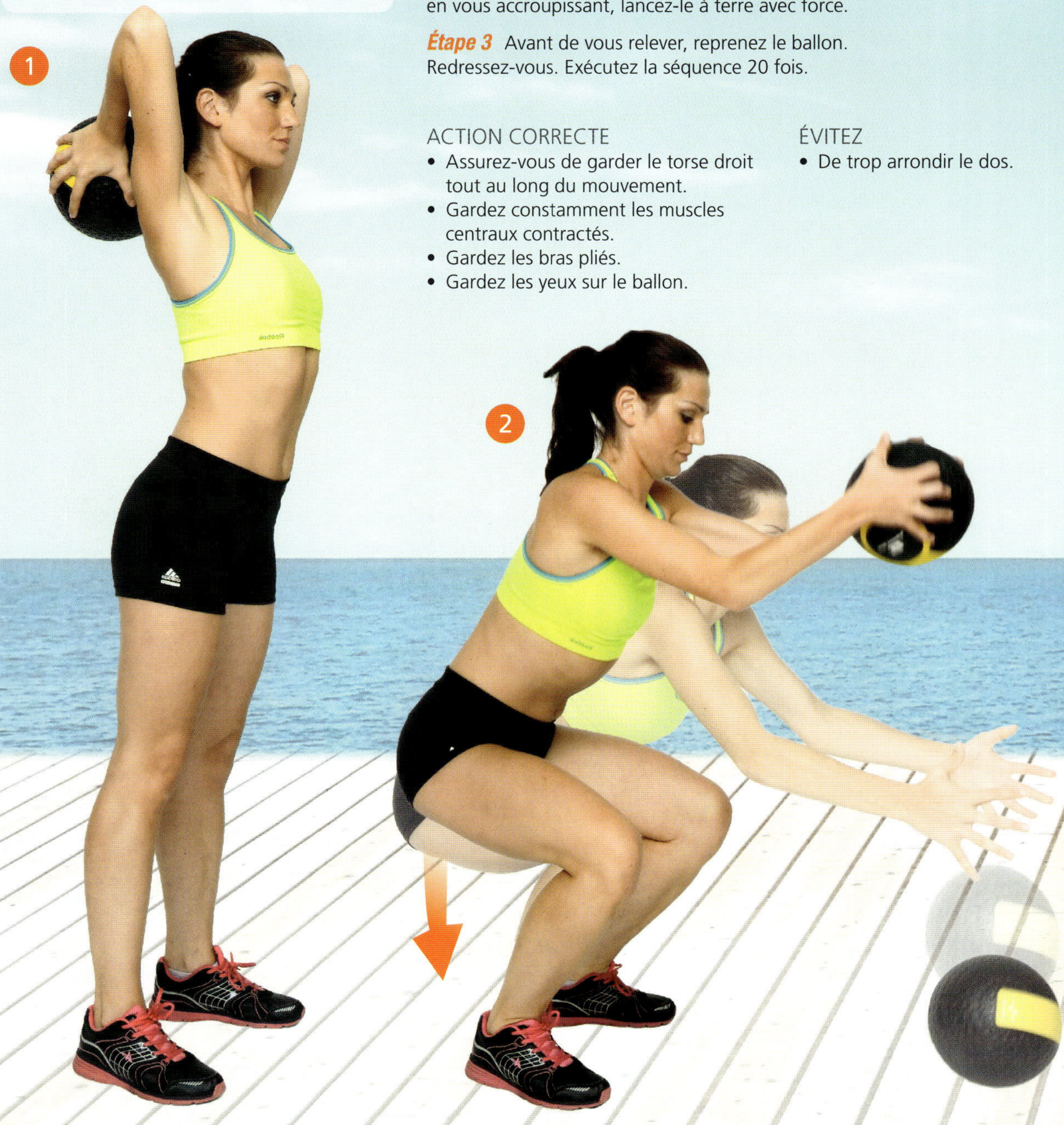

Accroupissement haute intensité avec ballon lesté

L'accroupissement haute intensité avec ballon lesté cible les stabilisateurs du corps et renforce les fessiers et les cuisses. Il améliore aussi l'équilibre et la stabilité du bassin, du tronc et des genoux, tout en favorisant une plus grande amplitude de mouvement.

MISE EN GARDE Déconseillé si vous souffrez de douleurs vives aux genoux, de douleurs au bas du dos ou de douleurs aux épaules.

MUSCLES CIBLÉS

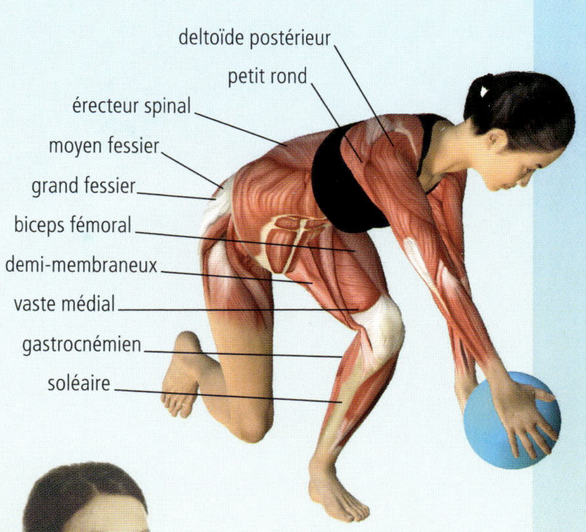

FESSIERS ET CUISSES

Étape 1 Debout, tenez le ballon lesté devant le torse, bras tendus.

Étape 2 Déplacez le poids de votre corps sur le pied gauche, puis pliez la jambe droite en ramenant votre pied vers les fesses. Pliez les coudes et amenez le ballon près de l'oreille droite.

Étape 3 En gardant le dos droit, fléchissez la jambe gauche en rapprochant votre poitrine de votre cuisse et amenez le ballon vers la cheville gauche.

Étape 4 Revenez à la position de départ. Effectuez 2 séries de 15 séquences sur chaque jambe.

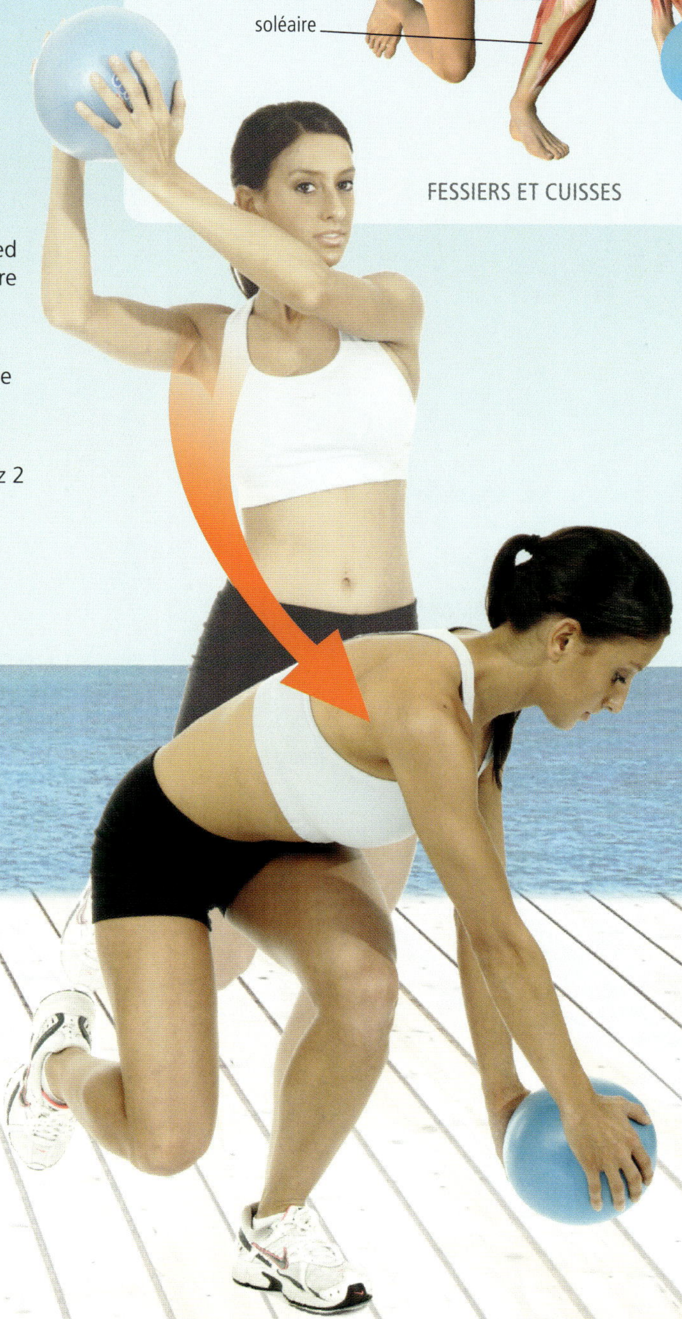

ACTION CORRECTE
- Le ballon doit tracer un arc dans les airs.
- Les hanches et les genoux doivent être alignés tout au long du mouvement.
- Les épaules et le cou doivent être détendus.
- La jambe qui n'est pas en appui sur le sol ne doit jamais changer de position.

ÉVITEZ
- De déplacer le pied d'appui de sa position de départ.
- De fléchir la colonne vertébrale.

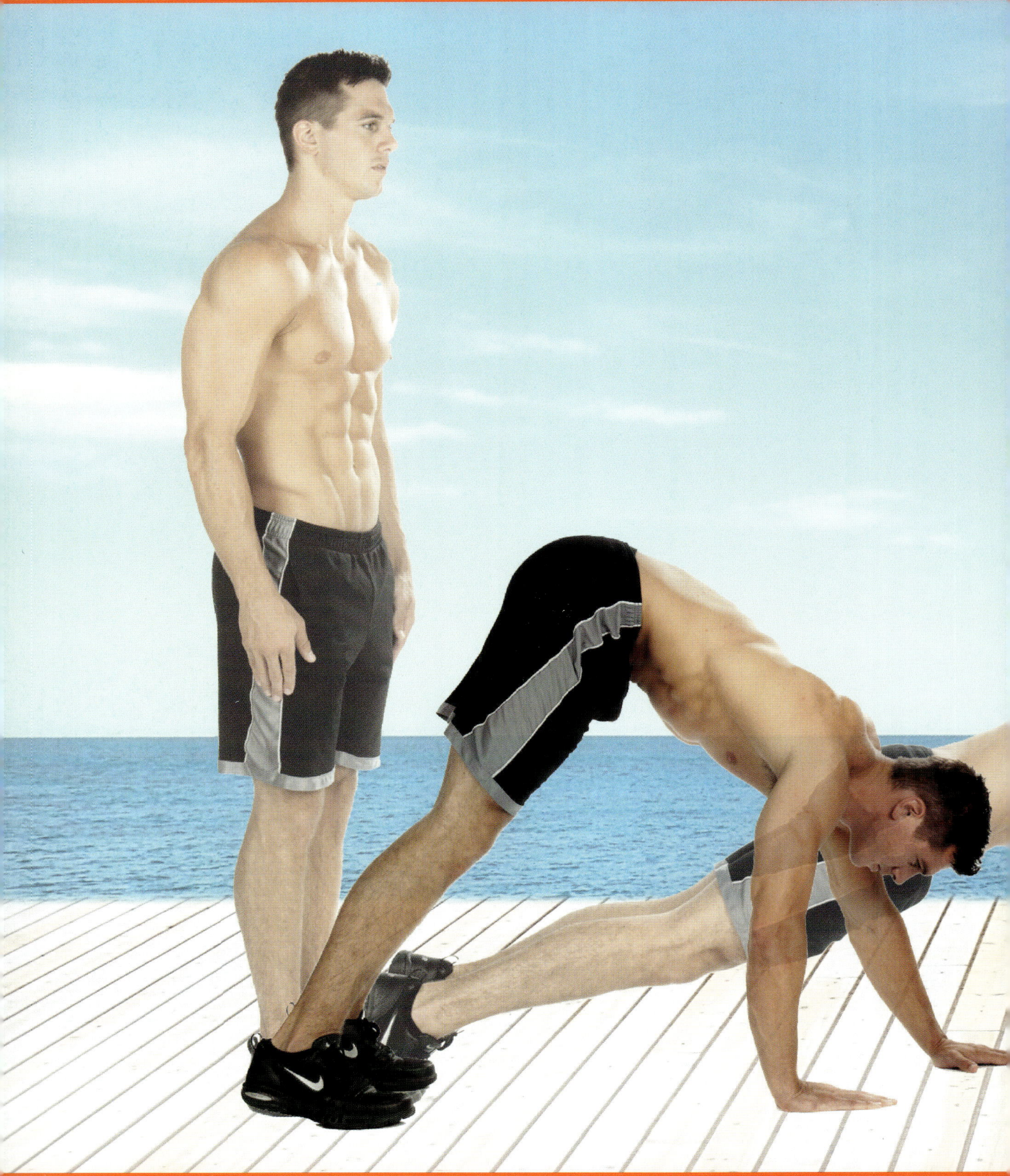

Exercices sans accessoires

Les avantages évidents des exercices sans accessoires résident dans ce qu'on peut les exécuter partout et qu'ils ne nécessitent aucun équipement coûteux. Pompes, répulsions, accroupissements, demi-redressements, exercices de grimpeurs : il y a quelque chose d'unique et de spécial à utiliser le poids de son propre corps à des fins de renforcement, ce qui rend ces exercices gratifiants, stimulants et tout à fait satisfaisants.

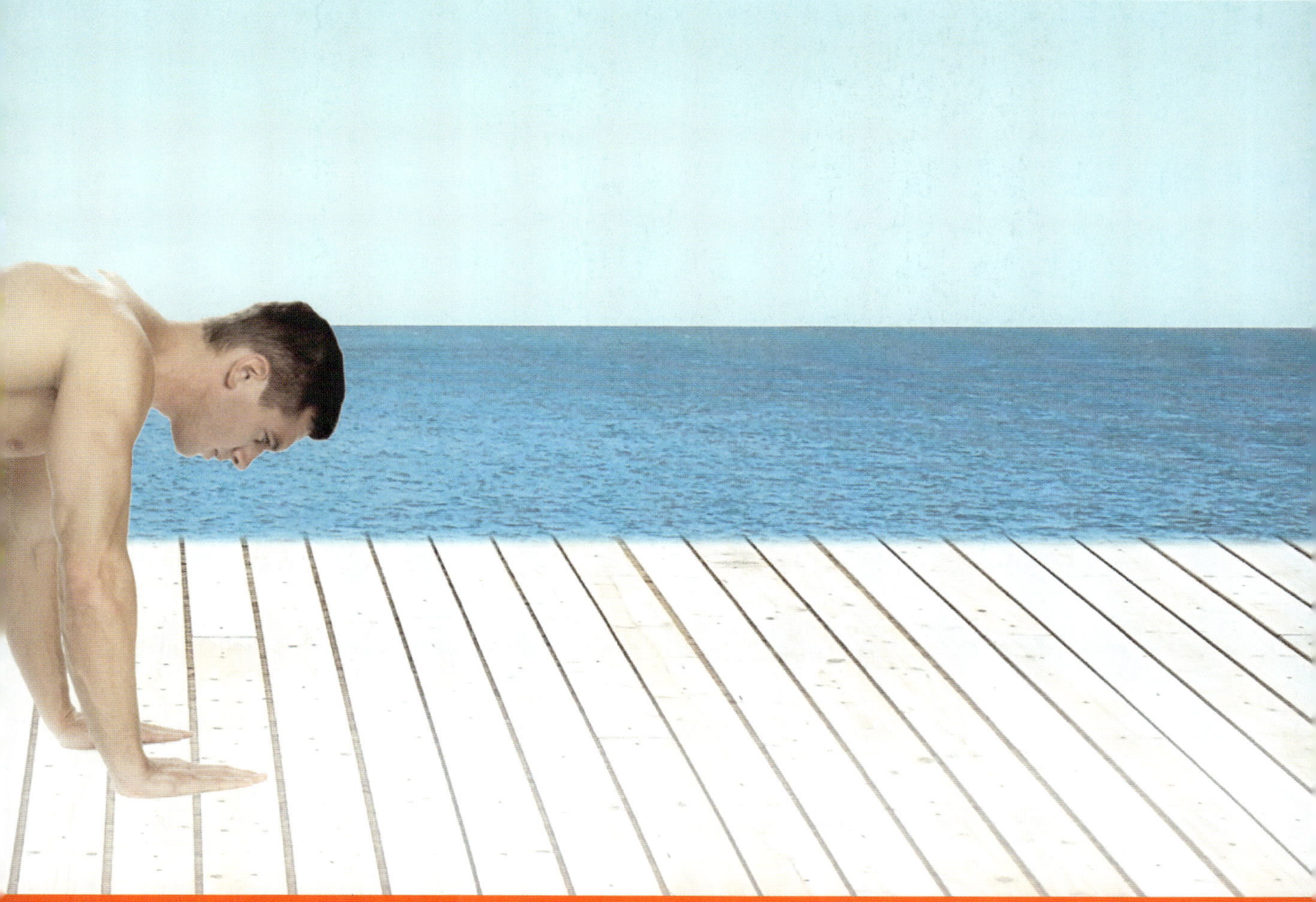

Pas vers le bas

Voici un exercice qui renforce les genoux. C'est un mouvement exigeant qui renforcera considérablement vos muscles. Il peut être modifié de deux façons : en changeant la hauteur du bloc ou en changeant la vitesse du mouvement. Plus le mouvement est lent, plus l'exercice est difficile ; plus le bloc est haut, plus l'exercice est difficile.

MISE EN GARDE Déconseillé si vous avez des problèmes d'épaules, des douleurs aux chevilles, des douleurs vives aux genoux ou des douleurs au bas du dos.

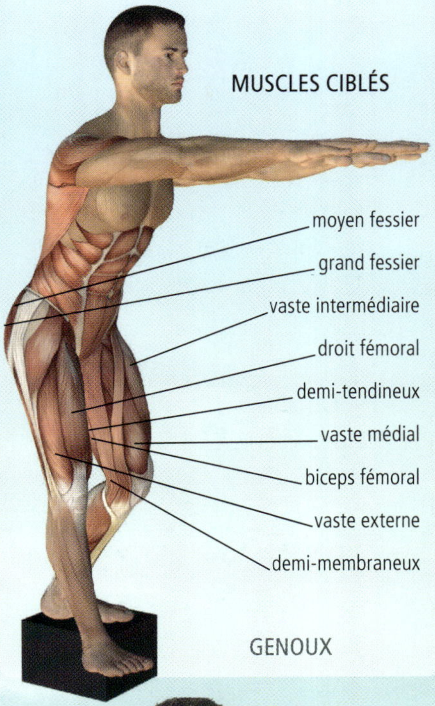

Étape 1 Debout sur un bloc ou la marche d'un escalier, posez fermement le pied gauche près du bord, et laissez le pied droit pendre sur le côté, en position pied flex.

Étape 2 Pour conserver votre équilibre, mettez les bras devant vous en les gardant parallèles au sol. Fléchissez le genou gauche tout en inclinant légèrement le buste vers l'avant.

Étape 3 Sans faire pivoter le torse ou le genou, repoussez vers le haut pour revenir à la position de départ. Exécutez 2 séries de 15 séquences avec chaque jambe.

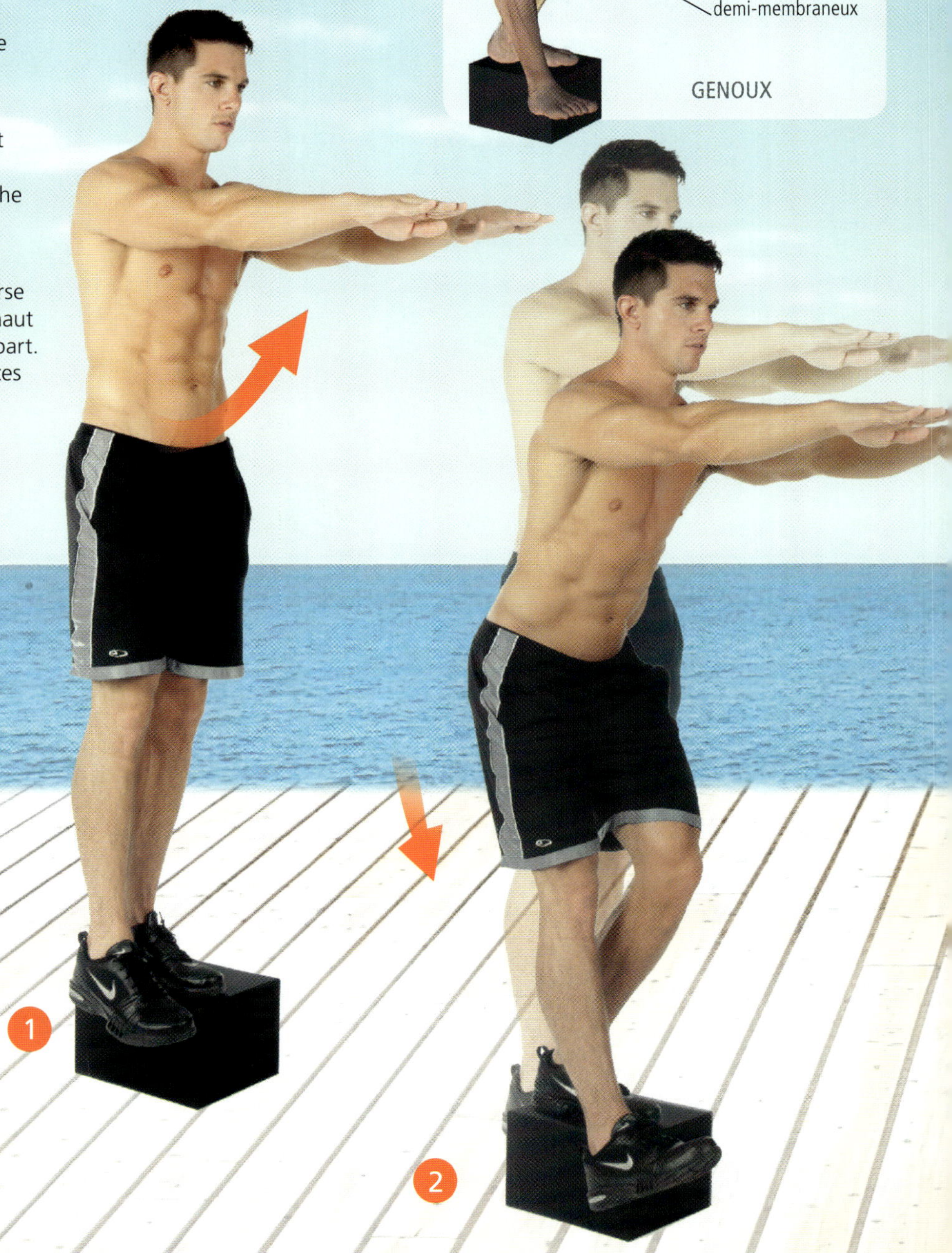

ACTION CORRECTE
- Pliez le genou pour qu'il s'aligne sur les orteils ; le genou ne doit pas pivoter vers l'intérieur.
- Genoux et hanches bougent simultanément quand vous vous pliez.
- Inclinez le torse vers l'avant quand vous vous penchez.

ÉVITEZ
- De tendre le cou.
- De faire reposer votre pied droit sur le sol : il ne doit que l'effleurer.

Étirement des tendons

Cette séquence vise les muscles et les tendons des mollets, ainsi que l'arche des pieds. Tout en allongeant et en renforçant les muscles des mollets, cet étirement fait travailler les fesses et les cuisses et aide à améliorer l'équilibre.

Étape 1 Debout, les pieds joints, tendez les bras devant vous pour plus de stabilité. Les pieds bien plantés dans le sol, relevez les orteils.

Étape 2 Rentrez les muscles abdominaux et acroupissez-vous. Gardez les talons ancrés dans le sol et la poitrine aussi droite que possible. Résistez à l'envie de trop vous plier vers l'avant.

Étape 3 Expirez en revenant à la position de départ. Poussez dans le sol quand vous vous relevez. Répétez la séquence 5 ou 6 fois.

MUSCLES CIBLÉS

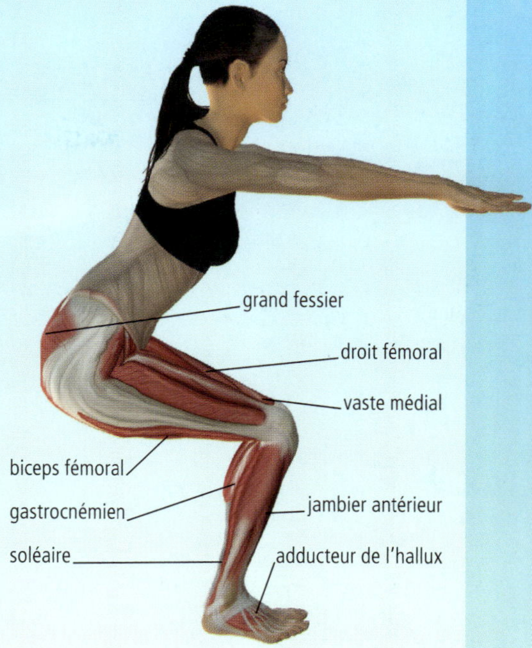

AINE

ACTION CORRECTE
- La poitrine demeure droite.
- Les abdominaux sont contractés.
- Les orteils restent relevés tout au long du mouvement.

ÉVITEZ
- De laisser les talons quitter le sol.
- De revenir en position debout trop rapidement.

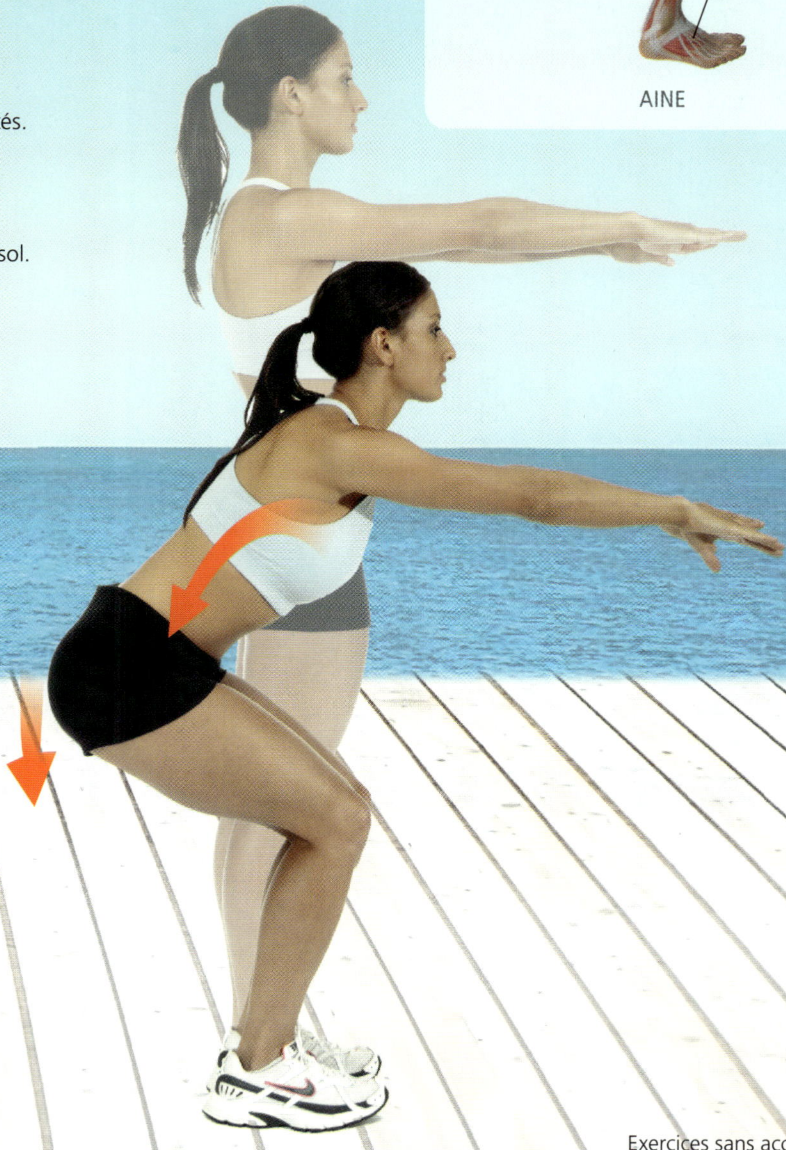

Enroulement McGill

L'enroulement McGill fait travailler tous les muscles abdominaux tout en préservant le bas du dos. Il réduit la pression sur la colonne vertébrale en augmentant la force et l'endurance des muscles, ce qui aide à prévenir et à soulager les douleurs dans le bas du dos.

MISE EN GARDE Cet exercice est déconseillé si vous avez des problèmes au bas du dos.

MUSCLES CIBLÉS

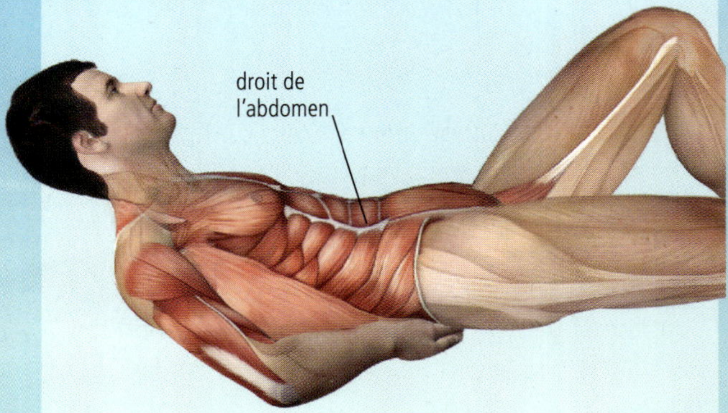

ABDOMINAUX

Étape 1 Allongez-vous sur le dos, la jambe droite bien tendue et la jambe gauche pliée, pied au sol. Mettez les deux mains, paumes vers le bas, sous le bas du dos.

Étape 2 En contractant légèrement les muscles abdominaux, soulevez la tête et les épaules du sol. Gardez la position 5 secondes.

Étape 3 Baissez les épaules et la tête. Effectuez l'exercice 10 fois, puis changez de jambe.

ACTION CORRECTE
- Ne levez que la tête et le haut des épaules durant l'exercice.

ÉVITEZ
- D'aplatir le bas du dos sur le sol.

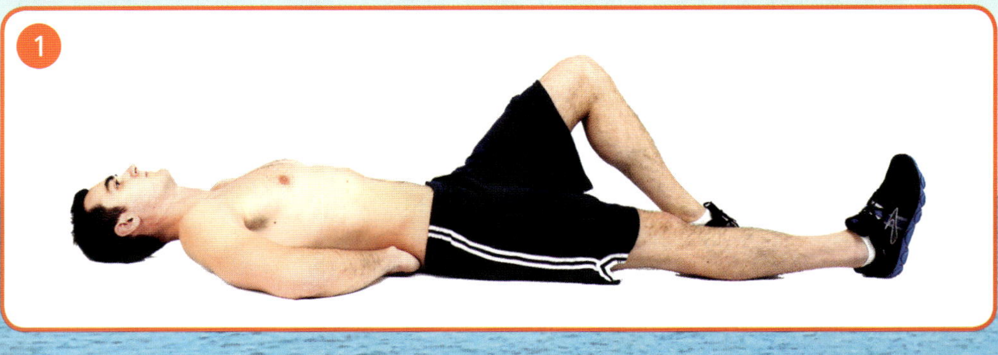

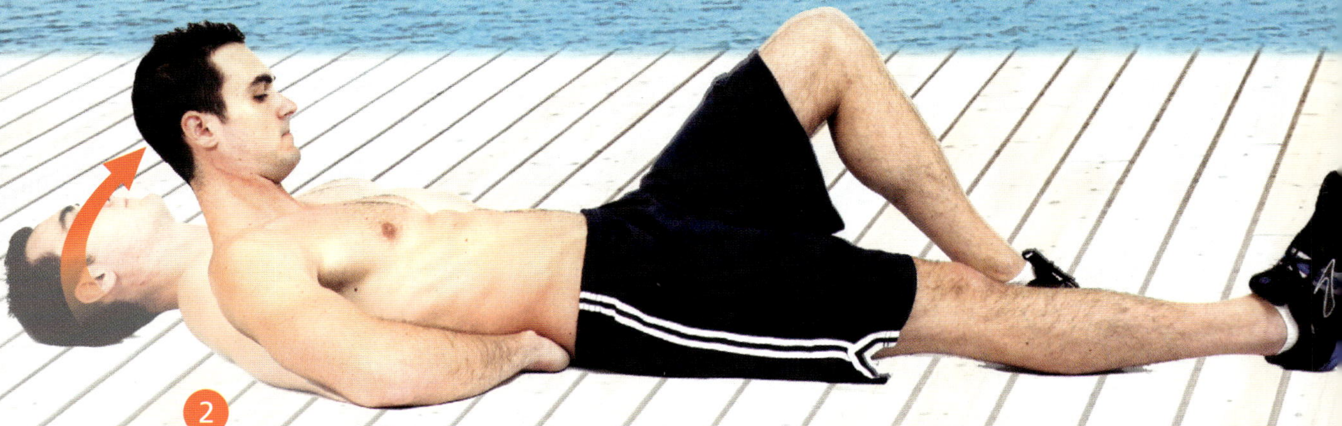

Coup de pied abdominal

Le coup de pied abdominal fait travailler le droit de l'abdomen et le transverse de l'abdomen, plus profond. Cet exercice améliore la posture, la stabilité et l'équilibre, tout en augmentant le tonus musculaire. Les exercices pour les muscles centraux comme le coup de pied abdominal ont l'avantage supplémentaire d'aider à prévenir les douleurs au bas du dos.

MISE EN GARDE Déconseillé si vous avez des problèmes de cou ou des douleurs au bas du dos.

MUSCLES CIBLÉS

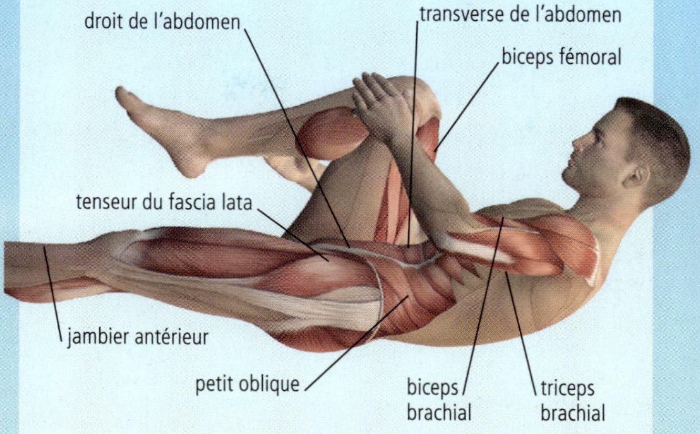

ABDOMINAUX

Étape 1 Allongez-vous sur le sol, tirez votre genou droit vers la poitrine et allongez la jambe gauche en la soulevant à environ 45° du sol.

Étape 2 Mettez la main droite sur la cheville droite et la main gauche sur le genou droit (pour aider à maintenir le bon alignement de la jambe).

Étape 3 Changez de jambe 2 fois, en changeant la position des mains simultanément.

Étape 4 Changez de jambe 2 fois, en gardant les mains dans la position appropriée. Répétez 4 à 6 fois.

ACTION CORRECTE
- La main extérieure est placée sur la cheville de la jambe pliée, et la main intérieure sur le genou plié.
- Le haut du sternum est soulevé vers l'avant.

ÉVITEZ
- De décoller du sol le bas du dos.
- D'utiliser les abdominaux pour stabiliser le tronc en changeant de jambes.

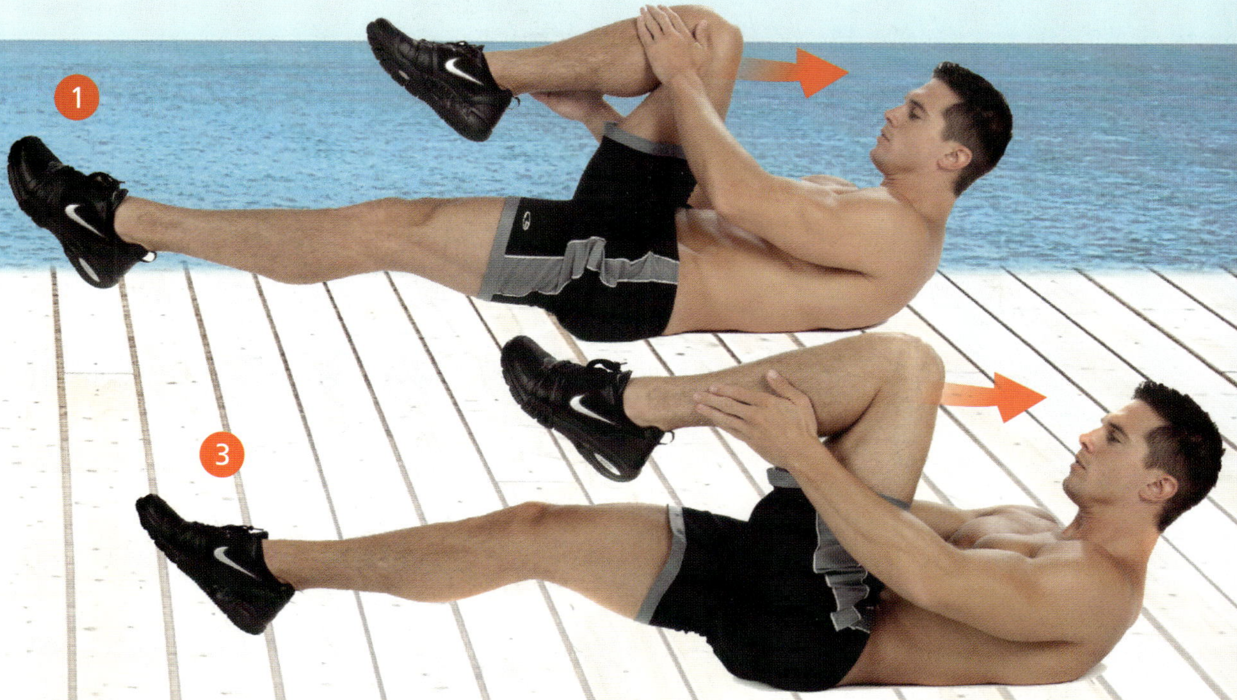

Redressement assis

Le redressement assis est aux abdominaux ce que le banc d'exercice est aux pectoraux : un exercice extrêmement efficace. Emblématique, il est largement utilisé sur une base quotidienne et pour une bonne raison : c'est l'exercice idéal pour le droit de l'abdomen. Il est semblable au demi-redressement, mais l'amplitude de mouvement du redressement assis est plus complète et sollicite plus de muscles.

Étape 1 Allongez-vous sur le dos, les jambes pliées et les mains derrière la tête.

Étape 2 Commencez en poussant dans les talons et en soulevant le tronc du sol. Contractez les abdominaux en rapprochant votre buste de vos genoux.

Étape 3 Redescendez. Exécutez 20 fois la séquence.

MUSCLES CIBLÉS

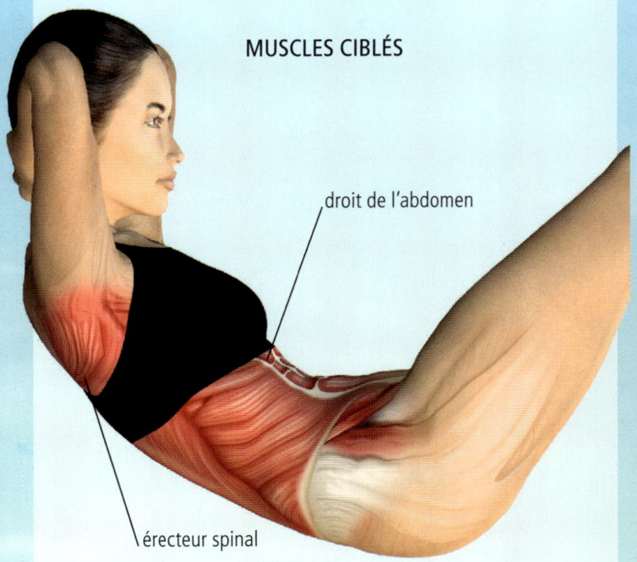

ABDOMINAUX

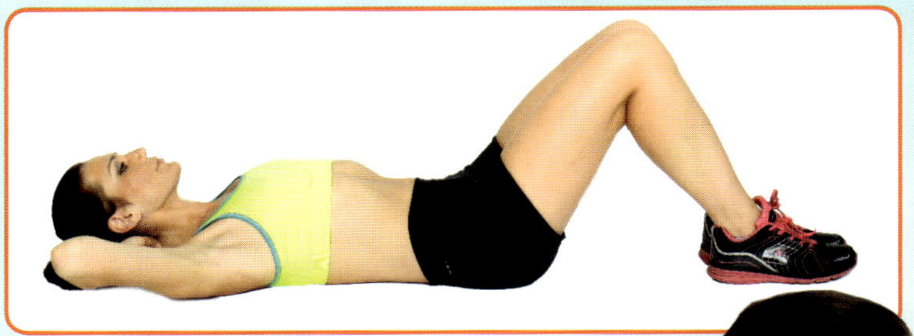

ACTION CORRECTE
- Travaillez à partir du nombril.
- Contrôlez la descente.
- Gardez une amplitude de mouvement précise.

ÉVITEZ
- De trop utiliser le cou.
- De contracter le bas du dos.
- D'osciller fortement en vous relevant.

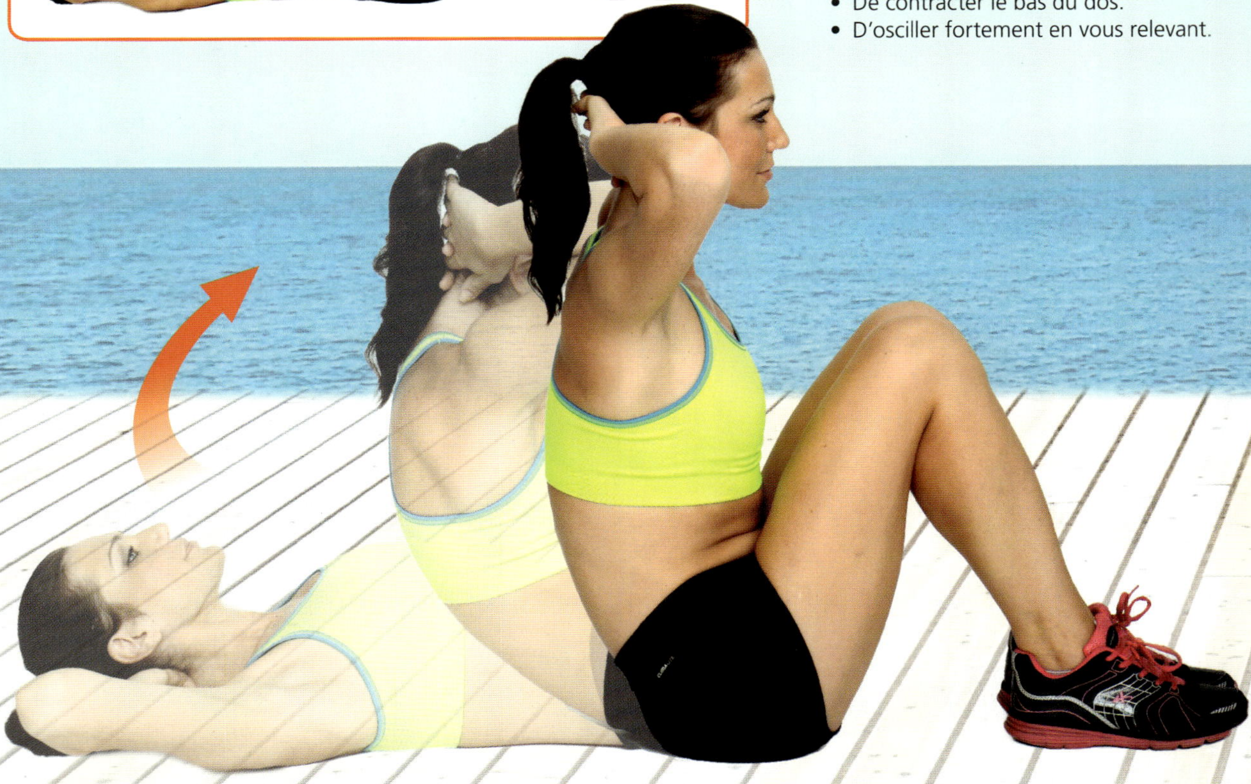

Redressement assis croisé

Le redressement assis croisé est une variante avancée du classique redressement assis qui, outre le droit de l'abdomen, cible efficacement les obliques. C'est un exercice sur lequel on base le développement de la force des abdominaux et des muscles centraux.

Étape 1 Allongez-vous sur le dos, les jambes légèrement pliées et les mains derrière les oreilles.

Étape 2 Poussez dans les talons et décollez le tronc du sol.

Étape 3 Pivotez vers la gauche pour que le coude touche le genou opposé, et contractez les abdominaux.

Étape 4 Redescendez et répétez en pivotant de l'autre côté. Exécutez 15 fois la séquence de chaque côté.

MUSCLES CIBLÉS

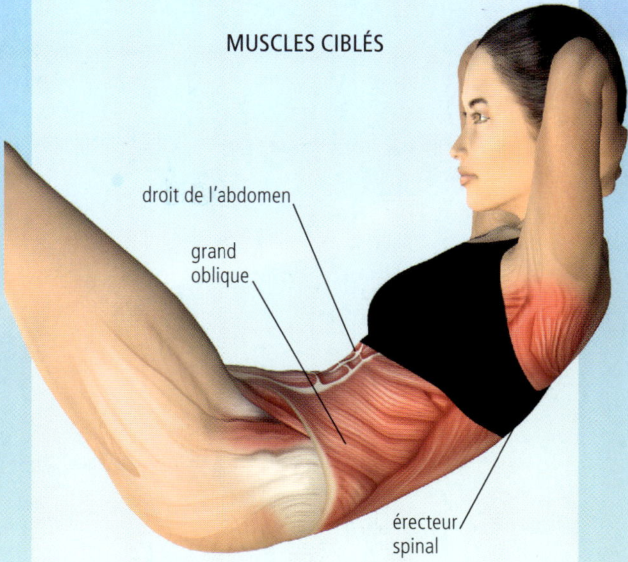

ABDOMINAUX ET OBLIQUES

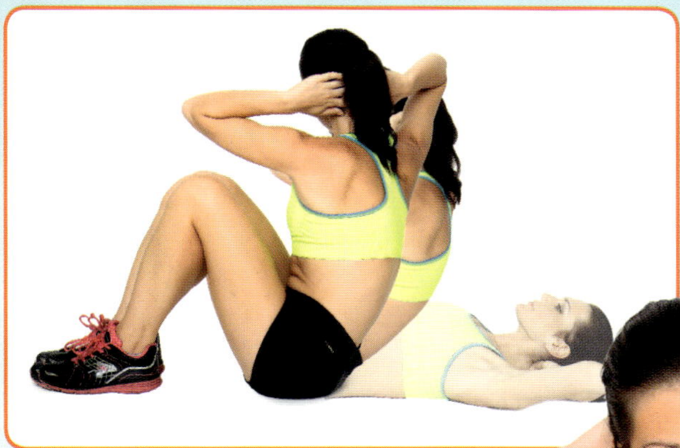

ACTION CORRECTE
- Travaillez à partir du nombril.
- Contrôlez la descente.
- Exécutez une rotation précise.

ÉVITEZ
- De trop utiliser le cou.
- De contracter le bas du dos.
- De trop avancer la tête.

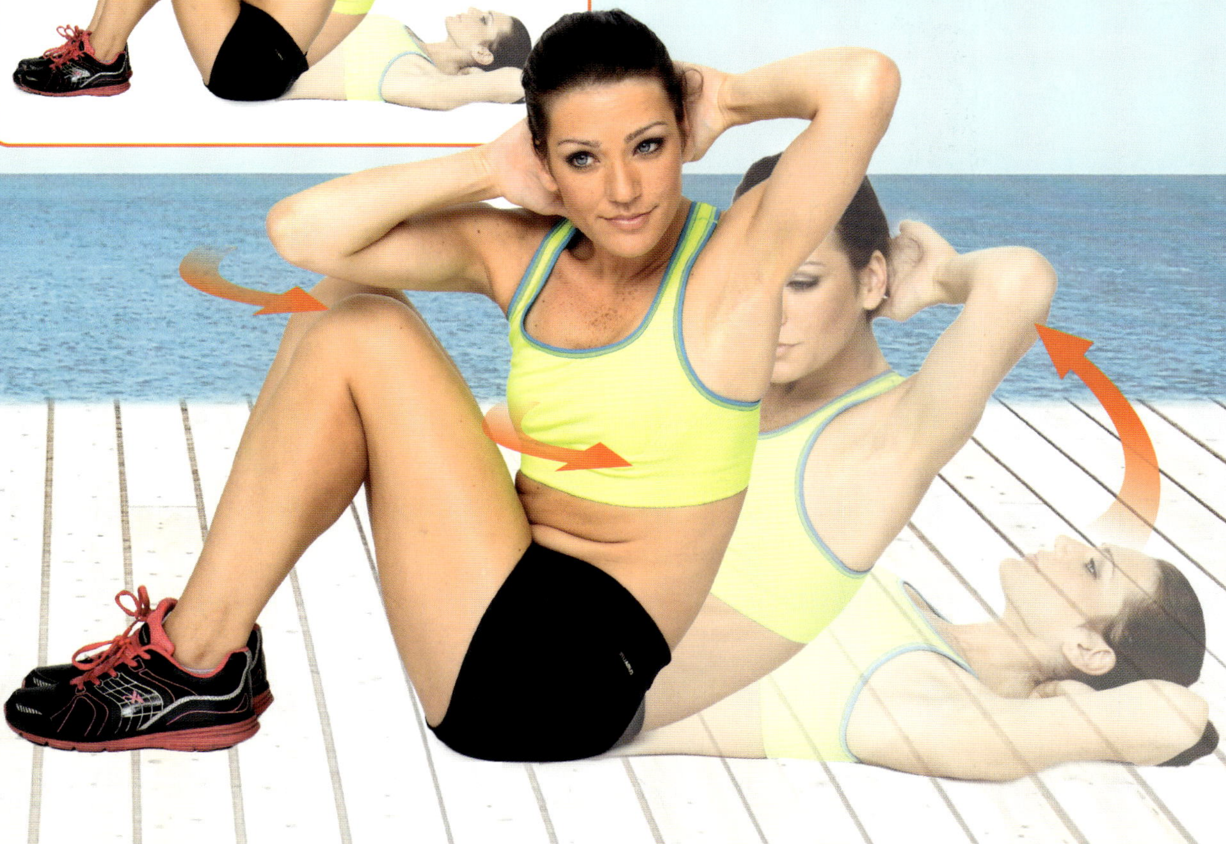

Demi-redressement

Excellent isolateur abdominal, le demi-redressement met encore plus de tension sur les muscles que le redressement assis, avec moins d'aide des tissus auxiliaires. On peut augmenter la difficulté du demi-redressement en se couchant sur un banc incliné, en mettant un poids sur la poitrine ou en tenant un poids derrière la tête. Le demi-redressement assis peut aussi être exécuté les mains croisées sur la poitrine.

Étape 1 Allongez-vous sur le dos, les jambes pliées, les paumes des mains placées derrière la tête et les coudes pointant vers l'extérieur.

Étape 2 Soulevez la tête et les épaules du sol tout en contractant le tronc à la hauteur de la taille.

Étape 3 Redescendez en gardant le bas du dos à plat sur le plancher. Exécutez la séquence jusqu'à 40 fois.

MUSCLES CIBLÉS

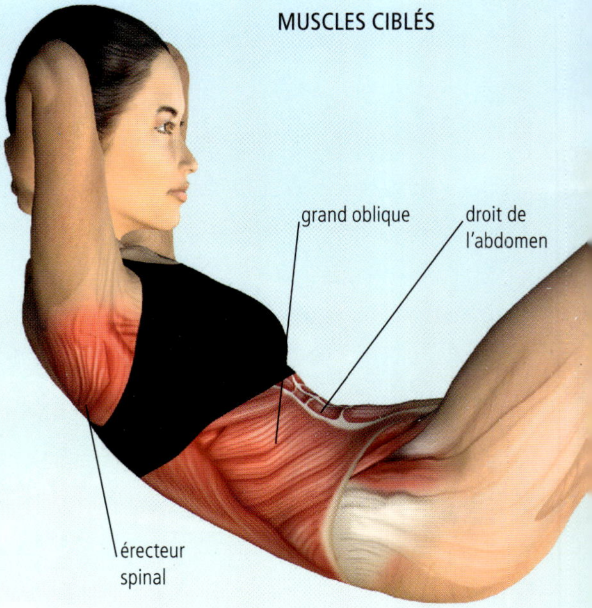

ABDOMINAUX

ACTION CORRECTE
- Maintenez une amplitude de mouvement précise et courte.
- Maintenez la tension sur les abdominaux.
- Contractez les muscles du haut.

ÉVITEZ
- D'utiliser le cou.
- Les séquences sautillantes et précipitées.
- De détacher le bas du dos du sol.

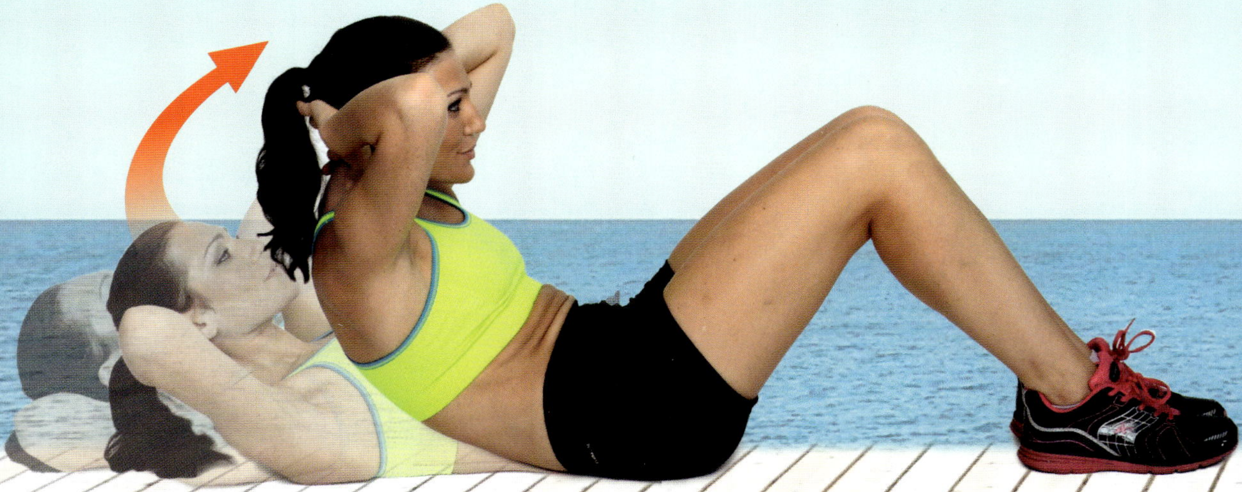

VARIANTE

Allongez-vous sur le plancher, les jambes bien tendues, les bras allongés derrière la tête.

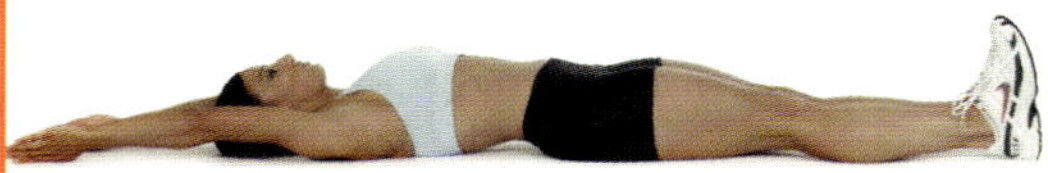

Sans lever les jambes, soulevez les bras et le torse en un mouvement contrôlé.

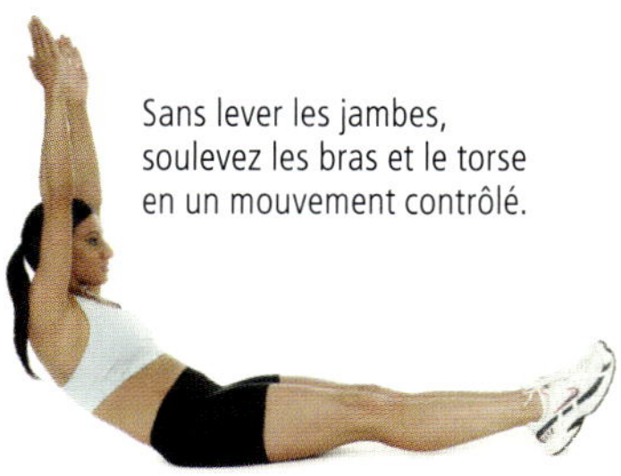

Continuez l'enroulement vers l'avant et saisissez vos pieds.

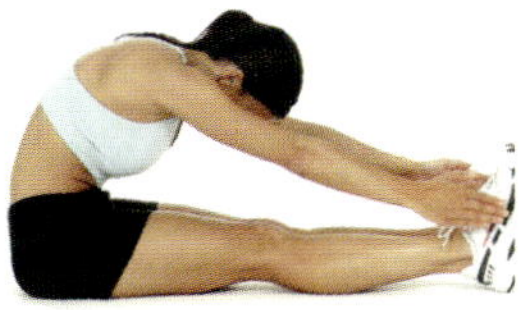

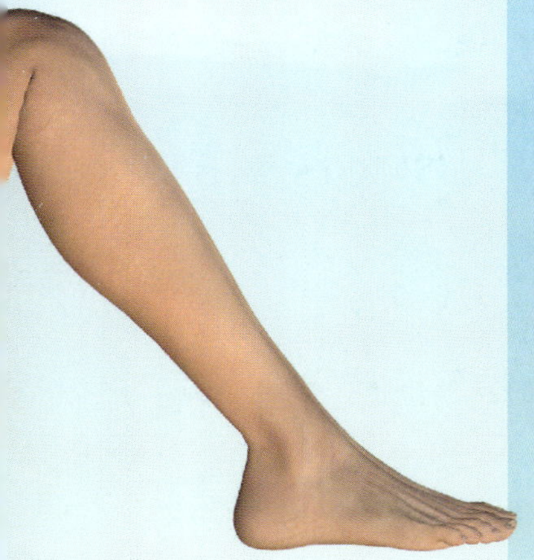

Demi-redressement croisé

Le demi-redressement croisé est une version avancée du demi-redressement de base qui, outre le droit de l'abdomen, cible efficacement les obliques. Comme le redressement assis croisé, c'est un exercice sur lequel on base le développement de la force des abdominaux et des muscles centraux.

Étape 1 Allongez-vous sur le dos, les jambes pliées, les paumes derrière les oreilles et les coudes pointant vers l'extérieur.

Étape 2 Soulevez la tête et les épaules du sol tout en contractant la taille pendant que vous faites pivoter le coude vers le genou opposé.

Étape 3 Redescendez et faites de même de l'autre côté. Effectuez l'exercice 20 fois de chaque côté.

ACTION CORRECTE
- Travaillez à partir du nombril.
- Contrôlez la descente.
- Exécutez une rotation précise.

ÉVITEZ
- De trop utiliser le cou.
- De contracter le bas du dos.
- D'avancer la tête trop loin.

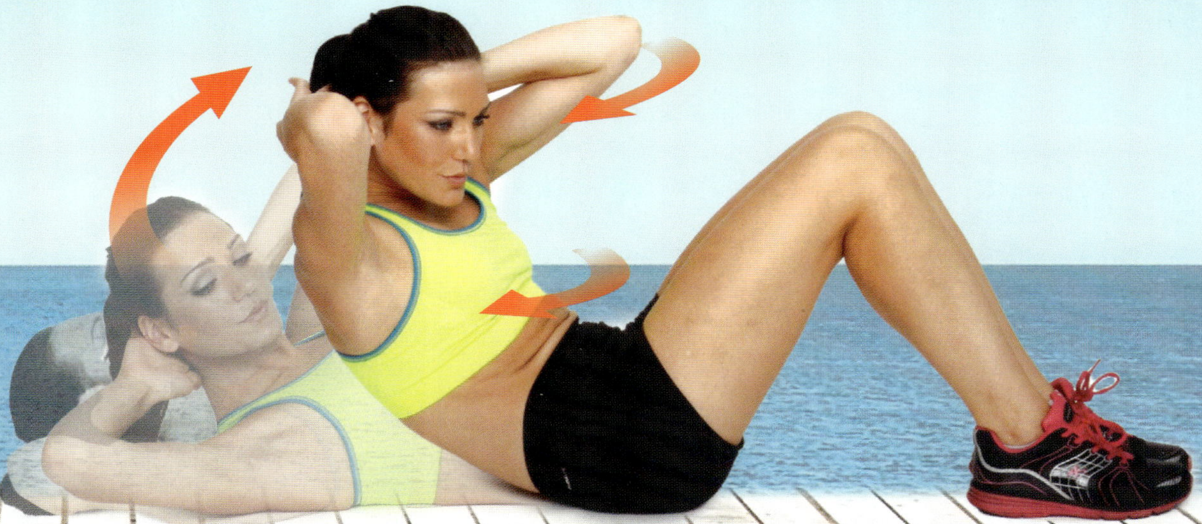

VARIANTE

Commencez avec les deux pieds sur le sol. Placez l'extérieur de l'un des pieds sur le dessus de la cuisse, près du genou.

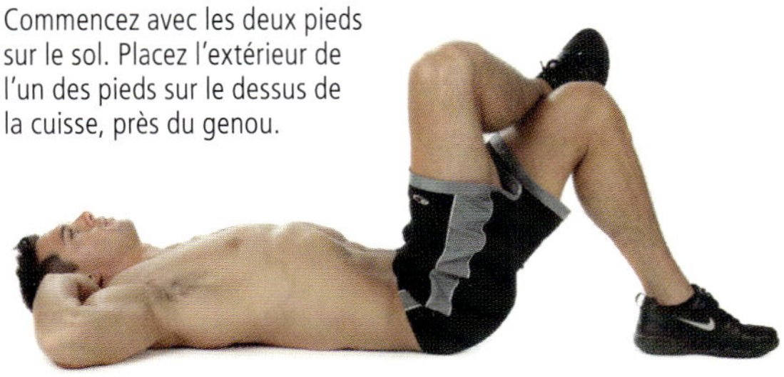

Avec le coude opposé, touchez la cuisse de la jambe levée. Répétez 6 fois, puis reprenez de l'autre côté.

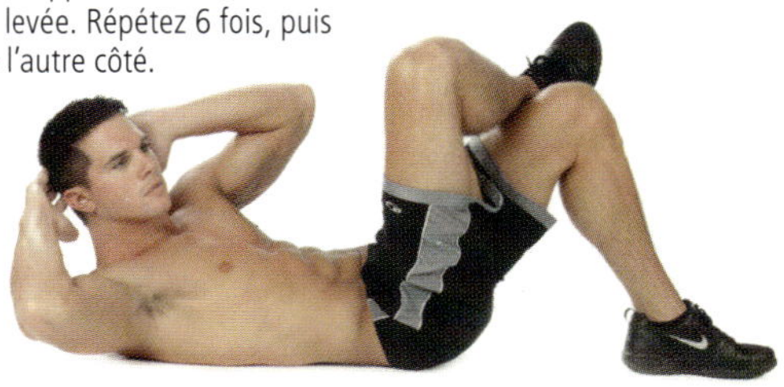

Demi-redressement latéral avec élévation des jambes

Le demi-redressement latéral avec élévation des jambes est un exercice de flexion du tronc et une variante du traditionnel demi-redressement. Bien que le mouvement soit plus court que celui du redressement assis, le demi-redressement latéral avec élévation des jambes met encore plus de tension sur les muscles abdominaux et obliques, avec moins d'aide des tissus auxiliaires.

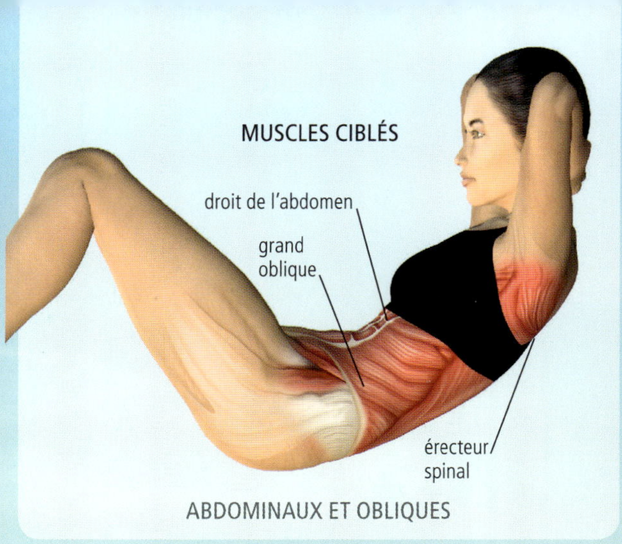

ABDOMINAUX ET OBLIQUES

Étape 1 Allongez-vous sur le côté, les jambes légèrement pliées, la main côté sol posée sur l'estomac, l'autre derrière la tête.

Étape 2 Soulevez la tête et les épaules en même temps que vous soulevez les jambes du sol, en gardant les pieds joints.

Étape 3 Redescendez. Effectuez l'exercice 20 fois.

ACTION CORRECTE
- Maintenez une amplitude de mouvement précise.
- Maintenez une tension sur les abdominaux.
- Gardez les pieds joints.

ÉVITEZ
- D'utiliser le cou.
- Les séquences sautillantes et précipitées.

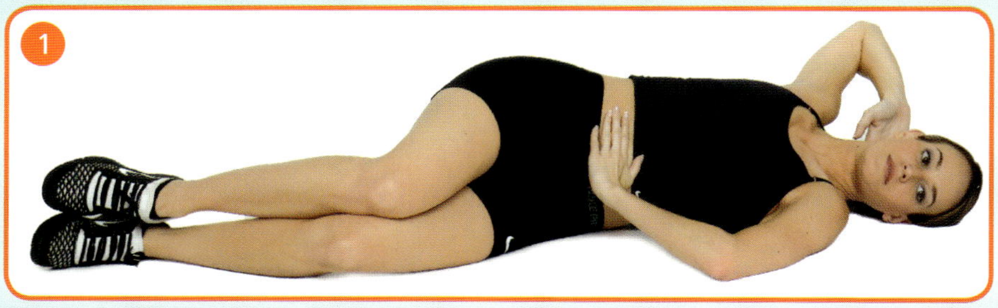

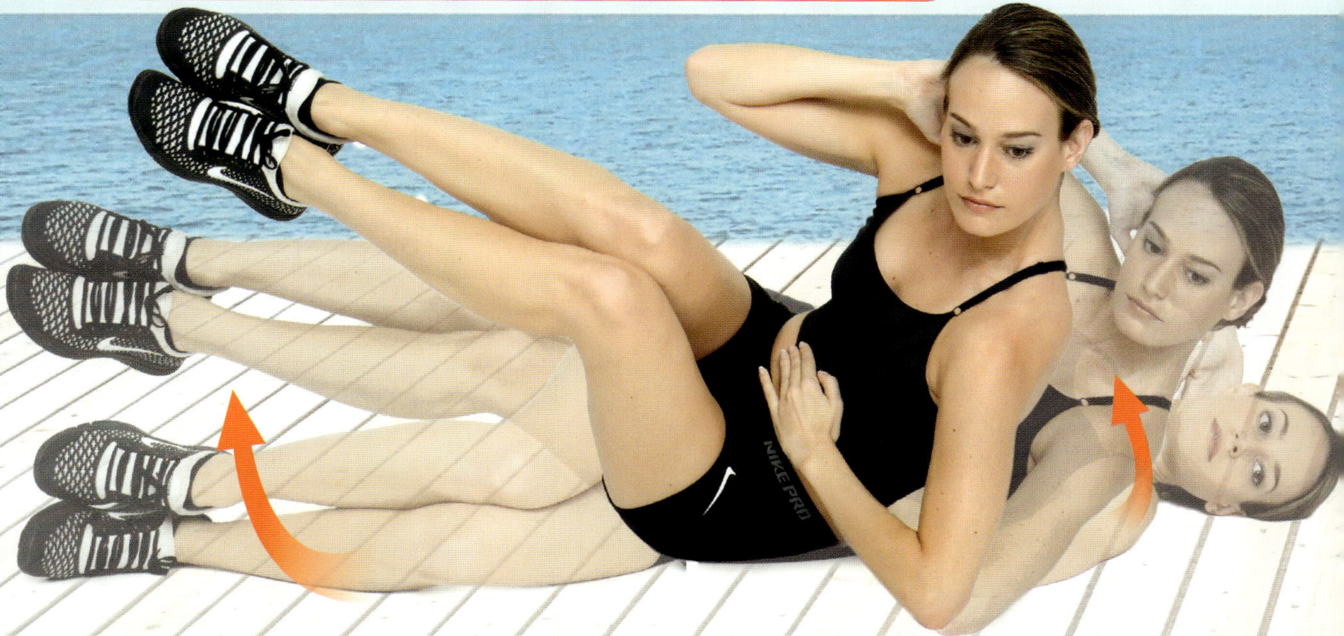

Pression abdominale avec les deux jambes

Presser aussi fort que possible sur les quadriceps constitue une excellente séance d'entraînement pour les muscles centraux. Si cela se révèle trop difficile, vous pouvez modifier l'exercice en ne pressant qu'une jambe à la fois.

MISE EN GARDE Déconseillé si vous avez des douleurs au dos ou aux hanches.

Étape 1 Allongez-vous sur le dos, les genoux pliés à 90°. Mettez les mains sur le devant des genoux, les doigts vers le haut, une paume sur chaque jambe.

Étape 2 Fléchissez les pieds et, en gardant les bras contre les cuisses, pressez les mains sur les genoux. Créez une résistance en repoussant les mains avec les genoux. Maintenez 1 minute. Effectuez l'exercice 5 fois.

MUSCLES CIBLÉS

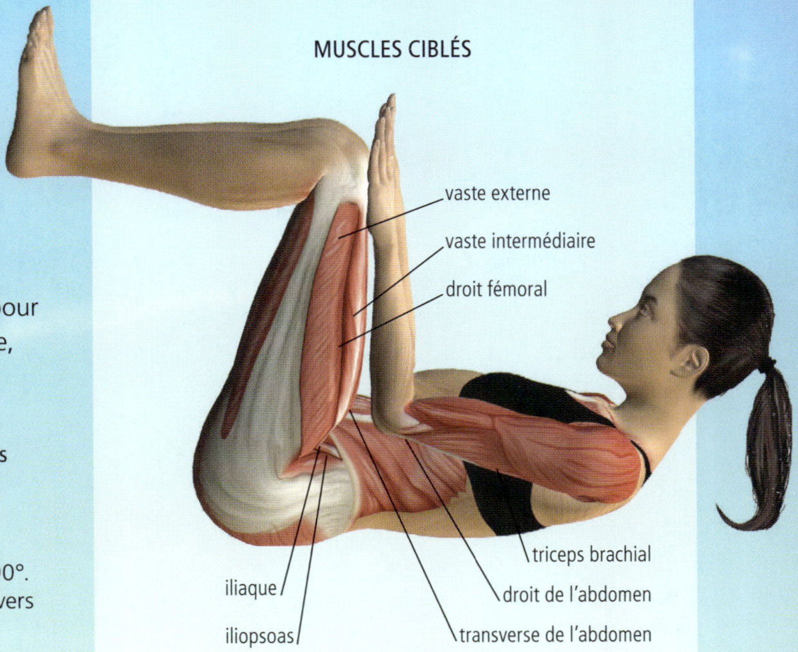

MUSCLES CENTRAUX

ACTION CORRECTE
- Les bras doivent rester contre les cuisses.
- Les épaules et le cou restent détendus.
- Les pieds sont fléchis et les genoux pressés l'un contre l'autre.
- Le coccyx est contracté vers le haut.

ÉVITEZ
- De retenir votre respiration en exécutant l'exercice.

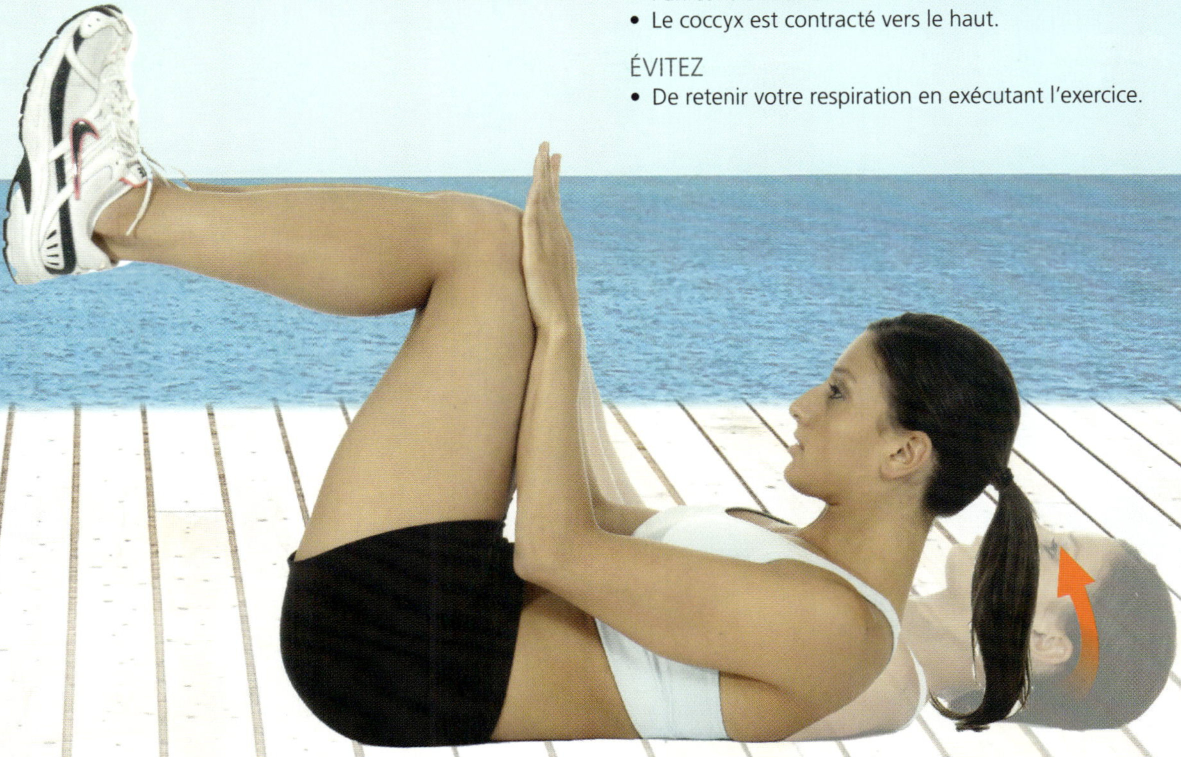

Presse-citron

Si vous devez augmenter l'intensité de votre séance d'entraînement pour les abdominaux, essayez le presse-citron. Pendant cet exercice, visualisez, sur votre estomac, un citron que, en contractant les muscles abdominaux, vous devez presser en levant simultanément les jambes et le torse du sol.

MISE EN GARDE Déconseillé si vous avez des douleurs au bas du dos.

Étape 1 Allongez-vous sur le dos. Soulevez légèrement les jambes, la tête et les épaules du sol en prenant soin de ne pas arquer le bas du dos. Les bras doivent être relevés et parallèles au sol.

Étape 2 Faites une pause au sommet du mouvement, puis laissez-vous descendre quasi en position de départ.

Étape 3 Répétez le mouvement sans vous étendre complètement sur le tapis. Exécutez 2 séries de 15 séquences.

MUSCLES CIBLÉS

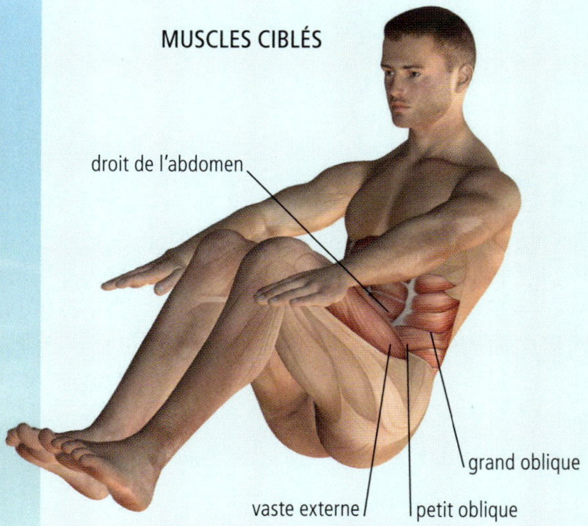

ABDOMINAUX

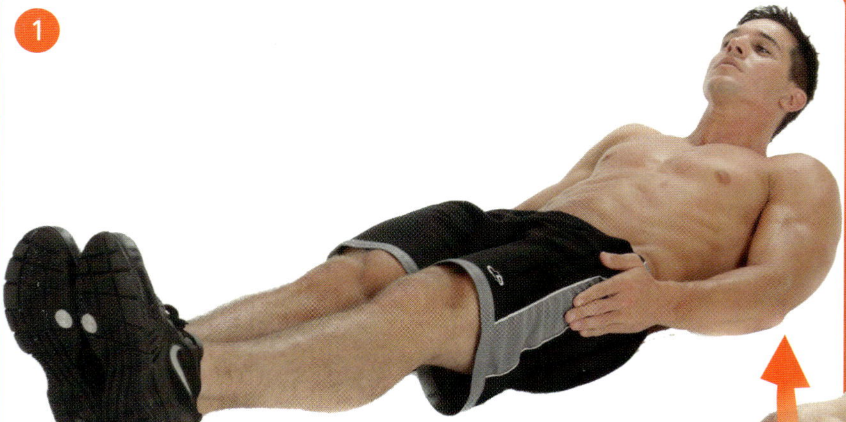

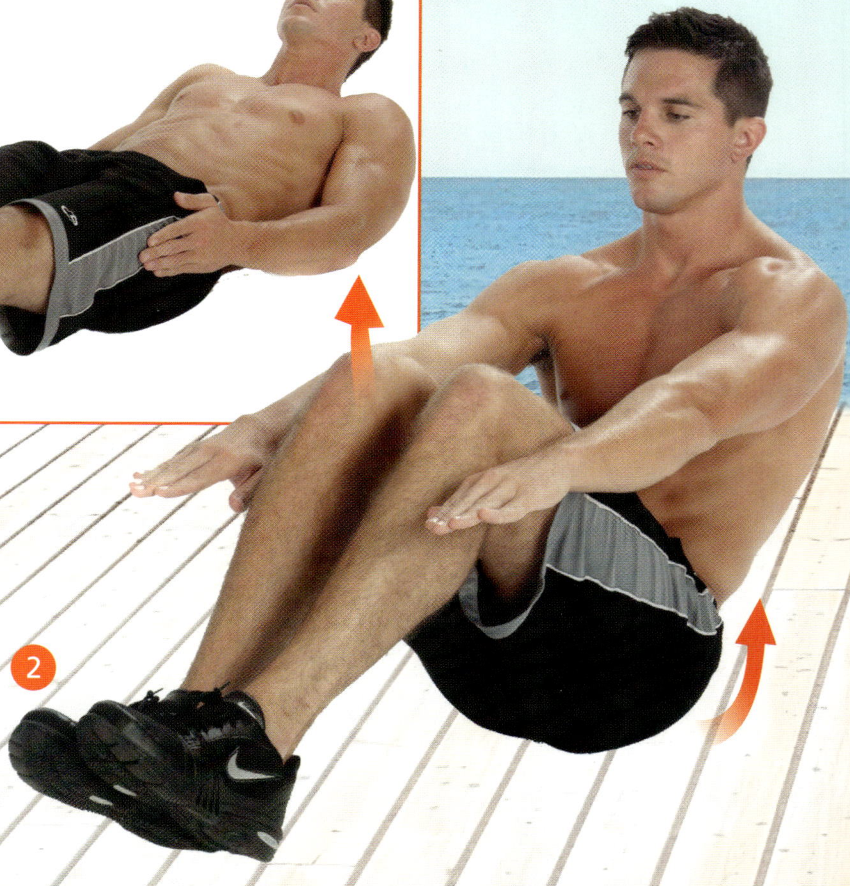

ACTION CORRECTE
- Le menton reste rentré.
- Les muscles des cuisses sont fermes tout au long de l'exercice.

ÉVITEZ
- De laisser les épaules monter vers les oreilles.

Demi-redressement en appui sur une chaise

Les séances d'entraînement avec chaise sont excellentes pour quiconque passe beaucoup de temps assis à un bureau, de même que pour les personnes plus âgées qui peuvent bénéficier de la stabilité qu'offre la chaise. Les abdominaux étant un groupe de plus petits muscles reliés, ils tirent profit de séances d'entraînement quotidiennes et nécessitent rarement un jour de repos entre elles.

MISE EN GARDE Déconseillé si vous souffrez de douleurs au bas du dos.

Étape 1 Asseyez-vous sur une chaise et agrippez les côtés du siège, les bras tendus.

Étape 2 Contractez le torse vers l'avant et soulevez légèrement les fesses du siège tout en balançant les jambes vers le haut. Vos jambes et vos genoux doivent être pliés à un angle de 90°.

Étape 3 Contractez le coccyx vers l'avant de la chaise, puis pliez les genoux vers la poitrine. Pliez les coudes simultanément. Tendez les coudes et contractez les épaules.

Étape 4 En gardant la tête en position neutre, poussez sur la chaise et baissez les jambes pour revenir en position de départ. Effectuez 2 séries de 15 séquences.

ACTION CORRECTE
- La colonne vertébrale reste neutre tout au long du mouvement.
- Les genoux s'alignent sur les chevilles.

ÉVITEZ
- De laisser les épaules remonter vers les oreilles.

MUSCLES CIBLÉS

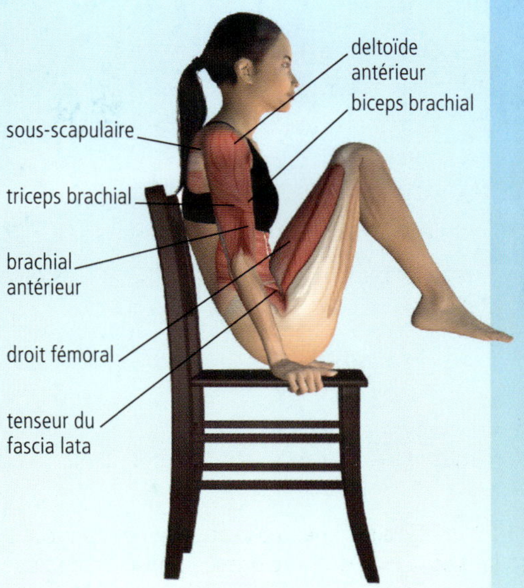

ABDOMINAUX

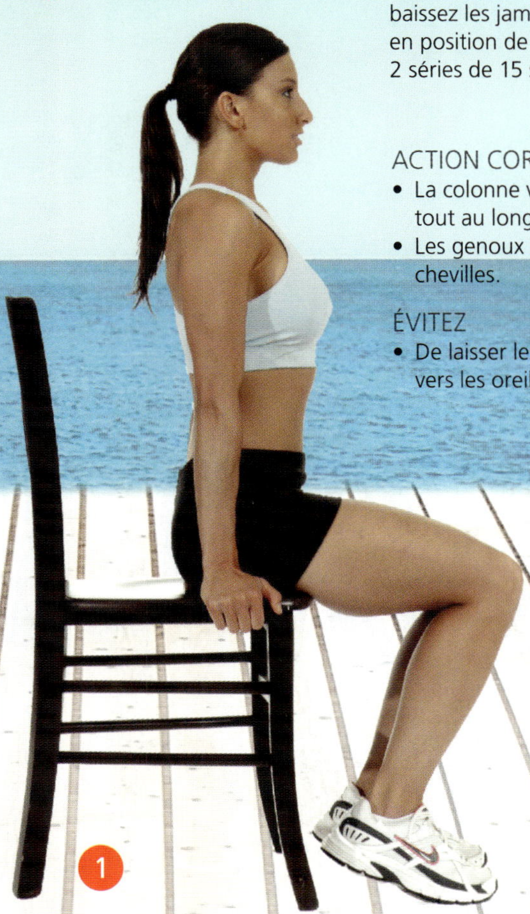

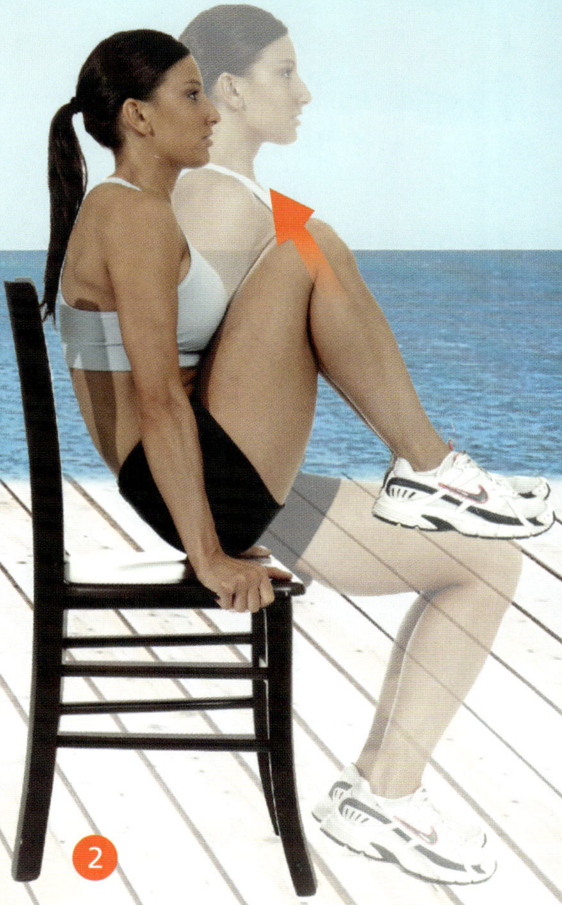

Bascule des obliques

Cet exercice permet de renforcer le centre du corps ; il aide à développer les muscles pour exécuter des exercices plus avancés. Il cible les obliques et les abdominaux, tout en augmentant la capacité à conserver la stabilité des muscles centraux.

MISE EN GARDE Déconseillé si vous avez une hernie discale.

MUSCLES CIBLÉS

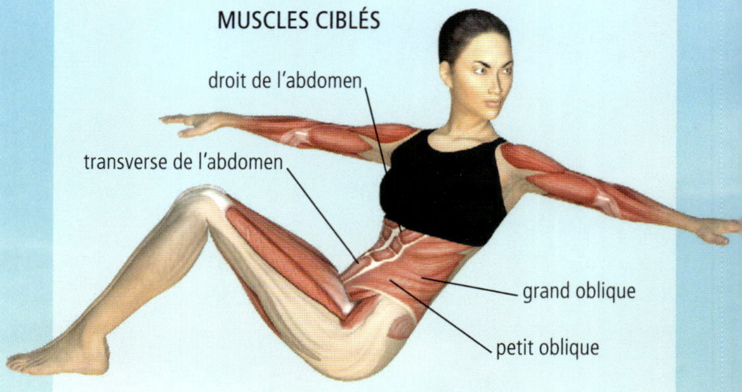

ABDOMINAUX ET OBLIQUES

Étape 1 Asseyez-vous les bras en croix, parallèles au sol.

Étape 2 Contractez les abdominaux, en rentrant le nombril et en étirant la colonne vertébrale vers le haut.

Étape 3 Déroulez le bas du dos vers l'arrière en faisant pivoter simultanément le torse sur un côté.

Étape 4 En maintenant la flexion de la colonne vertébrale, faites pivoter le torse vers le centre.

Étape 5 Pivotez de l'autre côté, en approfondissant la contraction abdominale.

Étape 6 Revenez au centre, puis répétez la séquence 4 à 6 fois de chaque côté.

1

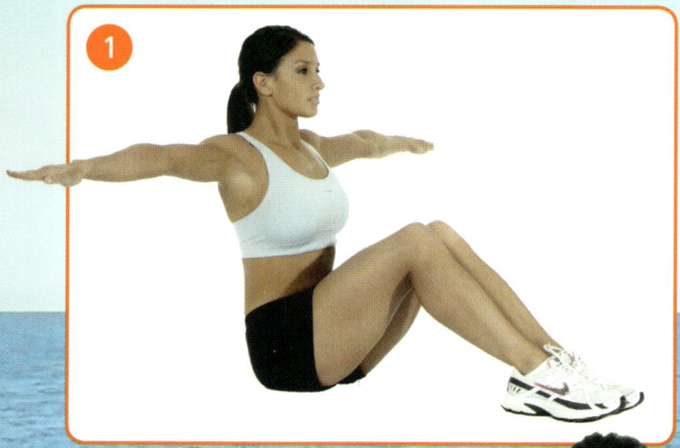

ACTION CORRECTE

- Les bras s'étirent pendant que vous déroulez le bas de votre dos vers le bas pour créer une résistance dans tout le torse.
- Le cou est détendu et allongé pour prévenir une surtension.

ÉVITEZ

- De tendre les muscles du cou et des épaules.

2

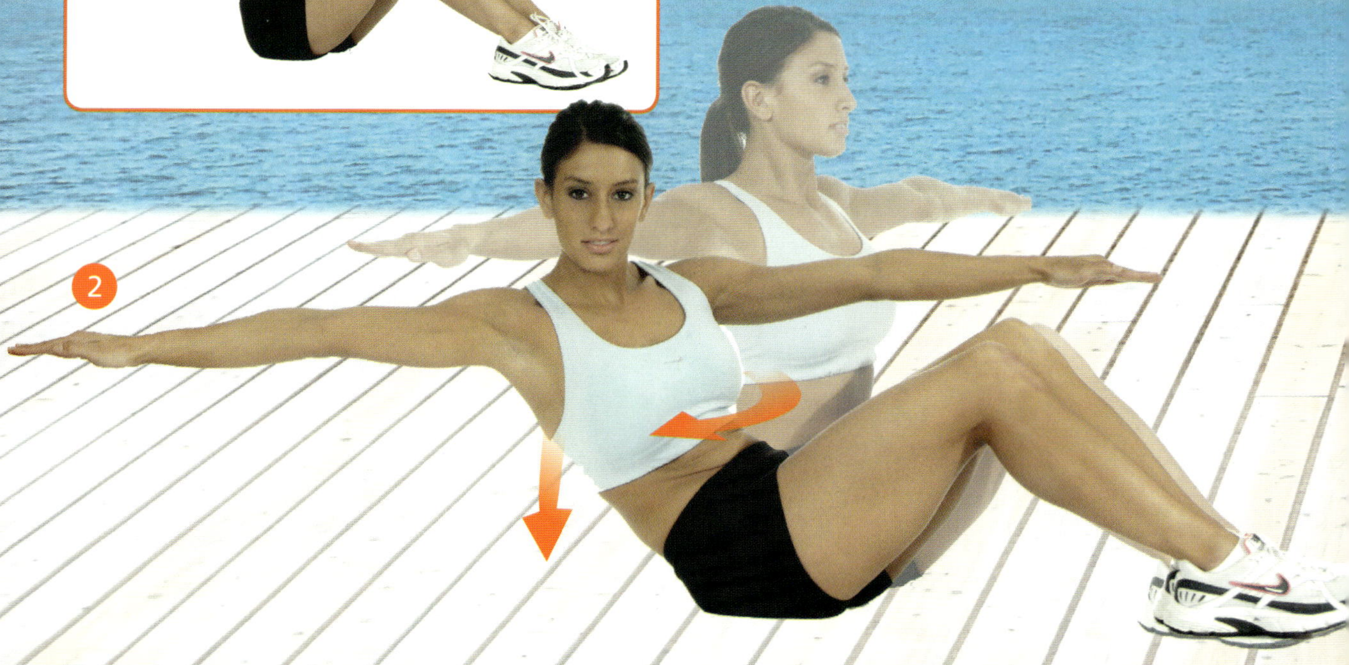

Élévation latérale à quatre pattes

Cet exercice vise essentiellement les muscles érecteurs du rachis, qui flanquent la colonne vertébrale et sont responsables de l'extension du torse. Les fessiers assistent le mouvement en dirigeant vos jambes vers l'arrière.

MISE EN GARDE Déconseillé si vous avez des douleurs au bas du dos ou aux poignets.

Étape 1 Mettez-vous à quatre pattes, la colonne vertébrale en position bien droite.

Étape 2 Levez le genou droit vers l'extérieur.

Étape 3 Levez et baissez la jambe sans bouger les hanches. Exécutez l'exercice 10 fois, puis changez de jambe.

MUSCLES CIBLÉS

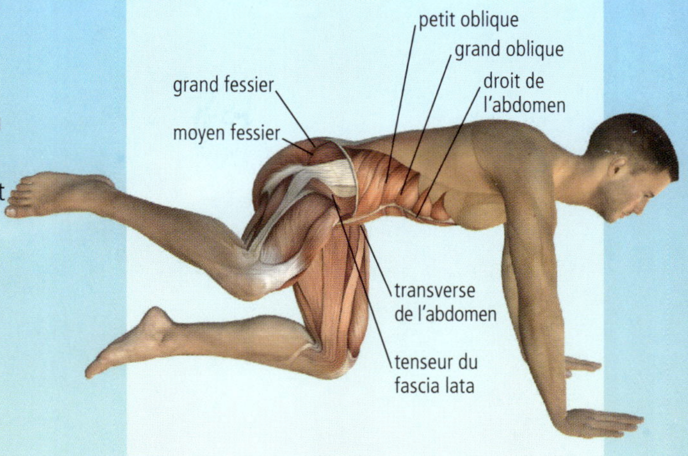

ÉRECTEURS DU RACHIS ET FESSIERS

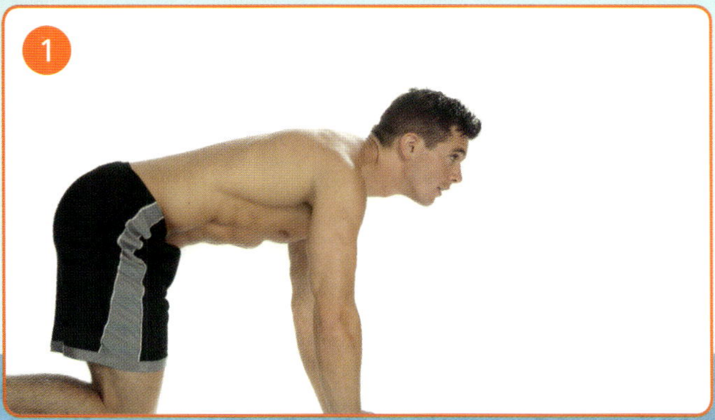

ACTION CORRECTE

- La colonne vertébrale reste droite afin d'éviter que le bas du dos s'affaisse.
- Le menton reste rentré et la tête le prolongement du dos.
- Les mains repoussent fermement le sol pour empêcher les épaules de se rapprocher des oreilles.

ÉVITEZ

- De lever les hanches en levant la jambe.

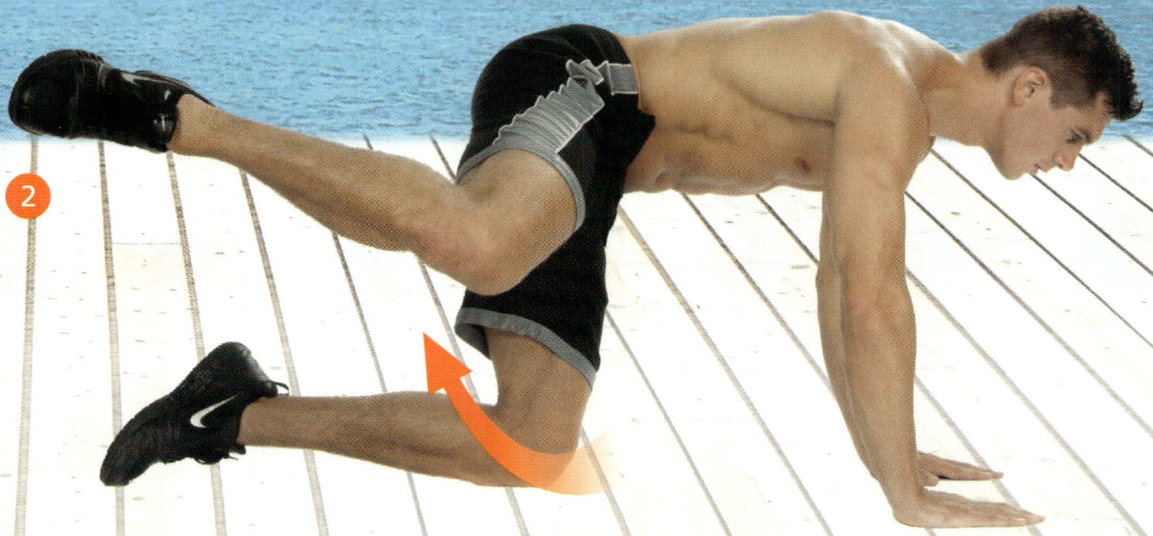

Élévation abdominale des hanches

L'élévation abdominale des hanches renforce le droit de l'abdomen (le muscle entre les côtes et les hanches) et les obliques. Essayez d'exécuter jusqu'à 2 séries de 10 à 12 séquences, avec une courte pause entre les deux. Cet exercice est très bon pour améliorer la force des muscles abdominaux inférieurs.

Étape 1 Allongez-vous les jambes en l'air, croisées aux chevilles, les genoux tendus. Allongez les bras le long du corps sur le sol.

Étape 2 En serrant les jambes et les fesses, poussez avec l'arrière des bras pour soulever les hanches.

Étape 3 Ramenez doucement les hanches sur le sol. Effectuez l'exercice 10 fois, puis placez la jambe qui était derrière devant et l'autre derrière. Exécutez l'exercice 10 autres fois.

MUSCLES CIBLÉS

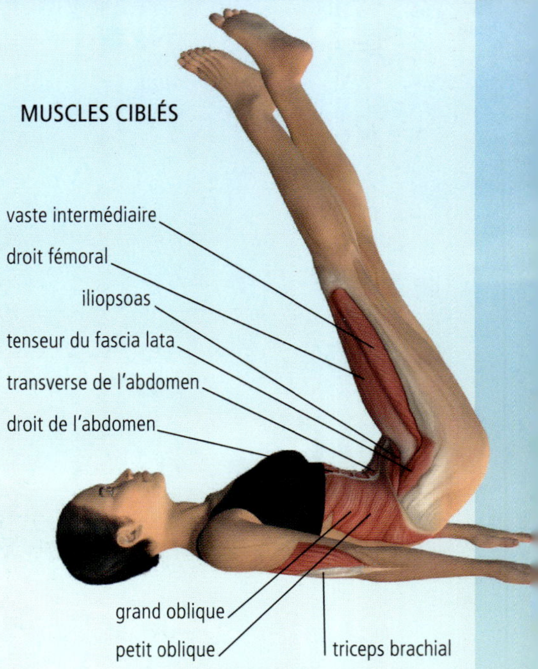

ABDOMINAUX

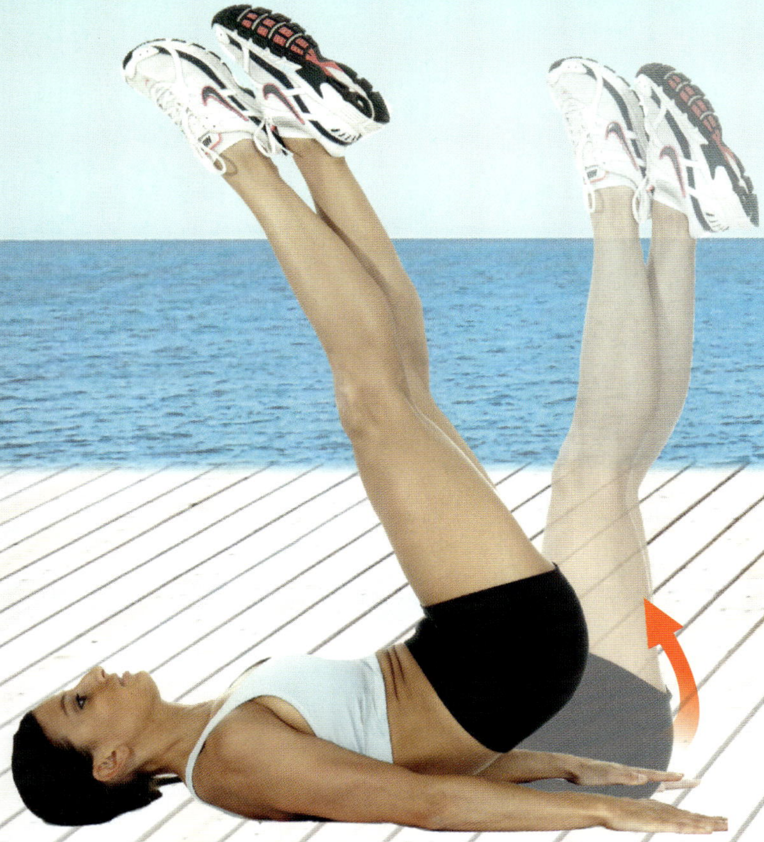

ACTION CORRECTE
- Les jambes restent droites et fermes tout au long de l'exercice.
- Le cou et les épaules sont détendus quand vous soulevez les hanches.

ÉVITEZ
- Un mouvement désordonné ou de mettre de l'élan pour soulever les hanches.

VARIANTE

En gardant les hanches sur le sol, levez les bras vers le plafond. Essayer de toucher les orteils en relevant les épaules.

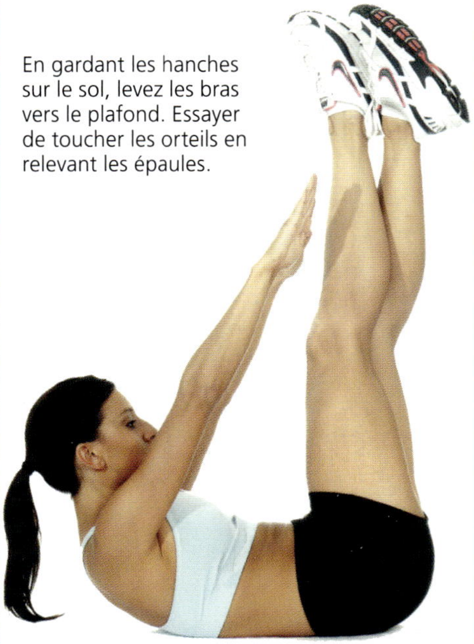

Marche sur les mains

La marche sur les mains développe très rapidement la force des muscles centraux antérieurs et des grands dorsaux. Elle entraîne les abdominaux de façon isométrique et c'est une excellente alternative au roulement avec roue abdominale. Comme elle n'exige aucun équipement, vous pouvez l'exécuter n'importe où.

Étape 1 Mettez-vous debout, les bras de chaque côté du corps.

Étape 2 Pliez-vous vers l'avant à la hauteur de la taille et mettez les mains sur le sol, à une distance légèrement plus grande que l'écart entre vos pieds. Gardez les genoux aussi tendus que possible.

Étape 3 Marchez lentement vers l'avant sur les mains, un « pas » à la fois, aussi loin que vous le pouvez, idéalement jusqu'à la planche complète.

Étape 4 Revenez à reculons vers la position de départ, en poussant les hanches vers le haut.

MUSCLES CIBLÉS

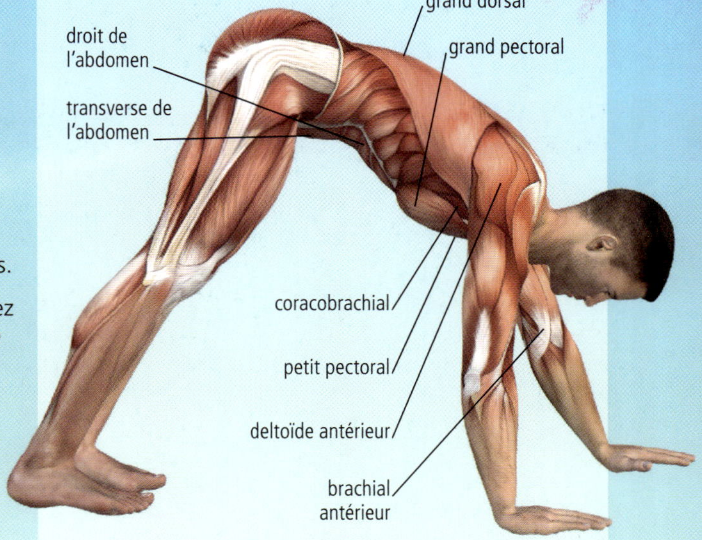

ACTION CORRECTE
- La colonne vertébrale et les jambes restent droits.
- Conservez un mouvement contrôlé et régulier.

ÉVITEZ
- De plier les genoux.
- De creuser la colonne vertébrale.
- De plier les coudes.

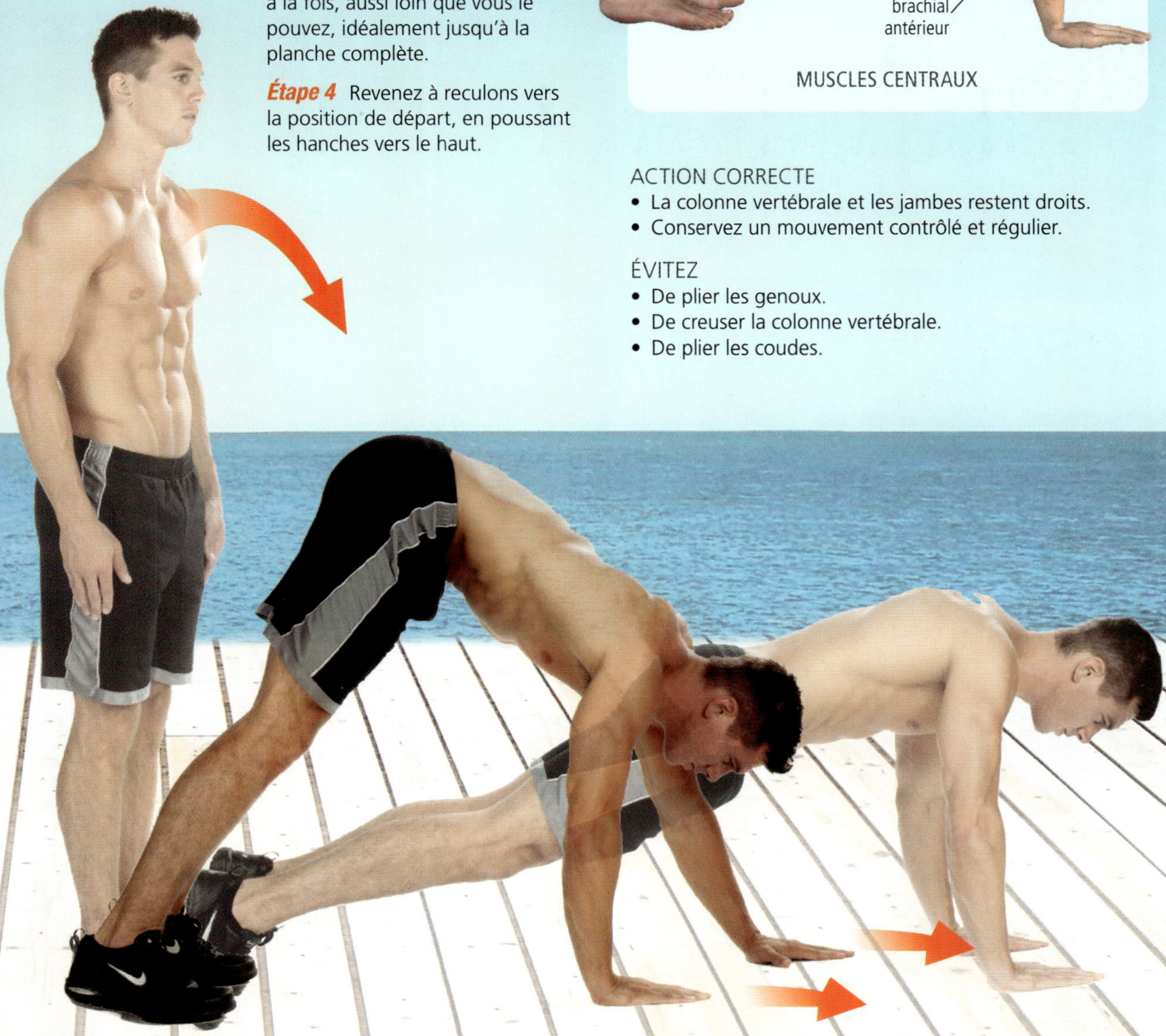

Coup de pied latéral à genoux

Le coup de pied latéral à genoux est un excellent exercice pour raffermir les fesses. Il en renforcera et tonifiera les muscles, en particulier le moyen fessier (le plus petit des muscles fessiers).

MISE EN GARDE Déconseillé si vous avez des problèmes de poignets, des douleurs au dos ou des problèmes d'épaules.

Étape 1 Agenouillez-vous la main droite sur le sol, directement sous votre épaule, les doigts pointant vers l'extérieur. Levez la jambe gauche à la hauteur des hanches, pied flex.

Étape 2 Amenez la jambe gauche vers l'arrière. Essayez de ne pas bouger le haut du corps. Gardez tout le corps aligné sur un seul plan pour qu'il n'y ait pas de pivotement.

Étape 3 En pointant les orteils et en gardant la jambe à la hauteur des hanches, donnez un coup de pied vers l'avant. Exécutez la séquence 10 fois de chaque côté.

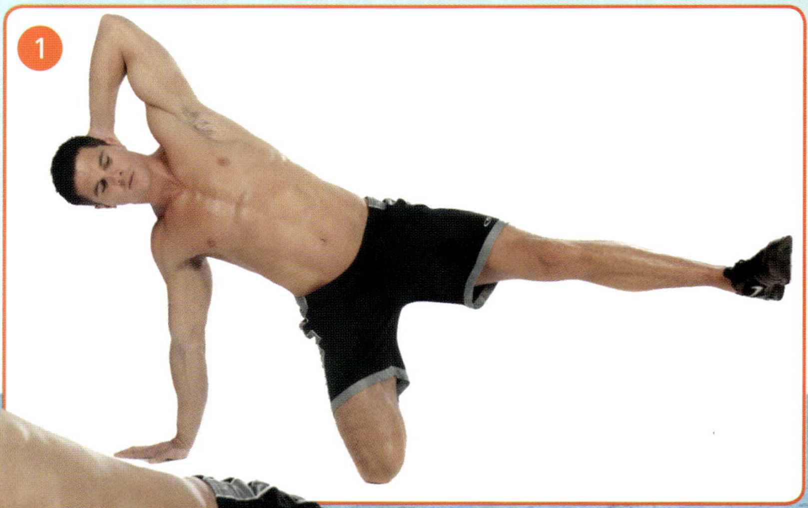

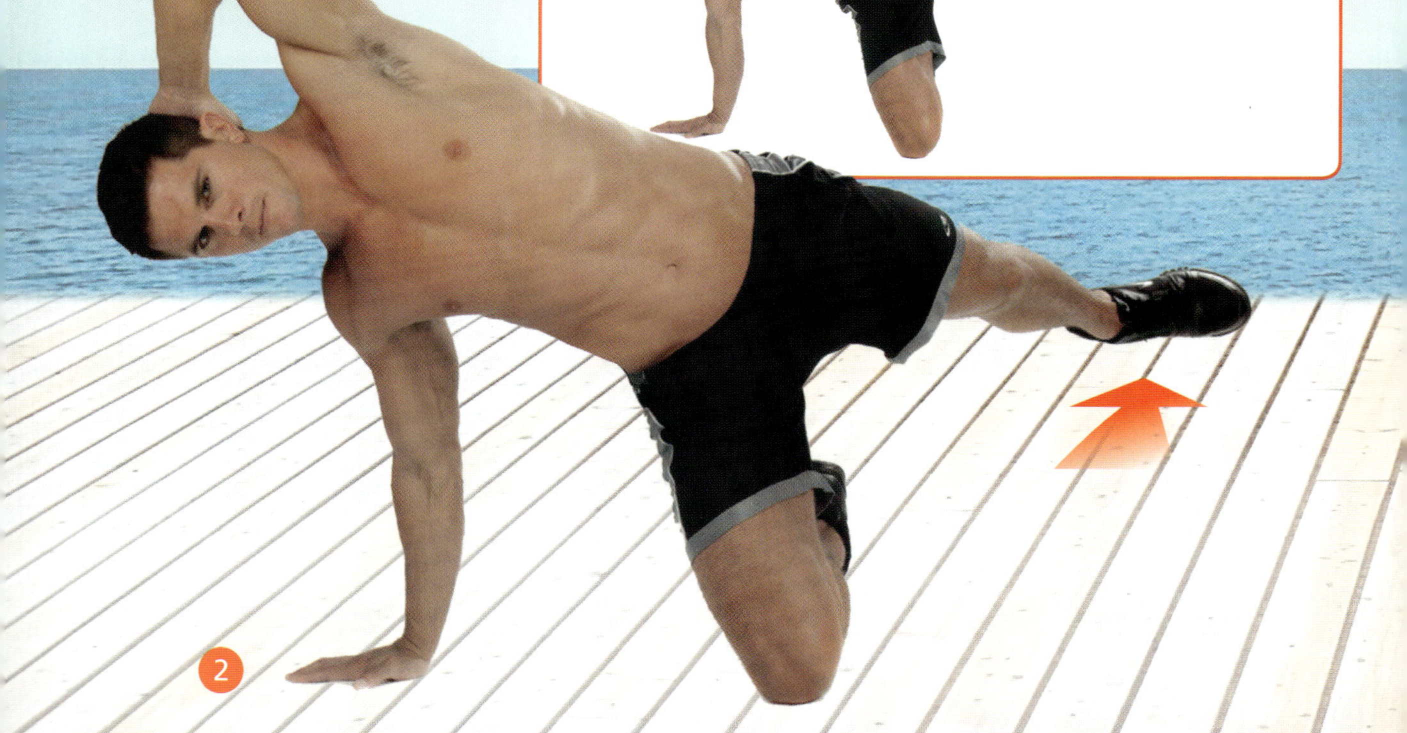

MUSCLES CIBLÉS

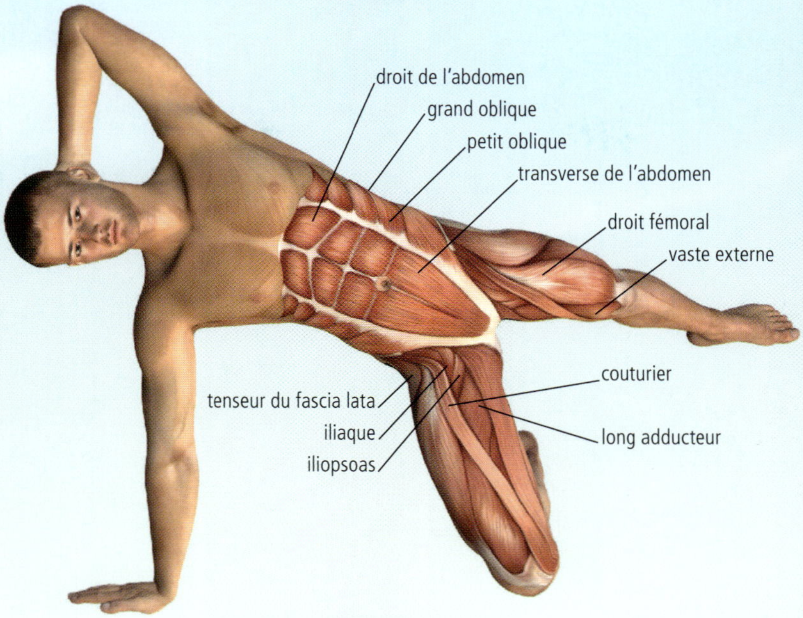

ABDUCTEURS ET ABDOMINAUX

ACTION CORRECTE

- Faites bien porter votre poids sur le bras en appui pour garder l'équilibre.
- Le cou demeure dégagé et détendu.
- Les épaules, les hanches et les jambes sont alignées pour une meilleure activation des muscles profonds.

ÉVITEZ

- De vaciller quand vous bougez la jambe ; si nécessaire, réduire l'ampleur du mouvement.

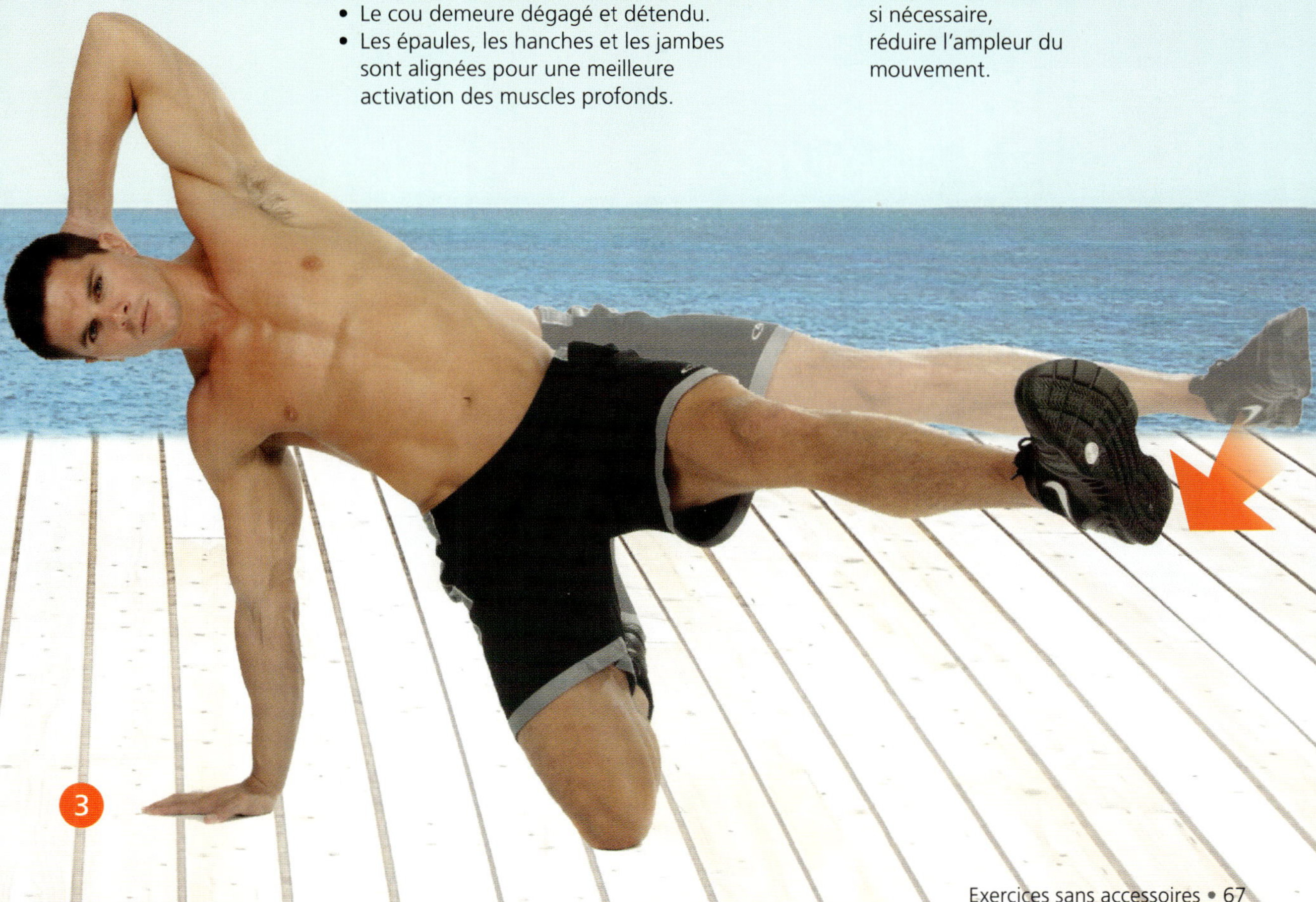

3

Bascule arrière des cuisses

La bascule arrière des cuisses est un exercice simple mais efficace, tant pour les abdominaux que pour les cuisses.

MISE EN GARDE Déconseillé si vous souffrez de problèmes au bas du dos.

Étape 1 Agenouillez-vous, le dos droit et les bras le long du corps.

Étape 2 Penchez-vous vers l'arrière en gardant le corps droit et les abdominaux contractés.

Étape 3 Tout en vous penchant vers l'arrière, faites travailler les muscles fessiers, puis revenez lentement en position de départ. Effectuez l'exercice 10 fois.

MUSCLES CIBLÉS

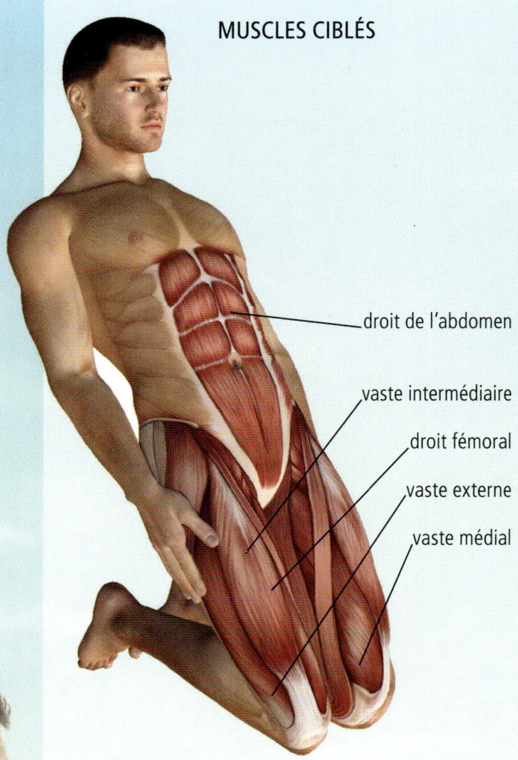

ABDOMINAUX ET CUISSES

ACTION CORRECTE
- Maintenez le torse bien droit.
- Exécutez le mouvement lentement.
- Contractez les abdominaux en vous penchant vers l'arrière.

ÉVITEZ
- De trop vous pencher.

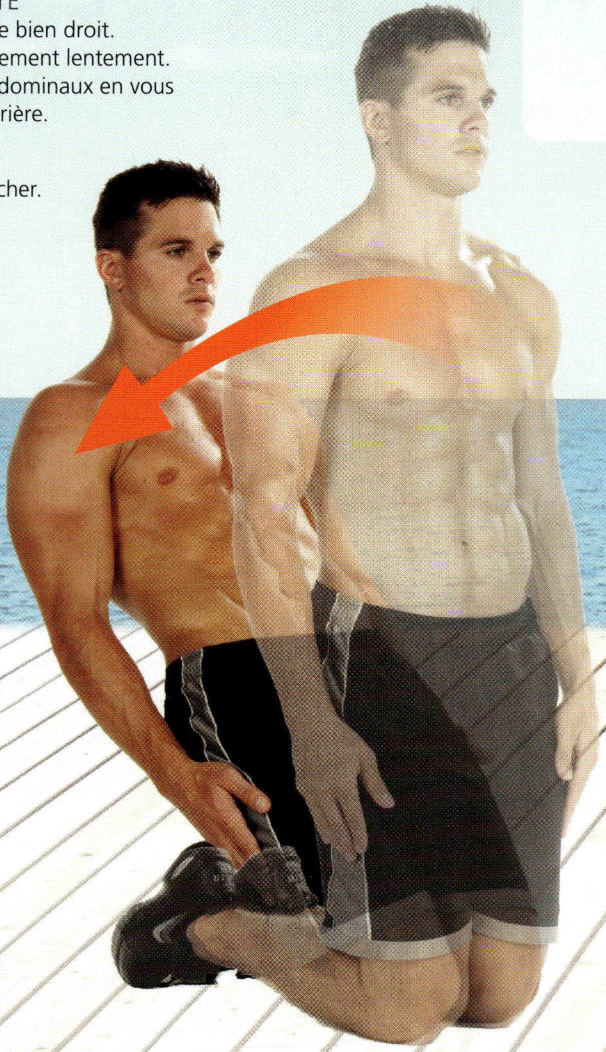

Flexion du genou, debout

Il est important de faire des exercices abdominaux debout pour améliorer la force et la stabilité. La flexion du genou debout renforce les muscles centraux, les mollets et les muscles fessiers tout en améliorant l'équilibre.

Étape 1 Debout, la jambe droite devant la jambe gauche, tendez les mains vers le plafond, les bras bien tendus. Déplacez votre poids sur la jambe droite et levez le genou gauche à la hauteur des hanches.

Étape 2 Dressez-vous simultanément sur la pointe du pied droit, tout en ramenant les coudes sur les côtés, les poings fermés. C'est ce qui crée la flexion.

Étape 3 Faites une pause au sommet du mouvement, puis revenez à la position de départ. Répétez la séquence avec la jambe gauche comme jambe d'appui. Effectuez la séquence 10 fois avec chaque jambe.

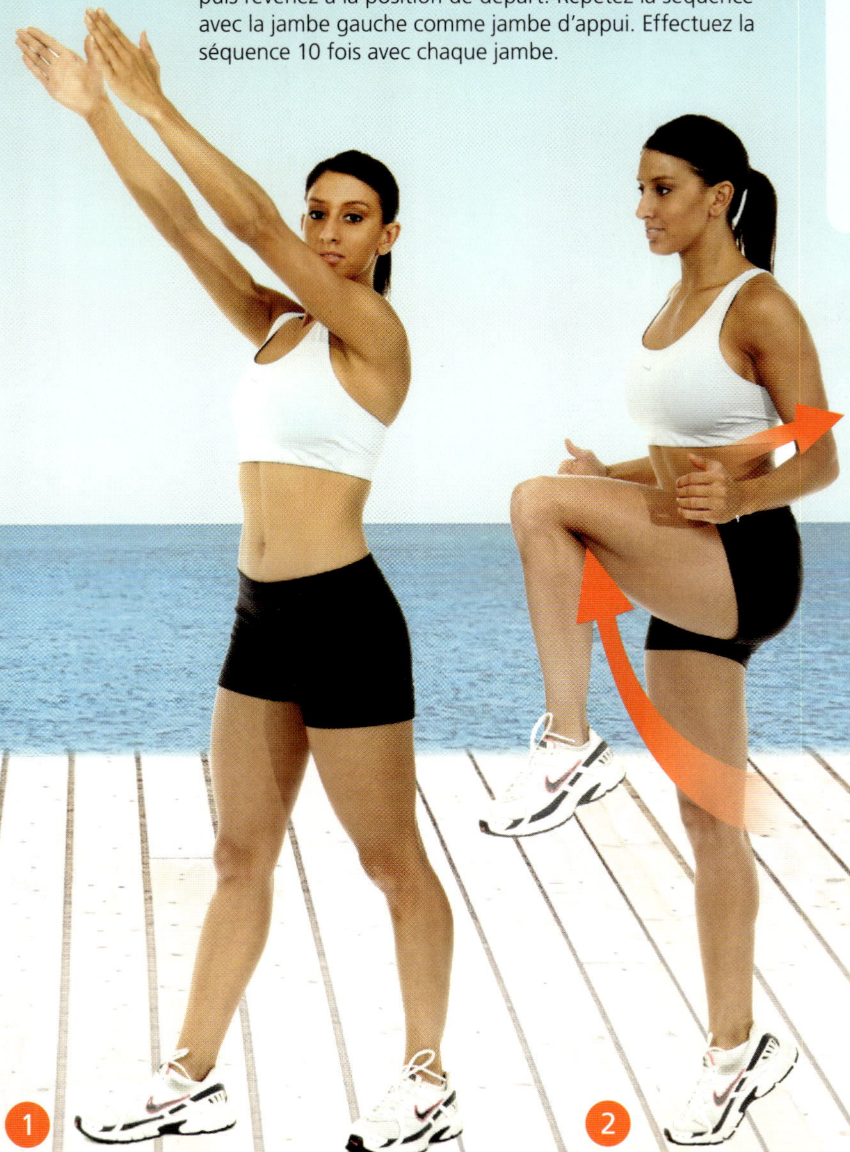

MUSCLES CIBLÉS

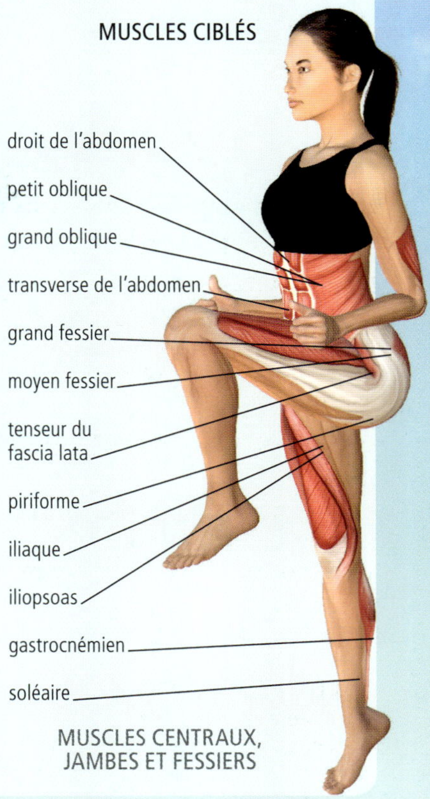

MUSCLES CENTRAUX, JAMBES ET FESSIERS

ACTION CORRECTE

- La jambe d'appui est tendue quand vous vous dressez sur la pointe des pieds.
- Les épaules sont détendues quand vous ramenez les bras sur les côtés au moment de la flexion.
- Fléchissez le pied de la jambe levée.

ÉVITEZ

- De vous pencher vers l'avant en changeant de jambe.

Pont

L'exercice du pont sert à renforcer les muscles centraux et à améliorer la stabilité du tronc. En yoga, la posture s'appelle *Setu Bandha Sarvangasana*. En Pilates, on l'appelle simplement le pont. Pour exécuter correctement cet exercice, vous devez conserver l'alignement de tout le corps.

Étape 1 Allongez-vous sur le dos, les jambes pliées, les pieds à plat sur le sol et les bras tendus sur le sol, parallèles au corps.

Étape 2 Poussez dans les talons tout en soulevant le bassin jusqu'à ce que le torse soit aligné sur les cuisses. Gardez la pose 30 secondes, puis redescendez sur le sol. Répétez 3 fois.

MUSCLES CIBLÉS

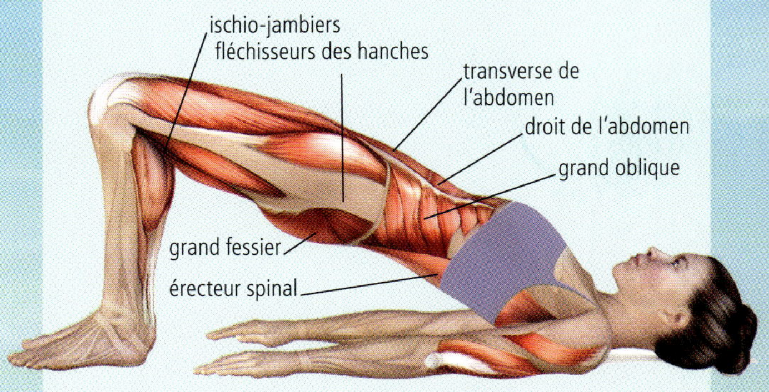

MUSCLES CENTRAUX

ACTION CORRECTE
- Poussez avec les talons, pas avec les orteils.

ÉVITEZ
- De pousser l'abdomen au-delà des cuisses à la fin de la posture.

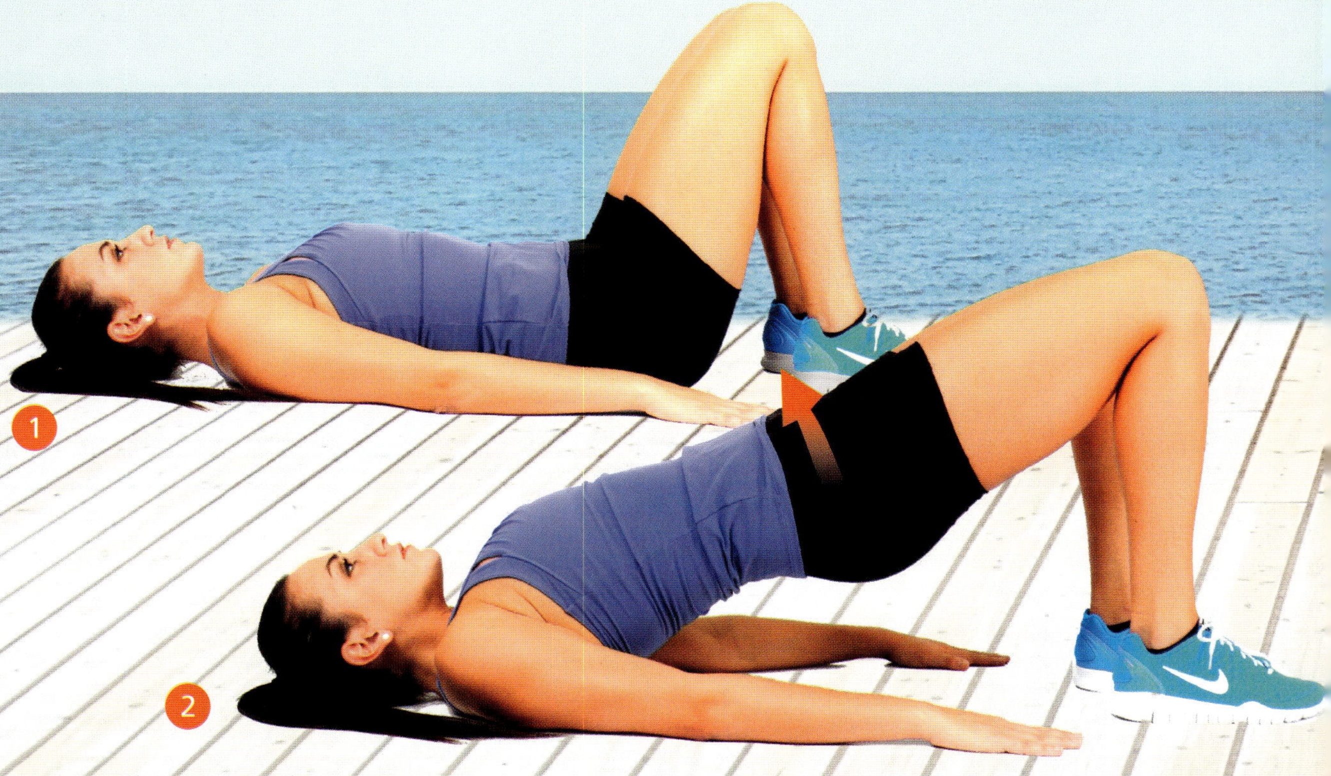

Pont avec élévation de jambe

Cet exercice fait travailler les abdominaux, le dos et les fesses. Il améliore aussi l'équilibre. Vous pouvez le simplifier en réduisant l'amplitude du mouvement : ne soulevez que légèrement le pied du sol. Au besoin, soutenez-vous avec les mains sous les hanches une fois en position de pont.

MISE EN GARDE Déconseillé si vous avez des problèmes de cou ou de genoux.

Étape 1 Allongez-vous sur le dos, les bras le long du corps. Les jambes doivent être pliées et les pieds à plat sur le sol. Soulevez les hanches et la colonne vertébrale, créant une longue ligne des genoux aux épaules. Maintenez votre poids sur les pieds.

Étape 2 En gardant les jambes pliées, amenez le genou droit vers la poitrine. Puis baissez la jambe droite jusqu'à ce que vos orteils touchent le tapis. Assurez-vous de ne pas baisser le bassin.

Étape 3 Ramenez le pied droit vers la poitrine. Répétez la séquence 4 ou 5 fois. Ramenez le pied droit sur le sol, changez de jambe et répétez l'exercice avec la jambe gauche. Répétez la séquence 4 ou 5 fois.

MUSCLES CIBLÉS

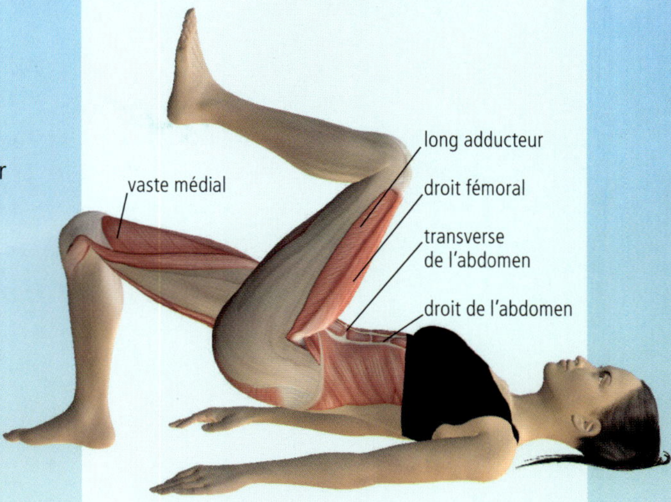

ABDOMINAUX, DOS ET FESSES

ACTION CORRECTE

- Les hanches et le torse restent stables tout au long de l'exercice.
- Vos fesses restent bien serrées alors que vous contractez les abdominaux pour plus de stabilité.

ÉVITEZ

- De laisser le dos faire le travail en élevant trop les hanches.
- De soulever les hanches si haut que votre poids est transféré sur le cou.

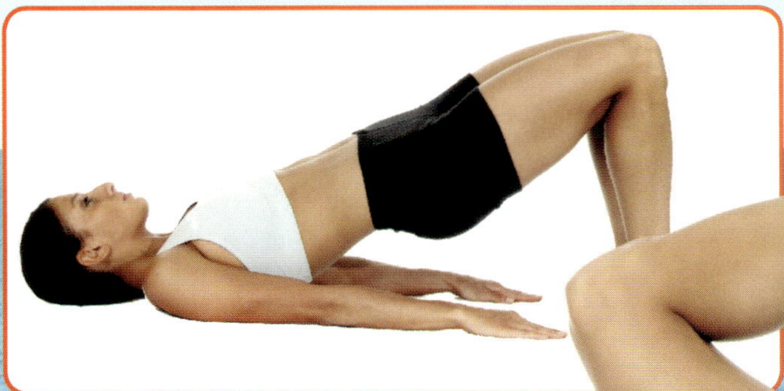

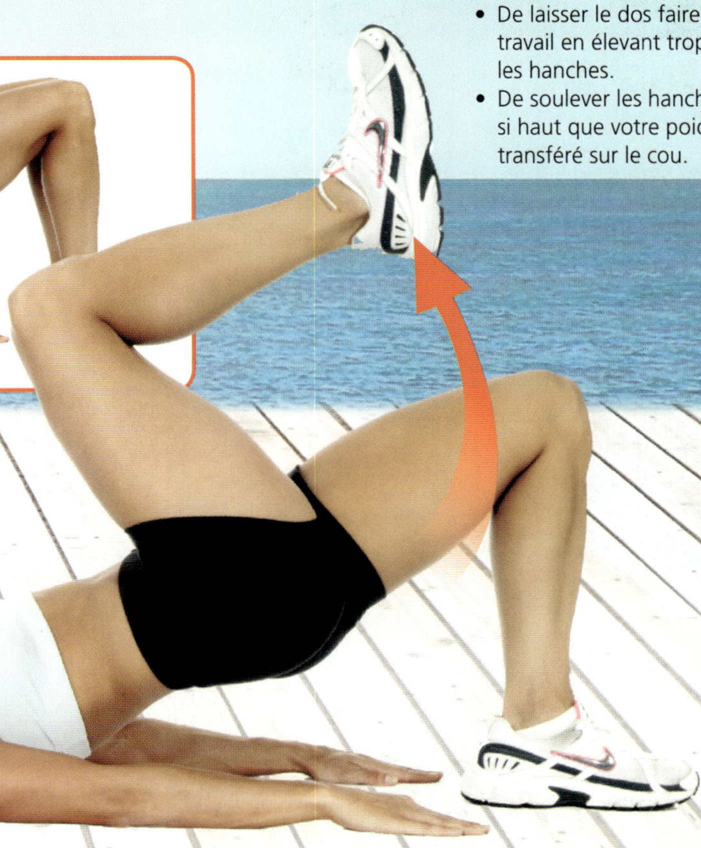

Redressement en V

Le redressement en V permet de faire travailler le droit de l'abdomen par une gamme entière de mouvements. C'est un exercice efficace pour renforcer les muscles centraux. Rythme et précision sont essentiels pour en maximiser l'efficacité.

Étape 1 Allongez-vous sur le dos. Levez simultanément les deux jambes et soulevez le torse en tendant les bras devant vous jusqu'à ce qu'ils touchent presque vos pieds.

Étape 2 Gardez le dos plat et essayez de former un V parfait avec le torse et les jambes. Redescendez. Exécutez la séquence 25 fois.

MUSCLES CIBLÉS

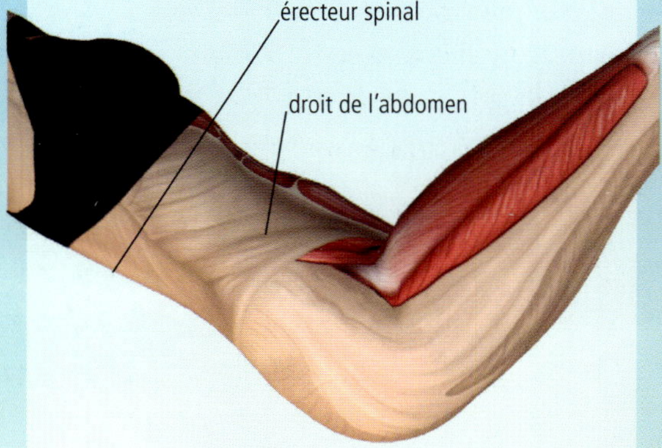

ABDOMINAUX

ACTION CORRECTE
- Gardez droits les bras et les jambes.
- Contrôlez le mouvement quand vous redescendez.
- Maintenez une amplitude de mouvement précise.

ÉVITEZ
- De trop utiliser le cou.
- De contracter le bas du dos.
- D'osciller fortement quand vous prenez la posture.

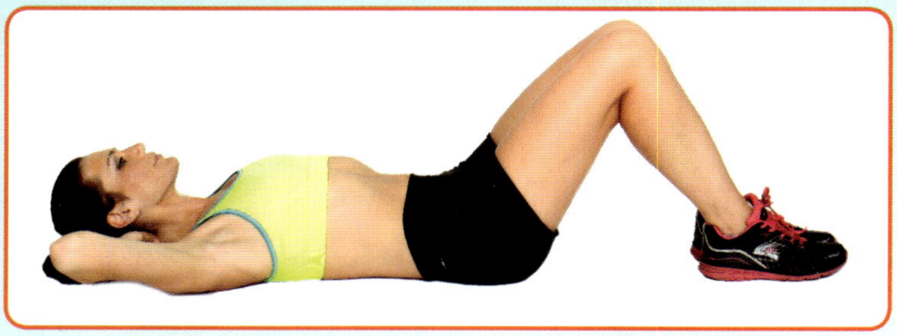

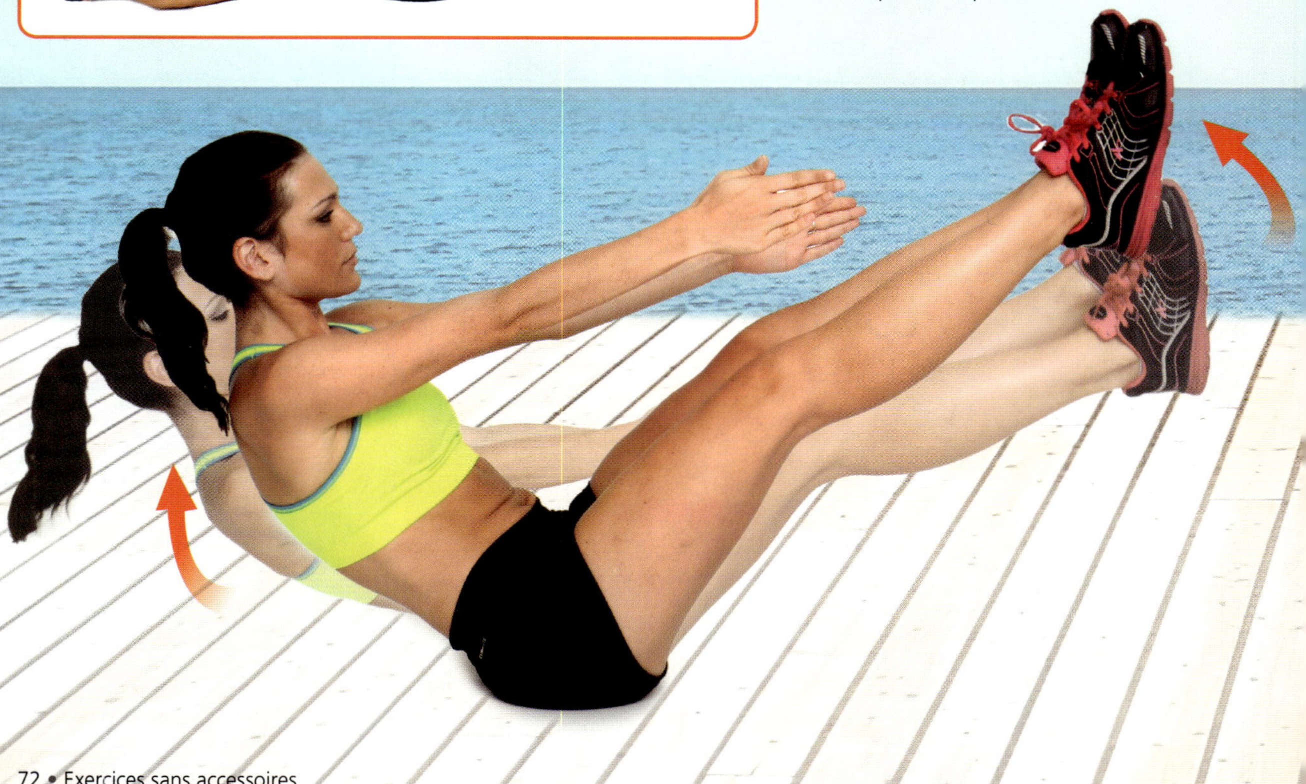

Ciseaux

Cet exercice améliore la stabilité du centre du corps et augmente la force et l'endurance des abdominaux. On peut le modifier en exécutant toutes les séquences avec une jambe avant de passer à l'autre.

MISE EN GARDE Déconseillé à quiconque a les ischio-jambiers tendus.

MUSCLES CIBLÉS

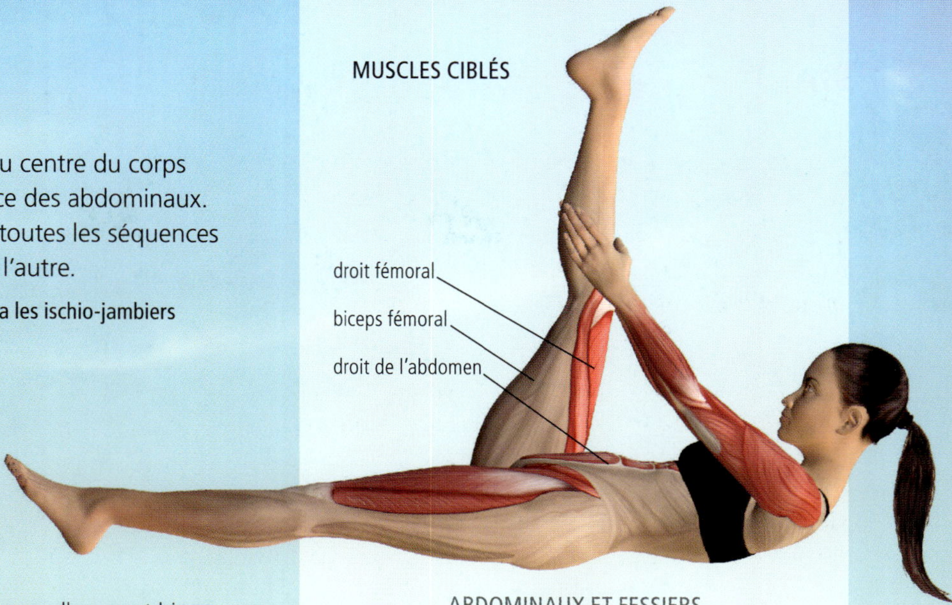

ABDOMINAUX ET FESSIERS

Étape 1 Allongez-vous sur le dos, les bras le long du corps et les jambes pliées à angle droit.

Étape 2 Inspirez en rentrant les abdominaux. Levez les jambes bien droites, puis soulevez la tête et les épaules du sol. Gardez la position en allongeant bien les jambes.

Étape 3 Tout en éloignant la jambe droite du tronc, ramenez la jambe gauche vers vous. Tenez le mollet gauche avec les mains, tirez la jambe deux fois vers vous tout en gardant les épaules vers le bas.

Étape 4 Répétez le mouvement avec la jambe droite levée et la jambe gauche tendue et éloignée.

ACTION CORRECTE
- Gardez le bassin stable et la colonne vertébrale droite.

ÉVITEZ
- De trop tendre la jambe levée.

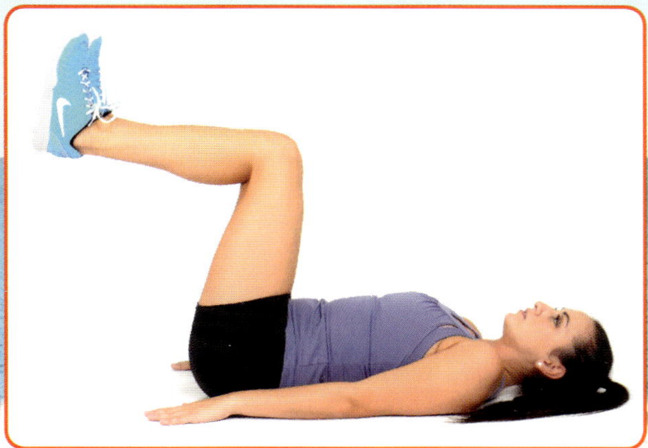

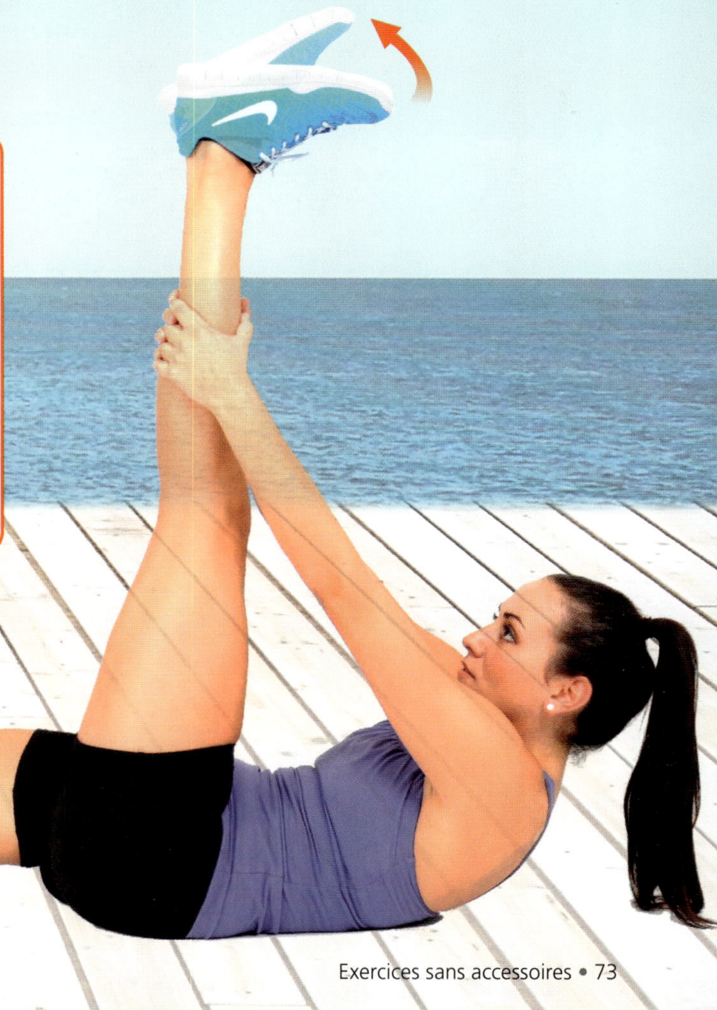

Élévation des jambes

L'élévation des jambes est un bon exercice de renforcement abdominal pour ce qu'il est courant d'appeler le « bas-ventre ». On le sent surtout sous le nombril.

MUSCLES CIBLÉS

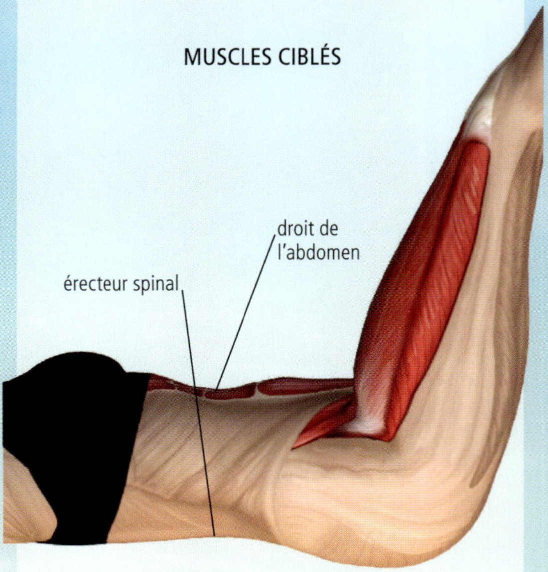

ABDOMINAUX

Étape 1 Allongez-vous sur le dos, les bras le long du corps, les jambes tendues, les pointes de pied tendues et les talons légèrement décollés du sol.

Étape 2 Levez les deux jambes jusqu'à ce qu'elles forment quasi un angle de 90° avec le sol.

Étape 3 Abaissez les jambes quasi au niveau du sol et remontez. Exécutez la séquence 25 fois.

ACTION CORRECTE

- Gardez le haut du corps contracté.
- Maintenez le contrôle en abaissant les jambes.
- Maintenez une amplitude de mouvement précise.

ÉVITEZ

- De laisser les jambes toucher le sol.
- De contracter le bas du dos.
- De balancer les jambes avec élan.

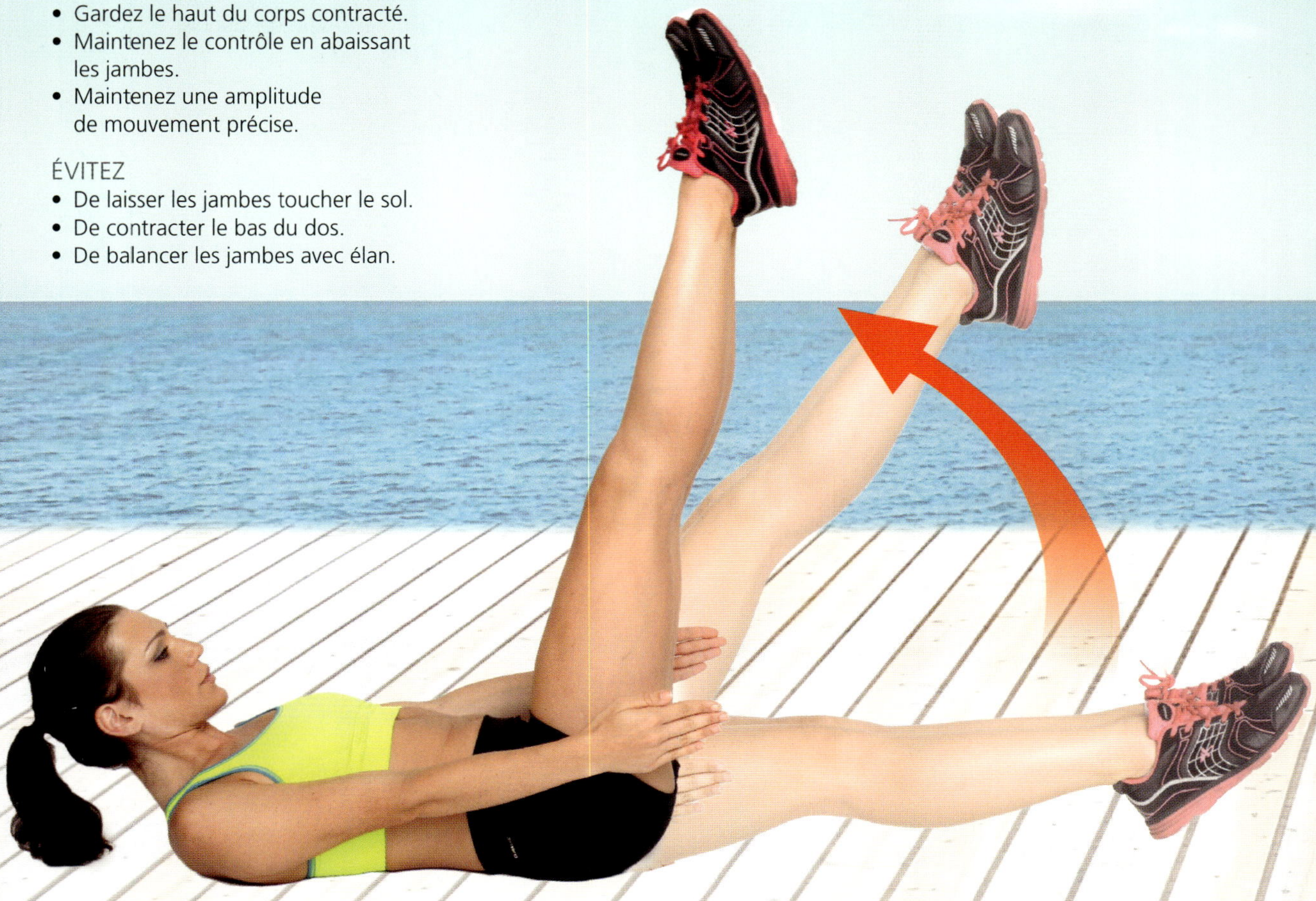

Cercles avec une jambe

C'est l'un des meilleurs exercices pour renforcer les muscles centraux. Les muscles abdominaux doivent travailler fort pour garder les épaules et le bassin stables en dépit du mouvement de la jambe. En outre, cet exercice tonifie et étire les cuisses.

Étape 1 Allongez-vous sur le sol, bras et jambes tendus. Pliez le genou droit vers la poitrine, puis tendez la jambe. Ancrez le reste du corps dans le sol en verrouillant les deux genoux et en pressant les épaules vers l'arrière et le bas.

Étape 2 Croisez la jambe levée par-dessus le corps en visant l'épaule gauche. Continuez de tracer un cercle avec la jambe levée, en revenant au centre. Accentuez le mouvement en vous arrêtant au sommet entre les séquences.

Étape 3 Changez de sens, puis répétez avec l'autre jambe. Exécutez 5 à 8 fois la séquence complète.

MUSCLES CIBLÉS

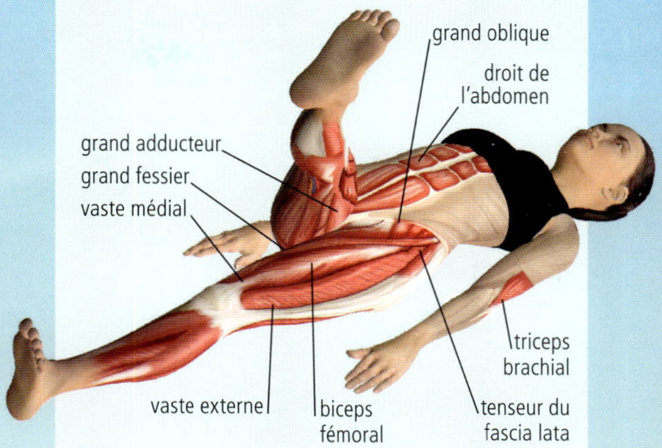

ABDOMINAUX ET CUISSES

ACTION CORRECTE

- Les hanches et le torse restent stables pendant que les jambes sont sollicitées.
- La jambe allongée est étirée depuis la hanche jusqu'au pied.

ÉVITEZ

- De faire des cercles trop grands avec la jambe pour garder votre stabilité.

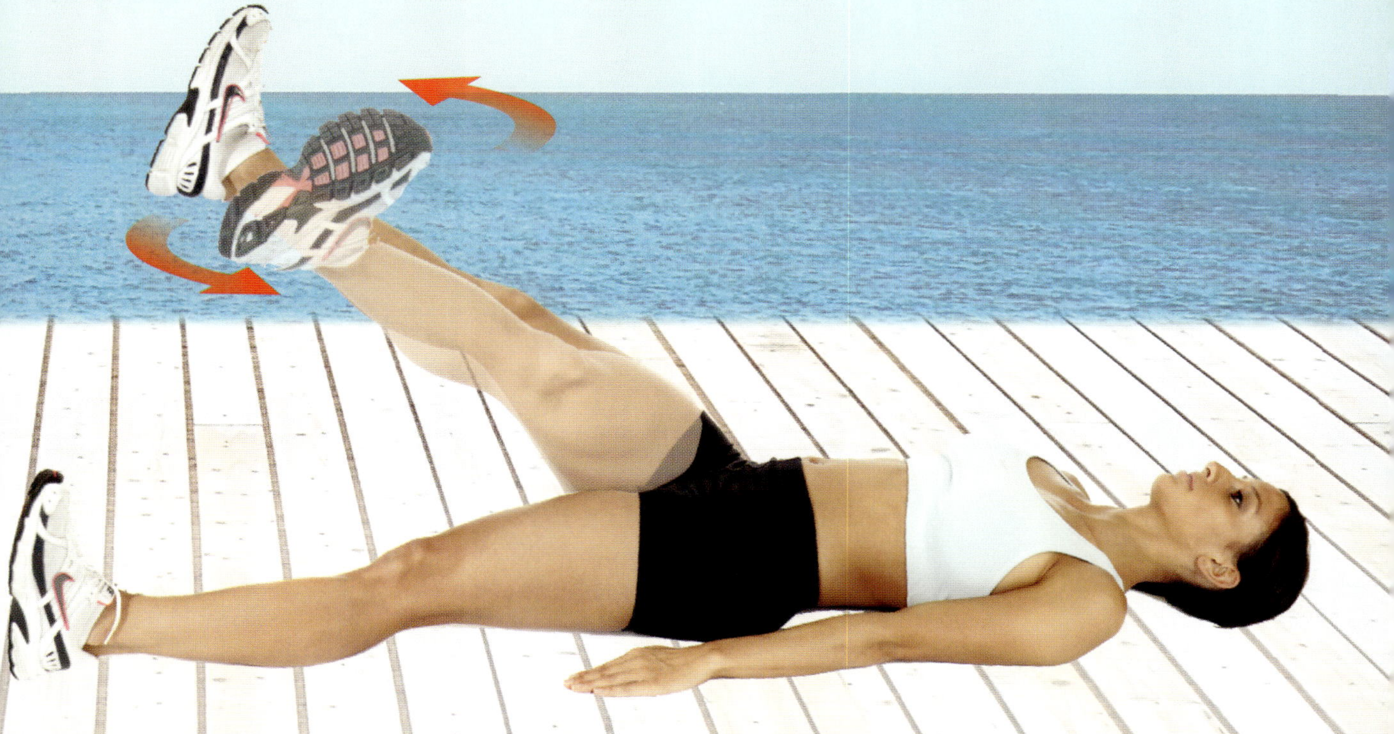

Planche avant

La planche est un grand classique qui augmente la tonicité générale du corps. L'accent est d'abord mis sur le droit de l'abdomen et l'érecteur spinal. Pour augmenter la difficulté, plutôt que de reposer sur les avant-bras, tendez les bras complètement quand vous êtes à quatre pattes, puis passez directement à l'étape 2.

MISE EN GARDE Cet exercice est déconseillé aux femmes enceintes.

MUSCLES CIBLÉS

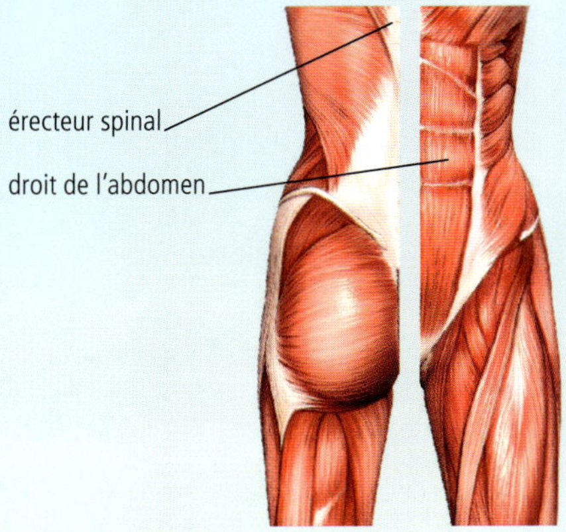

ABDOMINAUX ET ÉRECTEUR SPINAL

Étape 1 Mettez-vous à quatre pattes, puis posez les avant-bras à plat sur le sol, parallèles l'un à l'autre, les coudes pliés à 90°.

Étape 2 Soulevez les genoux du sol, puis étirez les jambes jusqu'à ce qu'elles s'alignent avec le corps. Gardez la position 30 secondes (pour en arriver à 2 minutes).

ACTION CORRECTE

- Gardez les muscles abdominaux contractés et le corps en ligne droite.

ÉVITEZ

- De trop monter, ce qui peut enlever de la pression sur les muscles ciblés.

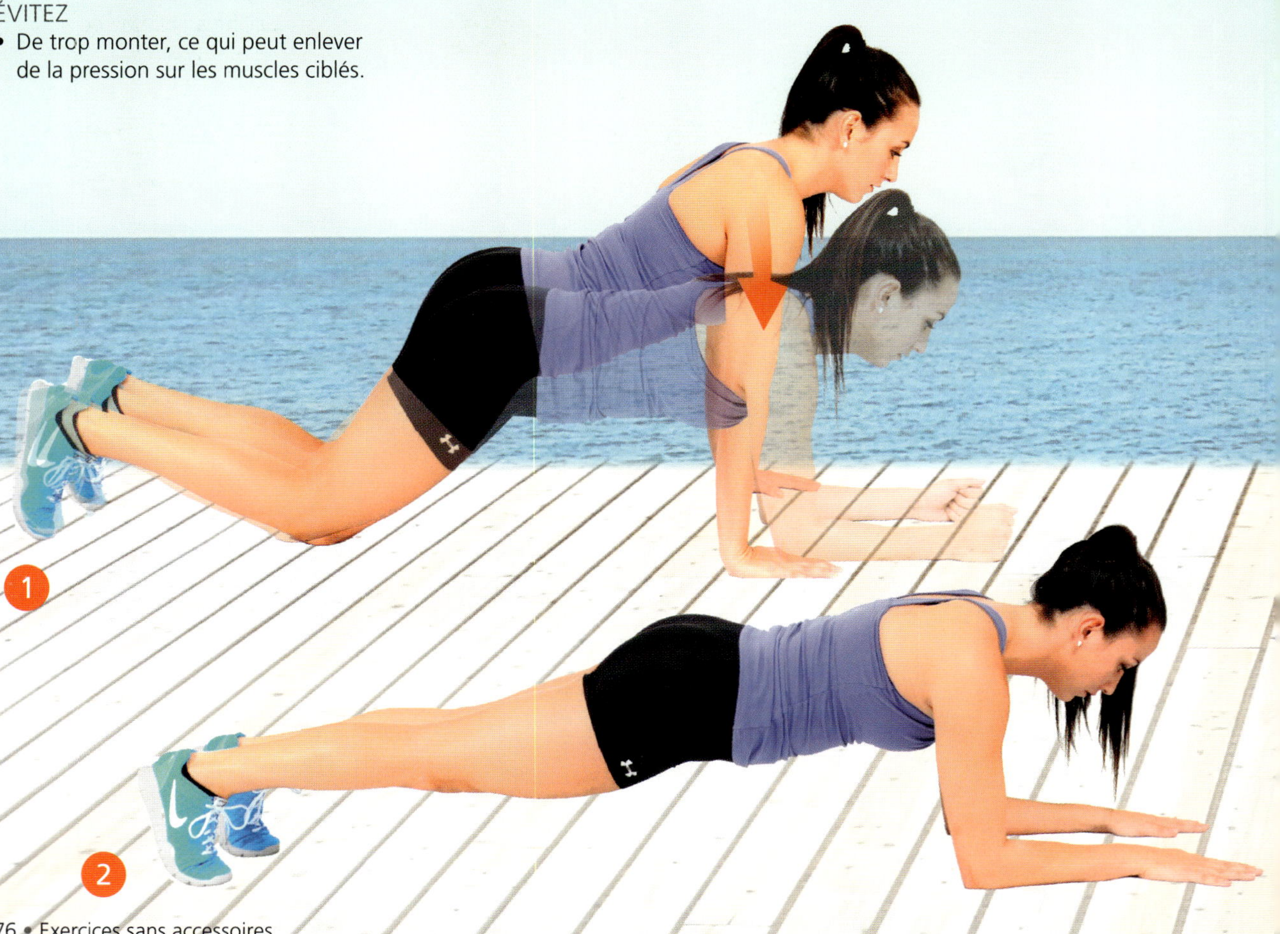

Planche séquencée

La planche séquencée est un exercice avancé pour les muscles centraux élaboré à partir de la position de base de la planche. C'est un mouvement exigeant, répétitif et très efficace.

Étape 1 Commencez l'exercice à quatre pattes sur un tapis. Mettez les avant-bras à plat sur le sol, parallèles l'un à l'autre, soulevez les genoux du sol et tendez les jambes jusqu'à ce qu'elles s'alignent avec le haut du corps.

Étape 2 Tendez l'un des bras en vérouillant solidement le coude, puis faites de même avec l'autre bras jusqu'à ce que vous soyez en position de pompes. Renversez la position, un bras à la fois, pour revenir sur les avant-bras, en position initiale. Effectuez l'exercice 15 fois.

MUSCLES CIBLÉS

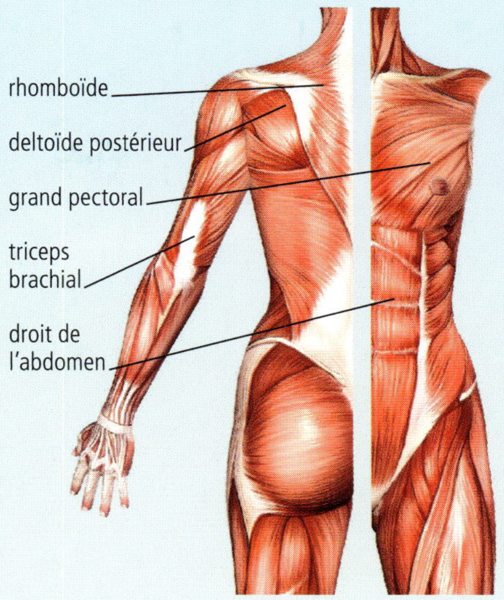

ABDOMINAUX ET ÉRECTEUR SPINAL

ACTION CORRECTE
- Gardez le corps contracté.
- Mettez les mains bien à plat sur le sol.
- Gardez une amplitude de mouvement précise.

ÉVITEZ
- De tomber soudainement sur le sol.
- De précipiter le mouvement.

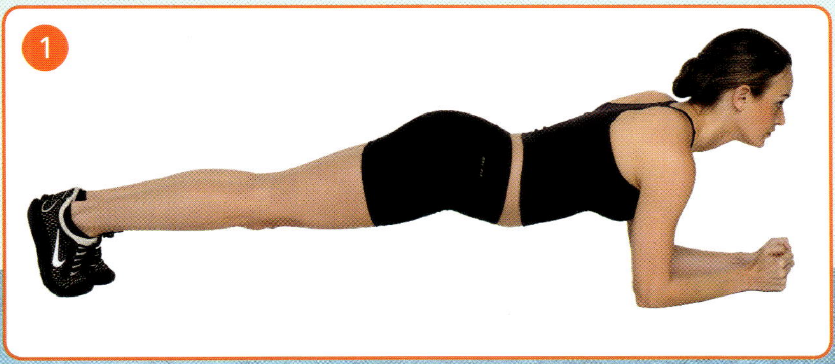

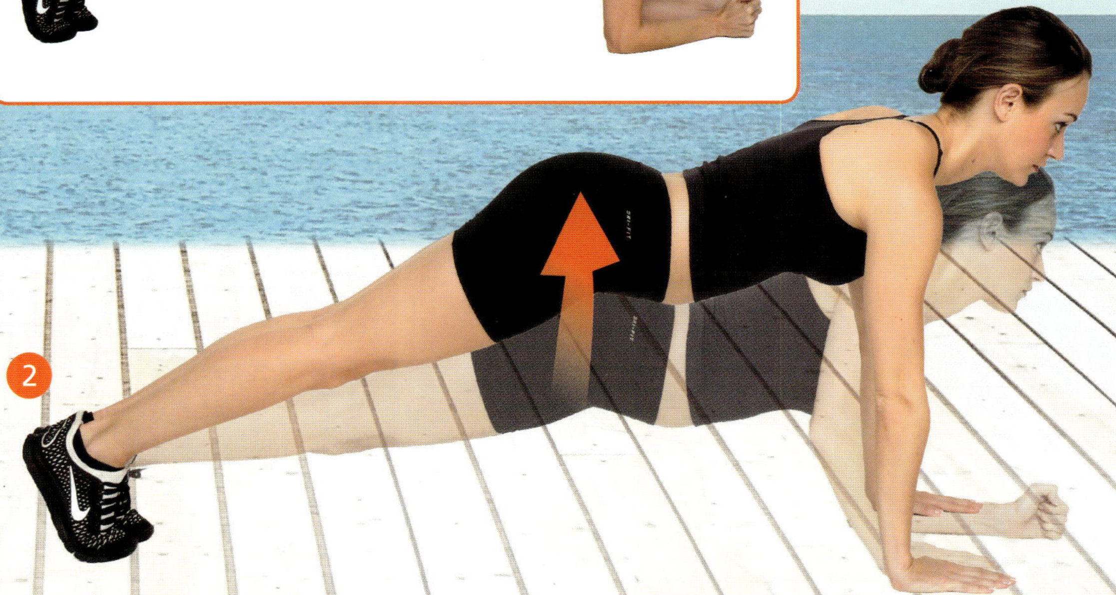

Flexion avant et planche

L'exercice flexion avant et planche est exigeant. Il cible les pectoraux et les muscles des bras, en plus d'aider à stabiliser le tronc et à renforcer les abdominaux.

MISE EN GARDE Déconseillé si vous avez des problèmes d'épaule ou de poignet, ou des douleurs au bas du dos.

Étape 1 Mettez-vous debout très droit, votre poids également réparti sur les deux pieds.

Étape 2 En détendant le cou, pliez la taille vers l'avant et mettez les mains sur le sol, bien à plat.

Étape 3 Marchez sur les mains en vous éloignant de vos pieds jusqu'à ce que le corps soit en position de planche, formant une ligne droite des épaules aux talons.

Étape 4 En gardant les bras tendus, descendez et remontez les épaules 3 fois, tout en gardant la position de planche.

Étape 5 Reculez progressivement les mains jusqu'à vos pieds et remettez-vous debout. Exécutez la séquence 10 fois à un rythme rapide.

ACTION CORRECTE
- La colonne vertébrale et les jambes restent droites.
- Maintenez un mouvement lent et régulier.
- Les abdominaux restent hauts et tendus.

ÉVITEZ
- De plier les genoux ou d'arrondir la colonne vertébrale.
- De plier les coudes.

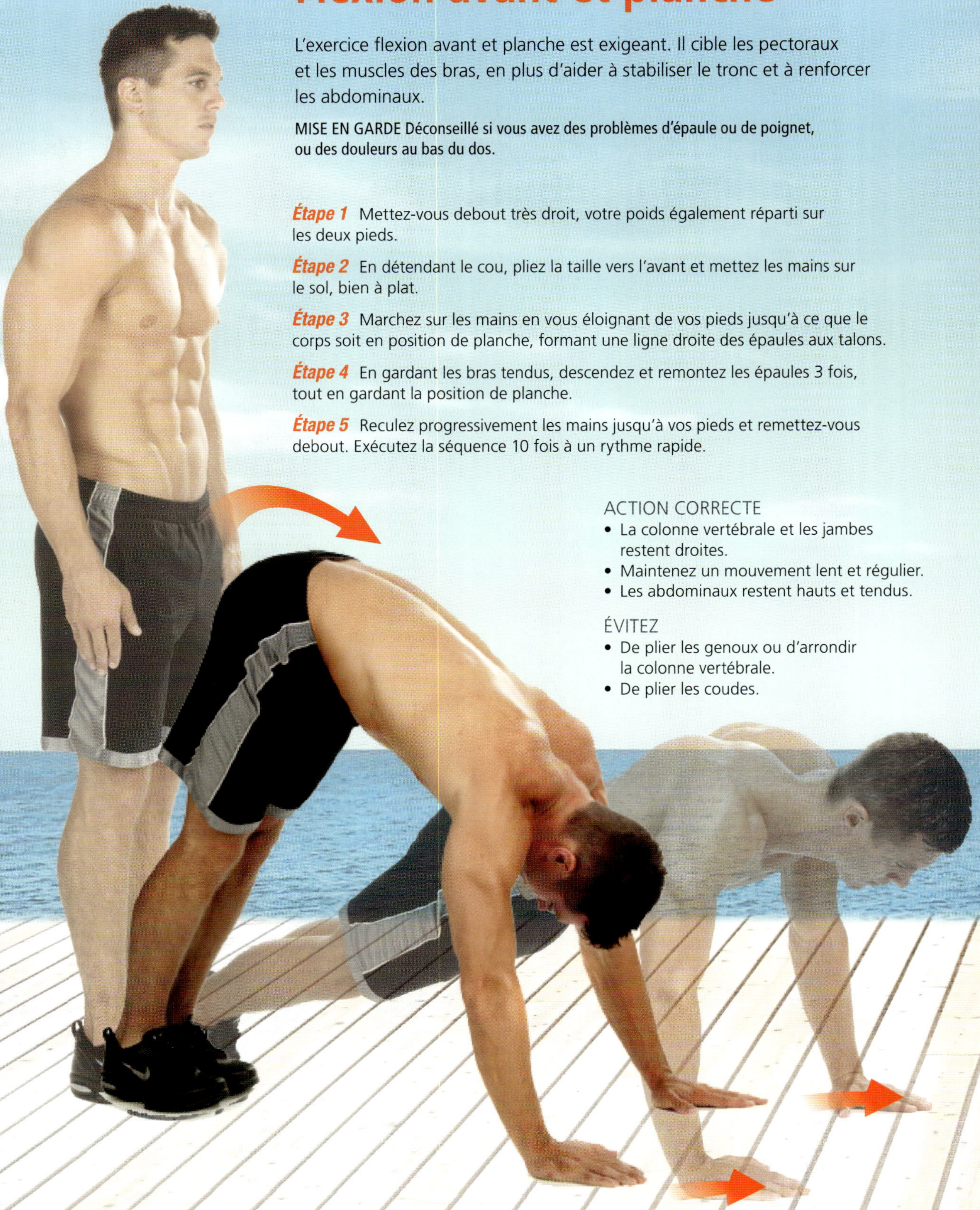

MUSCLES CIBLÉS

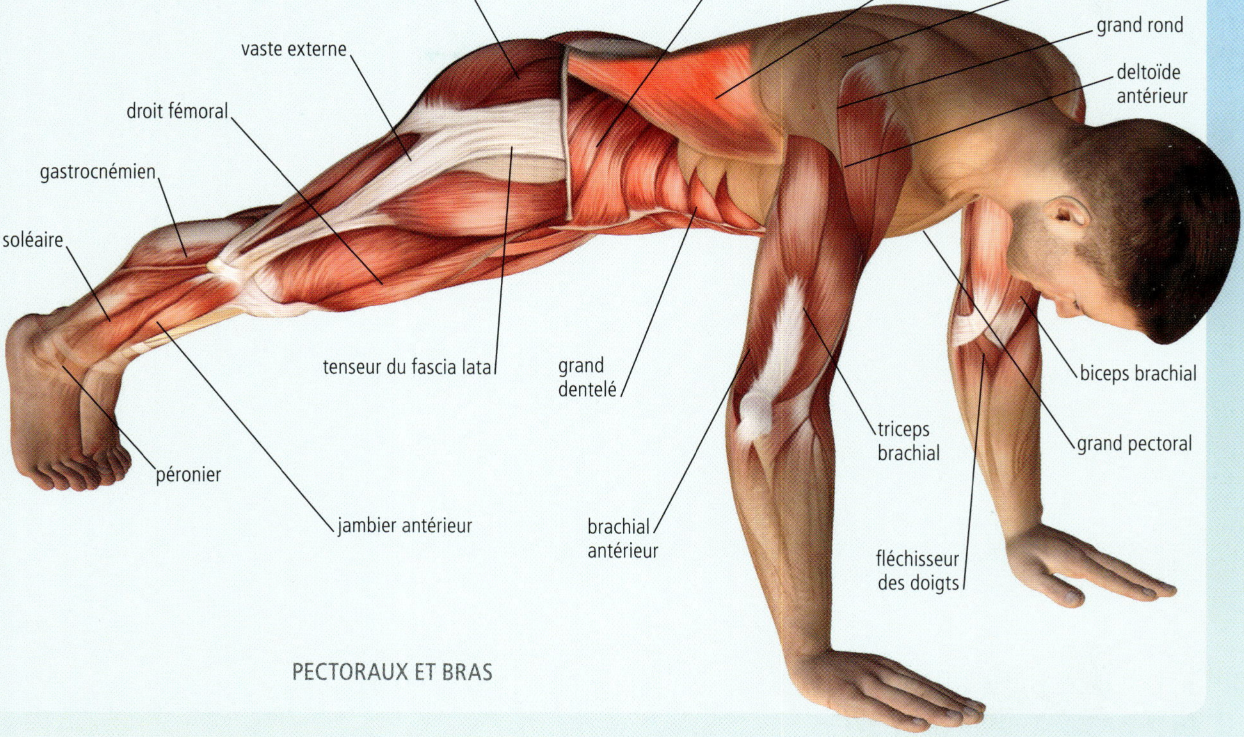

PECTORAUX ET BRAS

VARIANTE

Avancez sur les coudes plutôt que sur les mains pour prendre la position de planche.

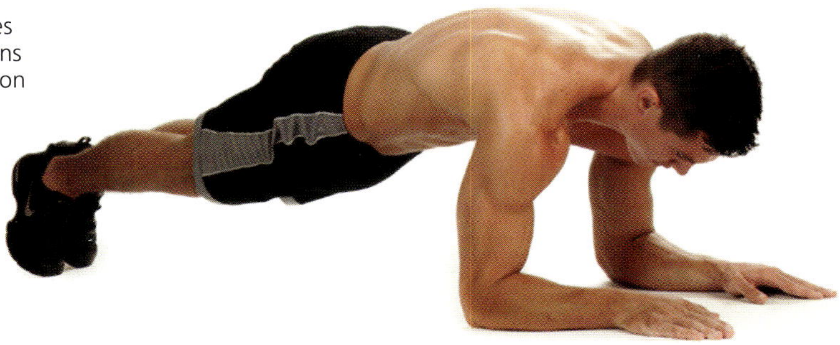

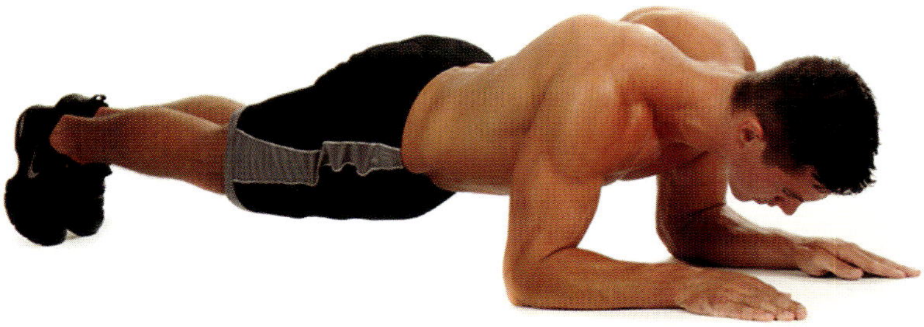

En supportant le torse avec les avant-bras et en gardant la position de planche, descendez et remontez 3 fois.

Flexion du genou et planche

L'exercice flexion du genou et planche est un fantastique exercice qui n'exige pas d'équipement ; vous pouvez donc l'exécuter n'importe où. Il permet de développer la force des muscles centraux. L'exercice aidera aussi à développer la force et l'endurance du haut du corps. Gardez un rythme lent et soyez précis en exécutant les mouvements.

MISE EN GARDE Déconseillé si vous avez des douleurs aux poignets, des problèmes d'épaules ou des douleurs au bas du dos.

MUSCLES CIBLÉS

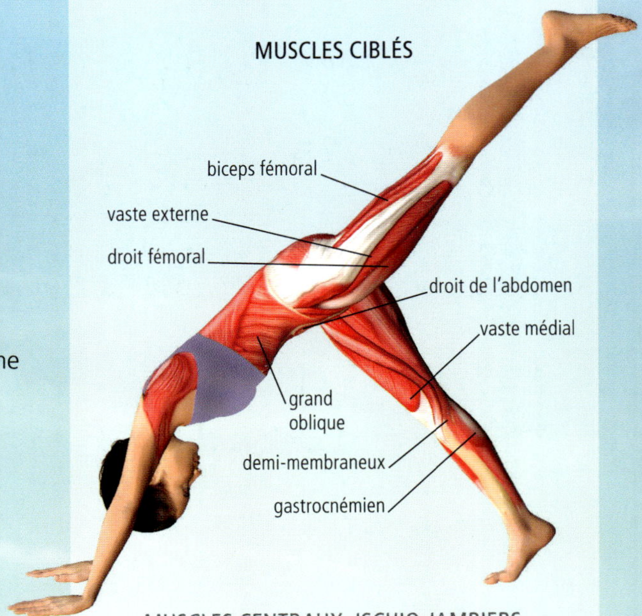

MUSCLES CENTRAUX, ISCHIO-JAMBIERS, FESSIERS ET RÉGION SCAPULAIRE

Étape 1 Commencez en position de planche.

Étape 2 Ramenez le genou gauche vers la poitrine sans que le pied quitte le sol.

Étape 3 Jambe droite bien tendue, remontez le bassin, en déplaçant votre poids sur le pied droit.

Étape 4 Laissez tomber la tête entre les bras, puis tendez la jambe gauche vers le plafond. Faites l'exercice au complet 10 fois avec chaque jambe.

ACTION CORRECTE
- Gardez le corps en ligne droite tout au long de l'exercice.

ÉVITEZ
- De plier le genou de la jambe portante.

1

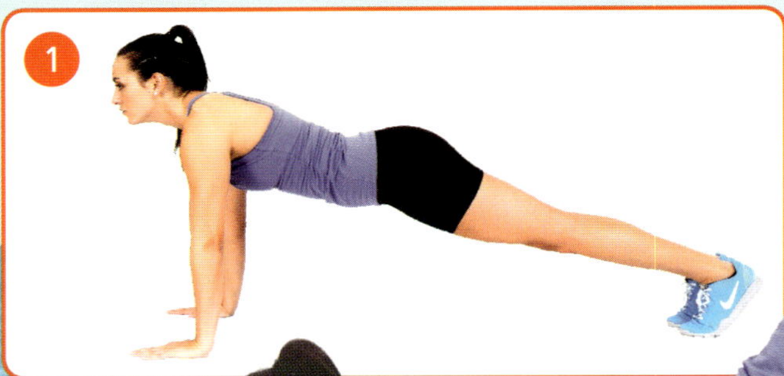

3

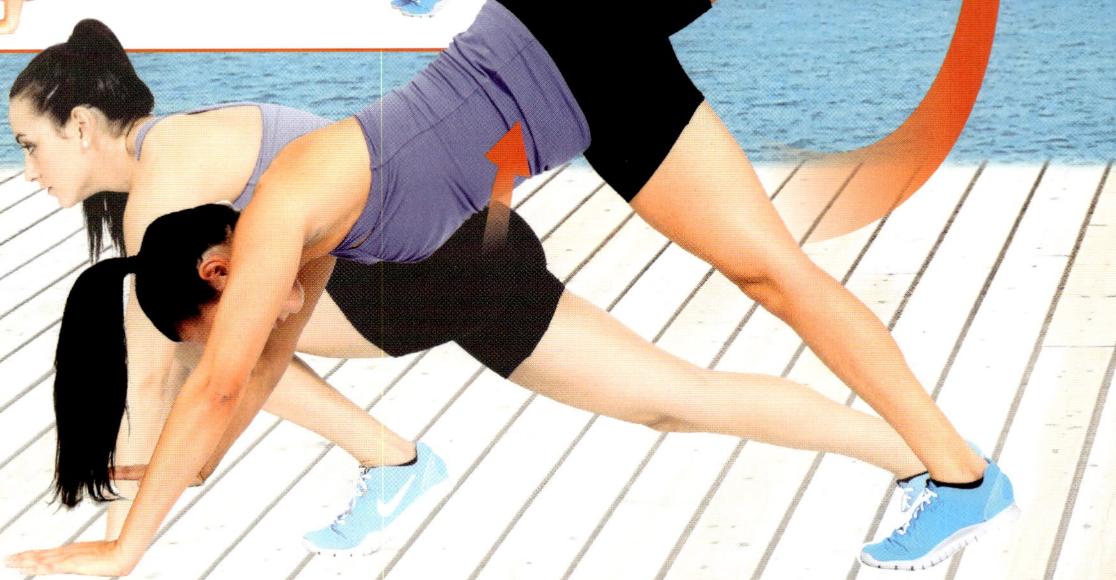

Planche inversée

La planche inversée est un exercice pour les muscles centraux souvent négligé. Il isole et renforce les muscles fessiers et les ischio-jambiers. Bien exécuté, il engage les abdominaux et les muscles du bas du dos. On peut aussi utiliser la planche inversée comme exercice de réadaptation pour améliorer la stabilisation du centre du corps et de la colonne vertébrale.

MISE EN GARDE Déconseillé si vous avez des douleurs aux poignets, des problèmes d'épaules ou des douleurs au bas du dos.

Étape 1 Asseyez-vous les jambes tendues devant vous et les bras derrière vous, paumes des mains au sol, doigts tournés vers vous.

Étape 2 Poussez dans les paumes et soulevez hanches et fesses du sol jusqu'à ce que le corps forme une ligne droite depuis les épaules.

Étape 3 Levez une jambe et gardez la position 30 secondes. Changez ensuite de jambe.

MUSCLES CIBLÉS

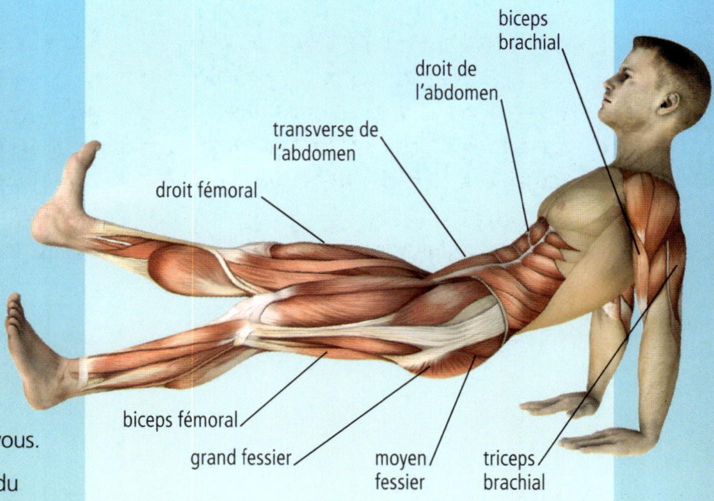

MUSCLES CENTRAUX, ISCHIO-JAMBIERS ET FESSIERS

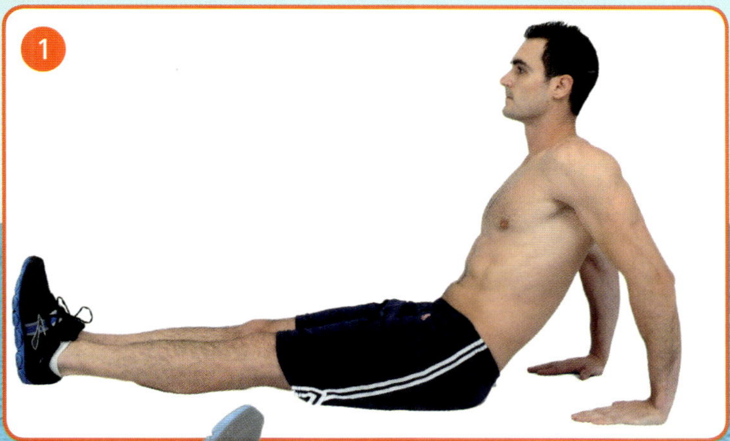

ACTION CORRECTE
- Gardez le bassin élevé tout au long de l'exercice.

ÉVITEZ
- De laisser les épaules s'affaisser.

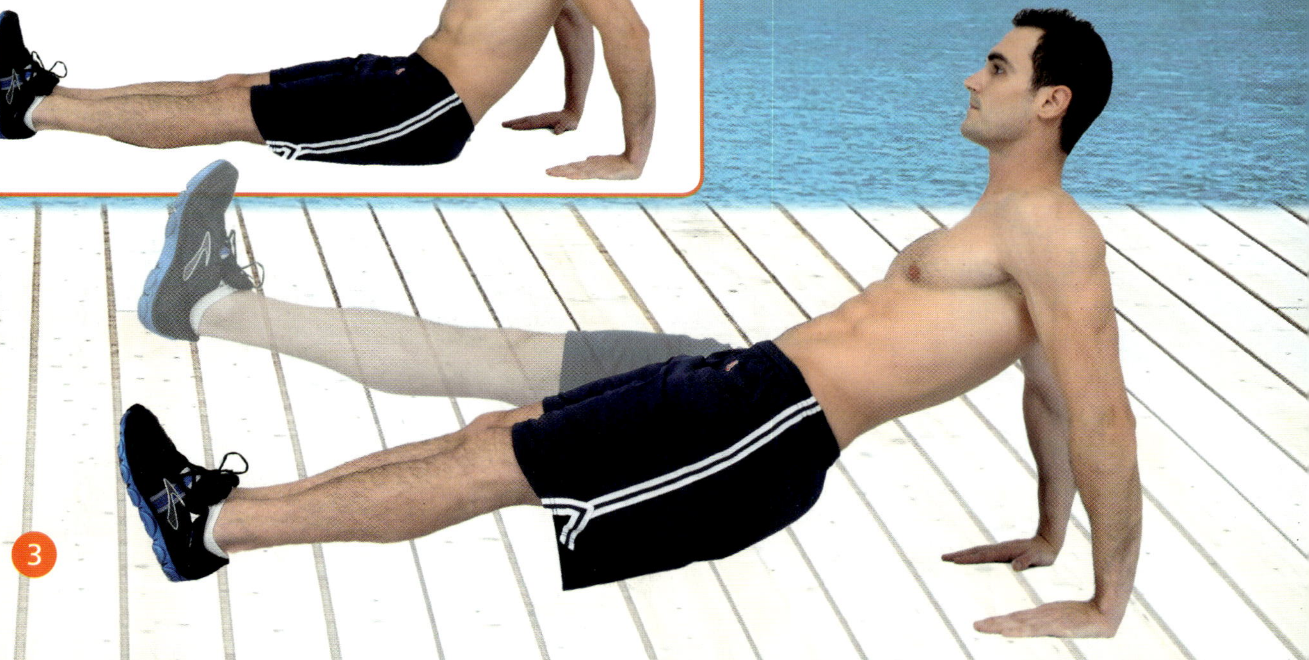

Planche par flexion latérale

La planche par flexion latérale est un excellent exercice pour débutants. L'objectif sera d'augmenter peu à peu la durée de la tenue de la posture. Vous serez surpris de constater combien quelques secondes de plus peuvent rendre cet exercice beaucoup plus difficile !

MISE EN GARDE Déconseillé si vous avez des douleurs aux poignets, des problèmes d'épaules ou des douleurs au bas du dos.

Étape 1 Allongez-vous sur le côté droit, en appui sur le bras tendu. Placez le bras gauche sur la jambe gauche. Vos jambes doivent être très étroitement serrées en adduction et parallèles, les pieds fléchis. Rentrez le nombril vers la colonne vertébrale.

Étape 2 Poussez dans la paume de la main droite et soulevez les hanches du plancher, pour créer une ligne droite des talons à la tête.

Étape 3 Gardez la position aussi longtemps que possible, puis répétez avec l'autre bras.

MUSCLES CIBLÉS

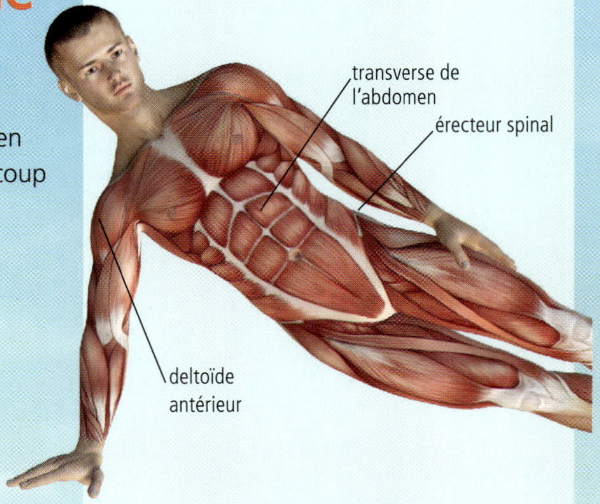

TRONC ET DELTOÏDES

VARIANTE

Plutôt que de supporter le torse avec le bras tendu, posez l'avant bras sur le sol.

Poussez dans l'avant-bras pour soulever le corps en position de planche.

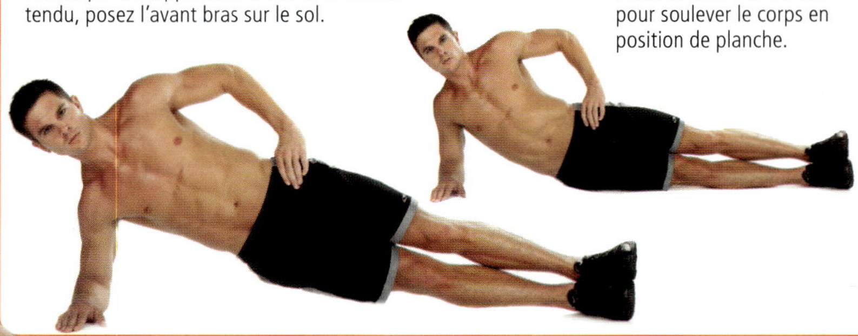

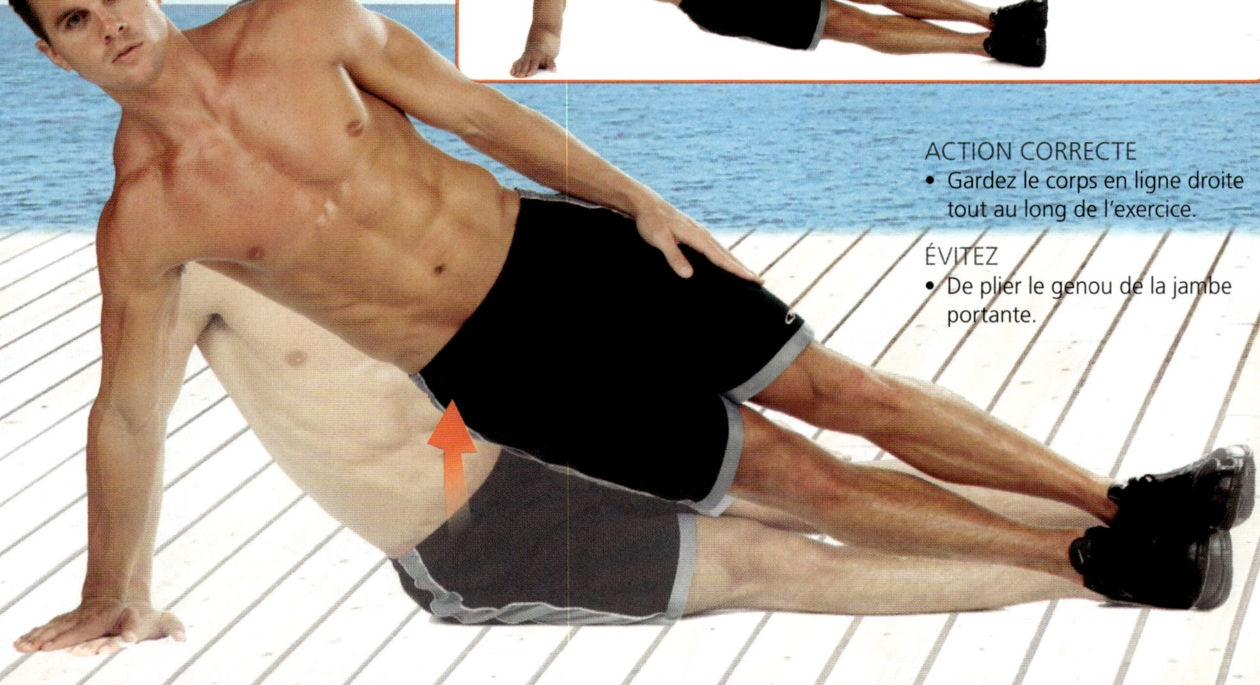

ACTION CORRECTE
- Gardez le corps en ligne droite tout au long de l'exercice.

ÉVITEZ
- De plier le genou de la jambe portante.

Petits pas

Cet exercice cible les fesses et les muscles des cuisses, ainsi que les abdominaux. C'est un enchaînement simple qui joue sur la durée d'exécution. Plus longtemps vous garderez la posture, plus il sera efficace.

MISE EN GARDE Déconseillé à quiconque a des problèmes aux épaules ou des douleurs au bas du dos.

Étape 1 Allongez-vous sur le dos, les genoux pliés et les pieds à plat sur le sol.

Étape 2 Placez les mains sur les hanches pour sentir leur mouvement d'un côté à l'autre.

Étape 3 Levez le genou droit vers la poitrine tout en rentrant le nombril vers la colonne vertébrale. Gardez la position.

Étape 4 Pendant que vous rentrez le nombril vers la colonne vertébrale, baissez la jambe droite sur le sol en contrôlant tout mouvement des hanches.

Étape 5 Alternez les jambes pour un mouvement complet. Répétez autant de fois que vous le pouvez.

MUSCLES CIBLÉS

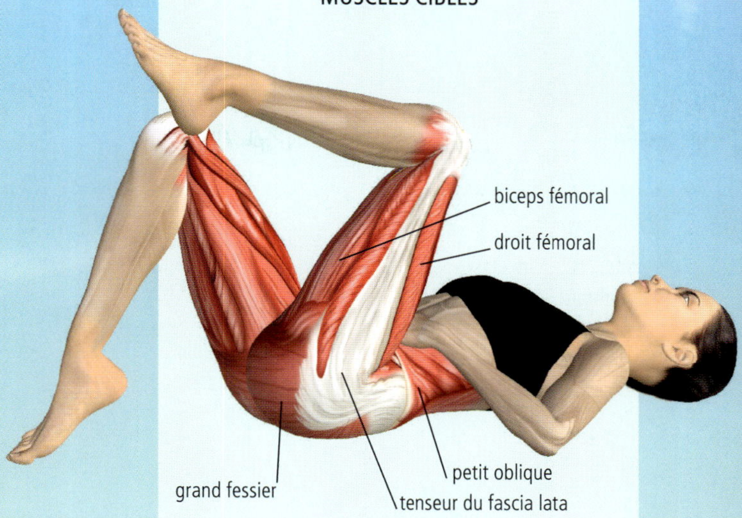

FESSES ET CUISSES

ACTION CORRECTE
- Le nombril est rentré vers la colonne vertébrale tout au long de l'exercice.

ÉVITEZ
- De laisser les hanches bouger d'avant en arrière pendant que les jambes sont sollicitées.

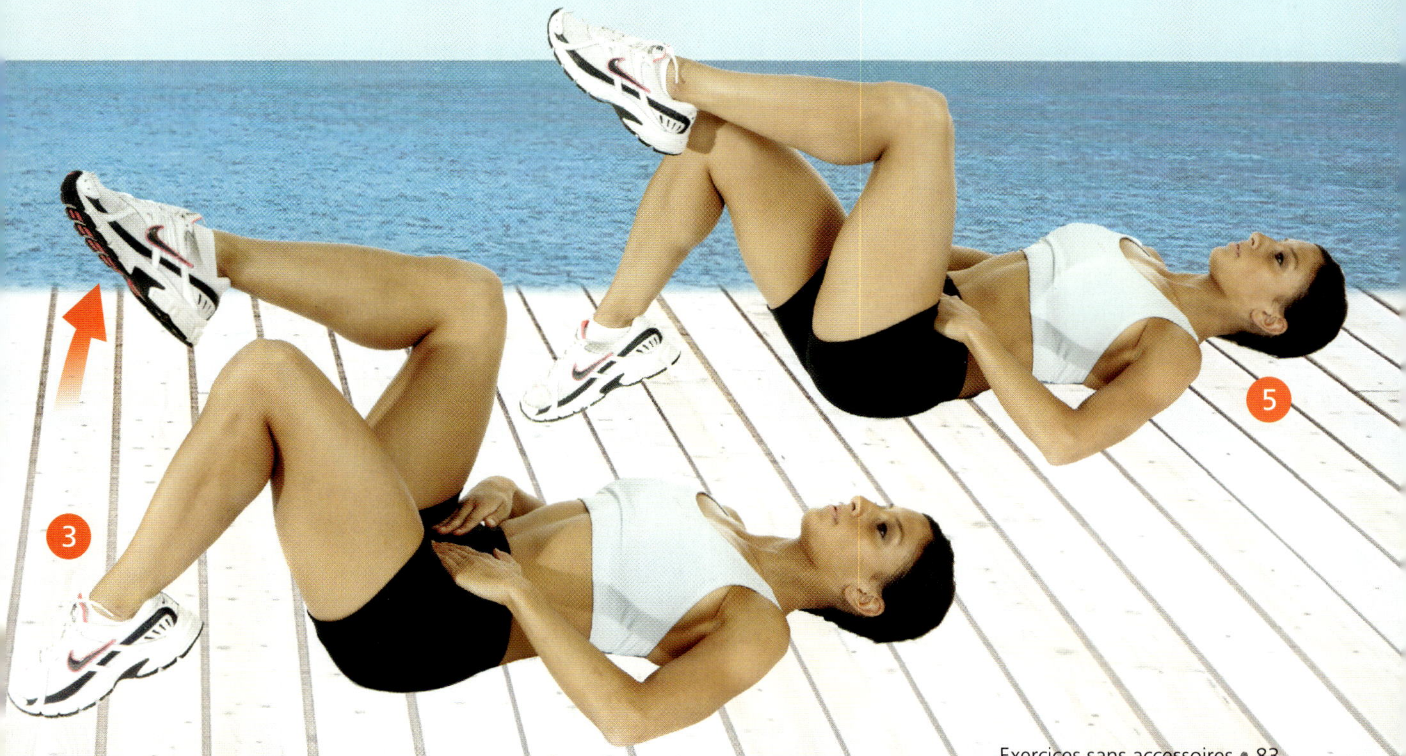

Superman avancé

Cet exercice d'intensité moyenne renforce les muscles centraux et le bas du dos en les isolant alors que vous soulevez les jambes et les épaules. Pour rendre l'exercice plus facile, vous pouvez tendre les bras devant vous (le Superman) ou bien placer un oreiller sous la tête pour réduire l'ampleur du mouvement.

MISE EN GARDE Déconseillé si vous avez des douleurs aux poignets, des problèmes d'épaules ou des douleurs au bas du dos.

Étape 1 Allongez-vous sur le ventre et pliez les coudes en plaçant les mains derrière les oreilles. Tendez les jambes et poussez sur le sol avec les cuisses et le dessus des pieds.

Étape 2 En inspirant, soulevez la poitrine et les jambes du sol.

Étape 3 Gardez la position 15 à 30 secondes.

Étape 4 En expirant, redescendez sur le sol.

MUSCLES CIBLÉS

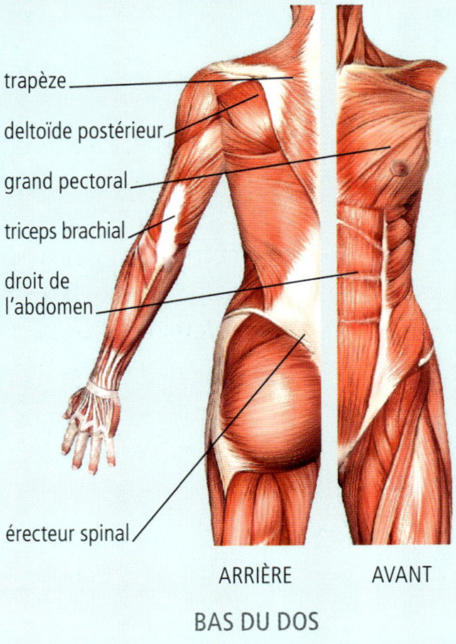

ACTION CORRECTE
- Rentrez les abdominaux vers la colonne vertébrale.
- Contrôlez le mouvement.

ÉVITEZ
- De plier les genoux.
- De trop arquer le dos.

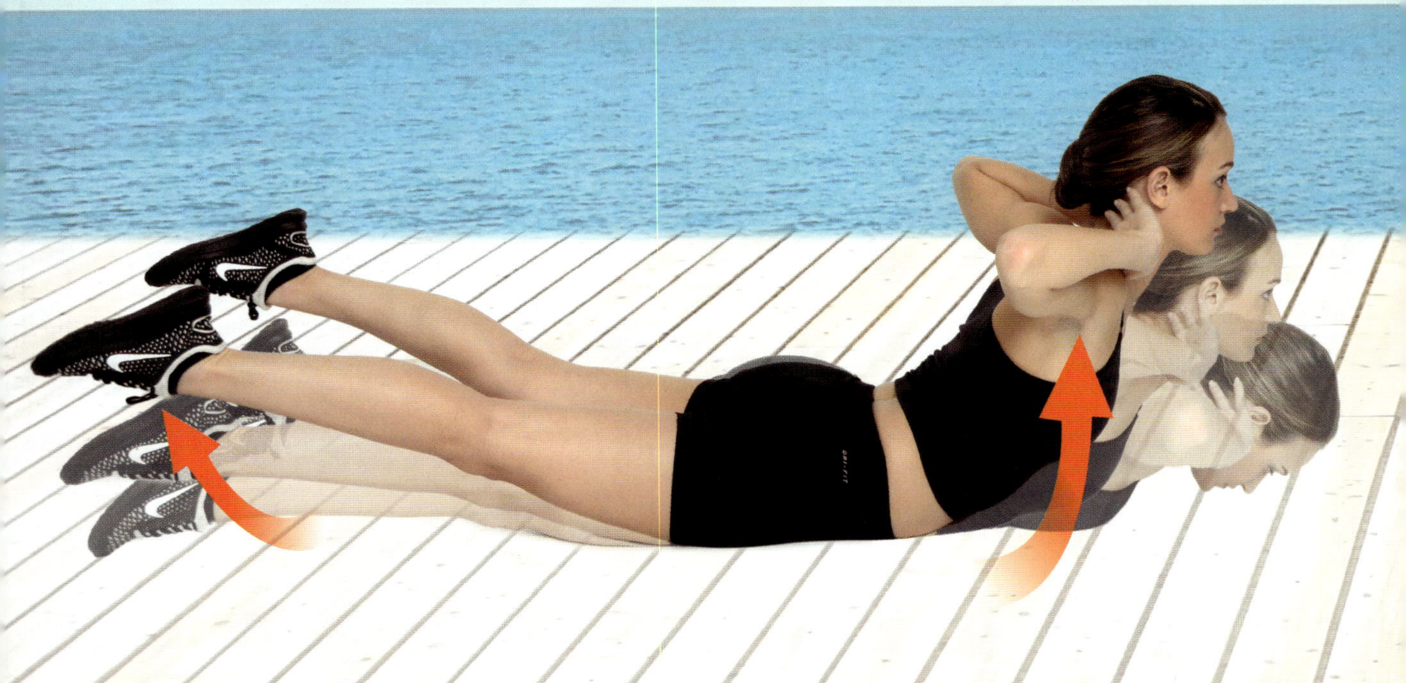

Battement des talons à plat ventre

L'exercice battement des talons à plat ventre est un mouvement Pilates efficace qui engage les abdominaux, l'intérieur des cuisses et les fesses. Il aide à modeler et à raffermir ces dernières et c'est l'un des meilleurs exercices qui soient. L'élément essentiel à avoir en mémoire, c'est de garder les muscles abdominaux rentrés et de viser l'allongement maximal du dos jusqu'à l'arrière des jambes afin de protéger le bas du dos.

MISE EN GARDE Déconseillé si vous avez des problèmes d'épaules ou des douleurs au bas du dos.

Étape 1 Allongez-vous sur le ventre, les bras le long du corps et la tête relevée vers l'arrière.

Étape 2 Soulevez les jambes et écartez-les légèrement en tournant un peu les pieds vers l'extérieur.

Étape 3 Battez les talons l'un contre l'autre 20 fois.

MUSCLES CIBLÉS

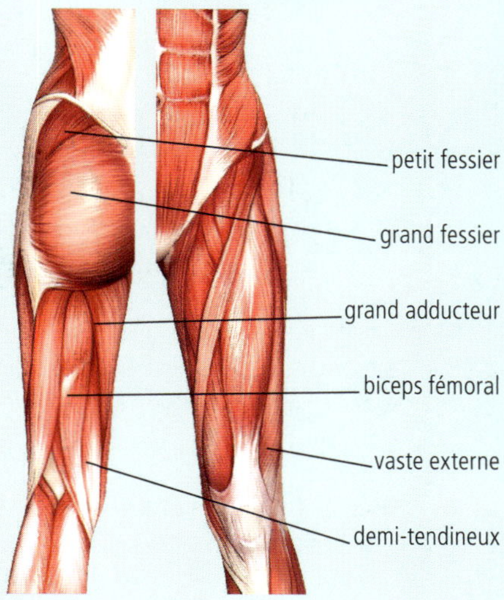

ABDOMINAUX ET FESSES

ACTION CORRECTE
- Gardez les jambes levées tout au long du mouvement.
- Rentrez les abdominaux vers la colonne vertébrale.
- Contrôlez le mouvement.

ÉVITEZ
- De trop engager les épaules.
- De vous affaisser.

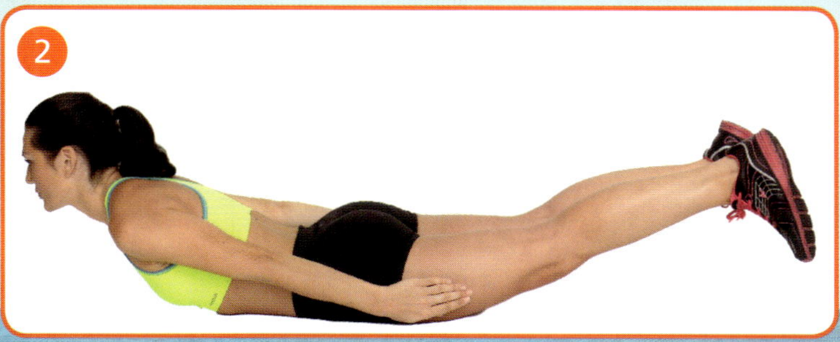

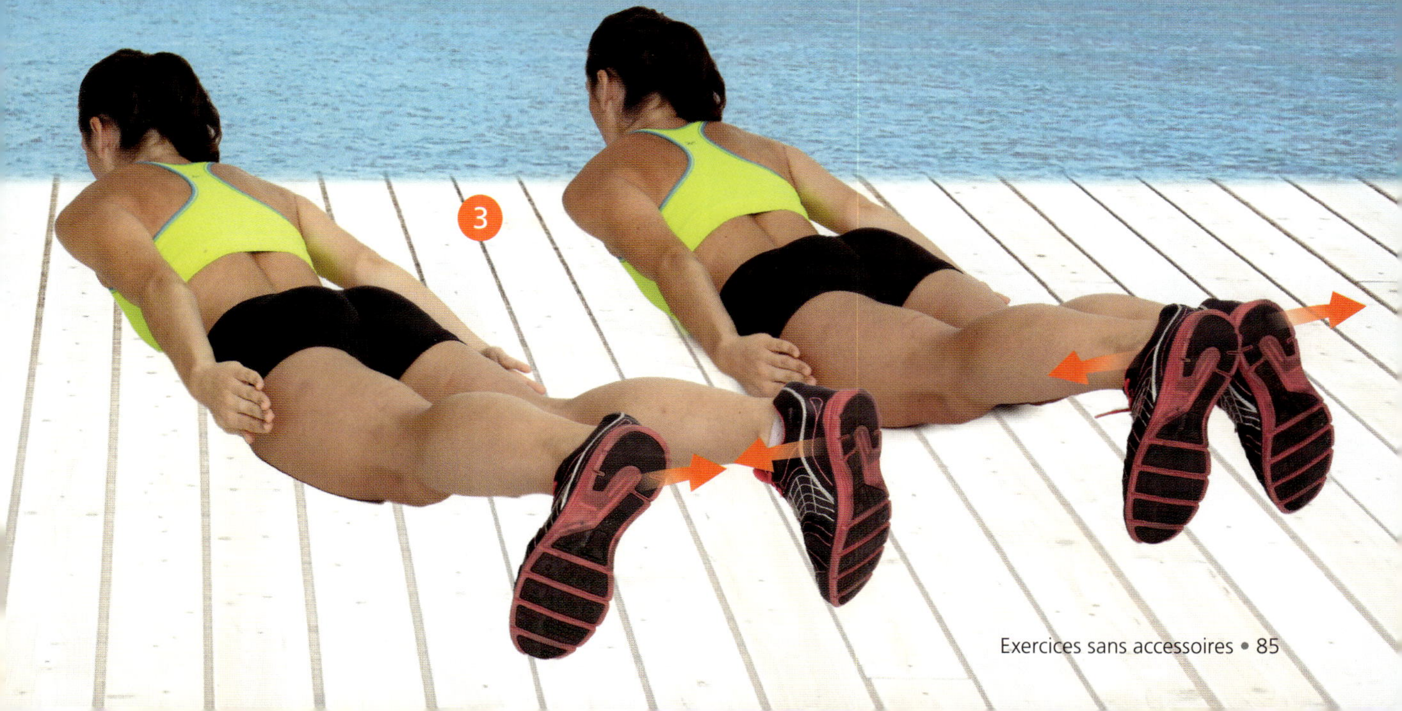

Grimpeur

Le grimpeur est un exercice qui permet de travailler sur l'équilibre et qui sollicite de nombreux muscles. C'est un exercice assez simple, mais très efficace.

MISE EN GARDE Déconseillé si vous avez des douleurs aux poignets, des problèmes d'épaules ou des douleurs au bas du dos.

Étape 1 Commencez en position de pompes, le corps bien droit.

Étape 2 Levez une jambe et amenez le genou aussi près que possible de la poitrine, puis revenez en position de départ.

Étape 3 Répétez avec l'autre jambe. Continuez en alternance de 30 secondes à 2 minutes.

MUSCLES CIBLÉS

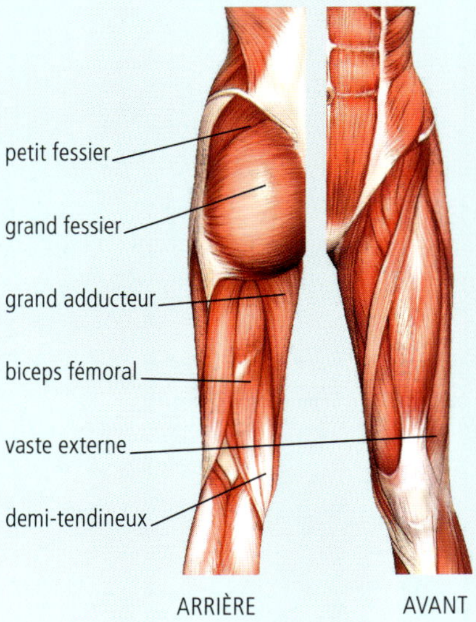

CUISSES

ACTION CORRECTE
- Gardez les muscles centraux contractés tout au long du mouvement.
- Respirez tout au long du mouvement.
- Ne faites pas reposer tout votre poids sur les orteils.

ÉVITEZ
- Que les orteils frappent trop fort le sol.
- De retenir votre souffle.

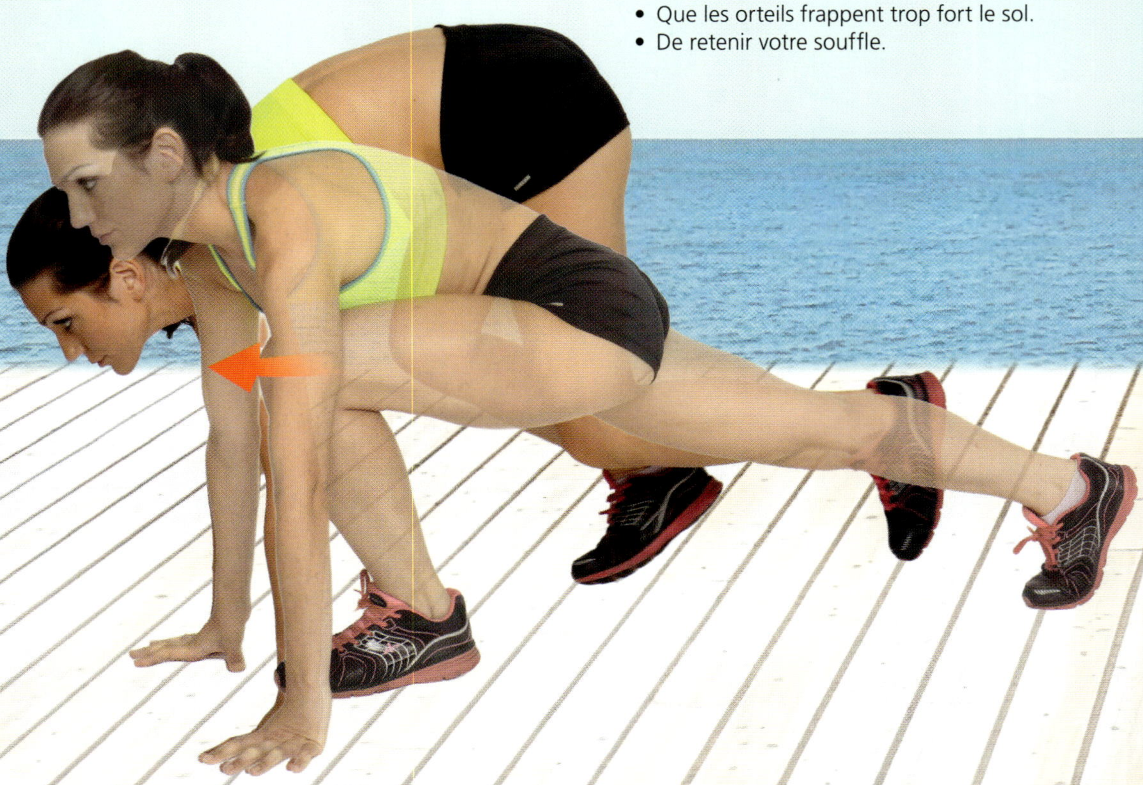

Pompes

La pompe de base est l'une des façons les plus efficaces de renforcer la poitrine et les muscles des bras. Il existe littéralement des douzaines de variations de cet exercice, mais la simple pompe n'exige aucun équipement. Elle peut donc être pratiquée n'importe où et à n'importe quel moment.

Étape 1 Debout, inspirez et rentrez le nombril vers la colonne vertébrale.

Étape 2 Expirez en vous enroulant vers le bas, vertèbre après vertebre, jusqu'à ce que vos mains touchent le sol devant vous.

Étape 3 Marchez sur les mains devant vous jusqu'à ce que, les mains sous les épaules, vous soyez en position de planche.

Étape 4 Inspirez et préparez le corps en rentrant les abdominaux vers la colonne vertébrale. Votre corps doit former une ligne droite.

Étape 5 Expirez et inspirez en pliant les coudes et en descendant vers le plancher. Poussez ensuite vers le haut pour revenir en position de planche. Gardez les coudes près du corps. Répétez aussi longtemps que possible.

MUSCLES CIBLÉS

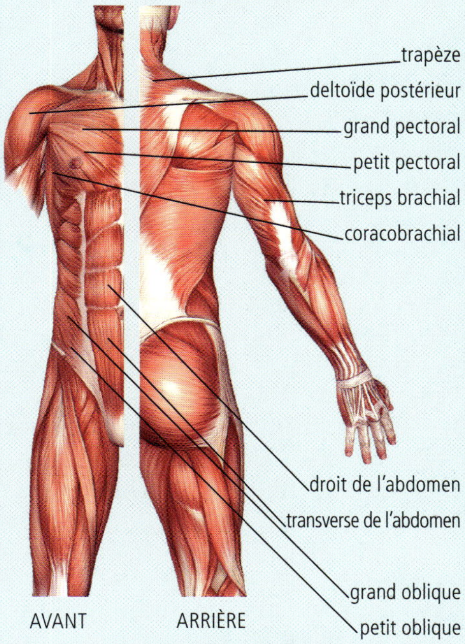

POITRINE ET BRAS

ACTION CORRECTE
- Le cou demeure long et détendu pendant que vous exécutez l'exercice.
- Les fesses restent fermement contractées pendant que vous contractez les abdominaux pour plus de stabilité.

ÉVITEZ
- De laisser les épaules monter vers les oreilles.
- De plier les genoux.

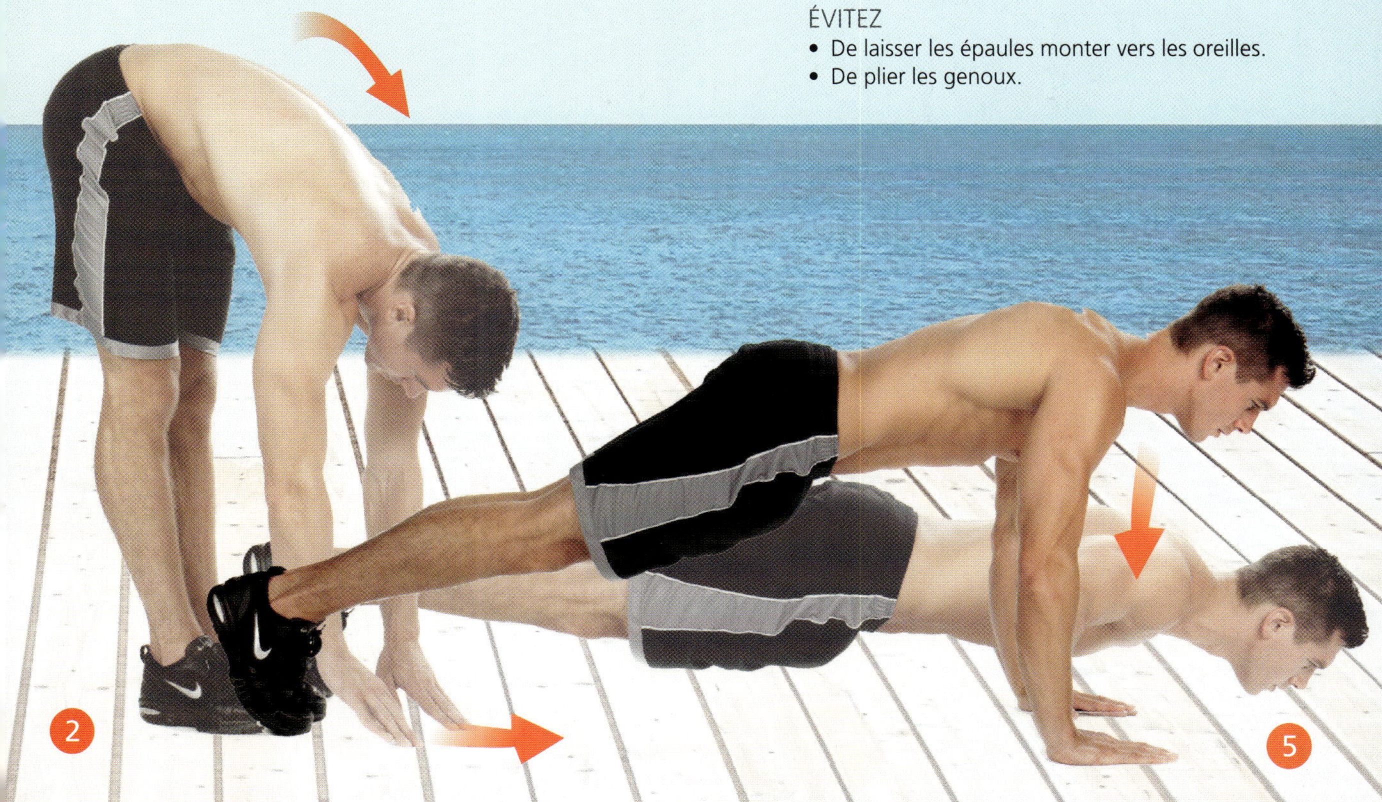

Position de la chaise

La position de la chaise est une posture de yoga debout qui tonifie tout le corps, particulièrement les cuisses, qui travaillent beaucoup. La position de la chaise développe la force et la résistance de tout le corps.

MISE EN GARDE Déconseillé si vous avez des problèmes d'épaules ou des douleurs au bas du dos.

Étape 1 Placez-vous debout, le corps bien droit.

Étape 2 Levez les bras au-dessus de la tête, pliez les genoux et penchez le haut du corps vers l'avant à un angle de 45°.

Étape 3 Gardez les pieds à plat sur le sol et poussez dans les talons. Gardez la position 30 à 60 secondes.

MUSCLES CIBLÉS

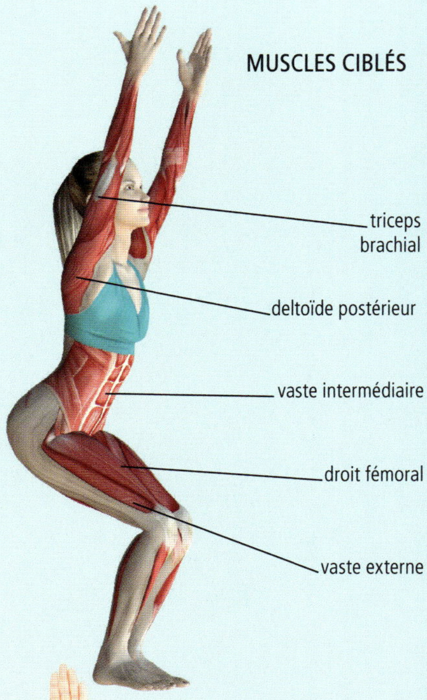

CUISSES ET BRAS

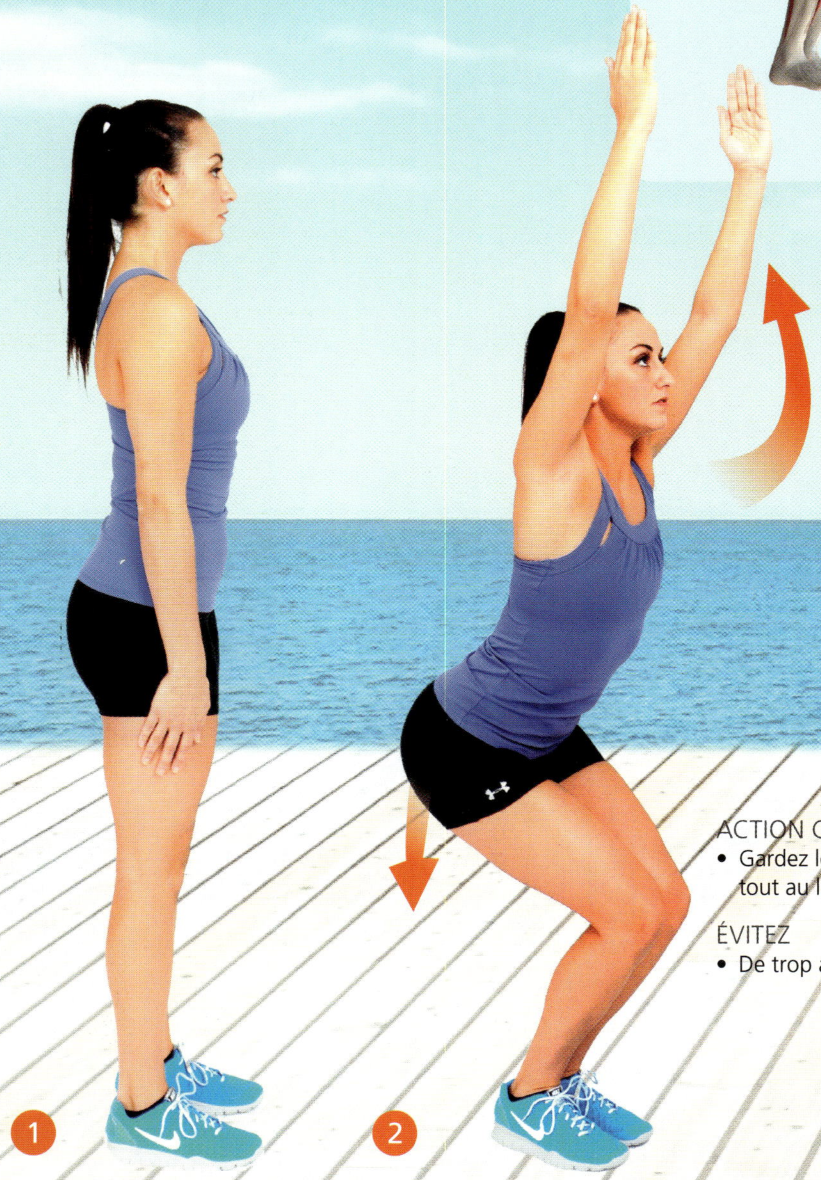

ACTION CORRECTE
- Gardez les abdominaux contractés tout au long de l'exercice.

ÉVITEZ
- De trop arquer le dos.

Flexion et élévation latérale

L'exercice flexion et élévation latérale est un mouvement stimulant pour l'endurance des muscles centraux et celle de la ceinture scapulaire. Il vise les obliques et le carré des lombes. Cet exercice peut aussi être exécuté le bras tendu, en ligne avec le torse.

MISE EN GARDE Déconseillé si vous avez des douleurs aux poignets, des problèmes d'épaules ou des douleurs au bas du dos.

Étape 1 Allongez-vous sur le côté gauche, la main gauche derrière la tête et le bras droit à plat sur le dessus de la cuisse. Pressez fermement les jambes ensemble.

Étape 2 Contractez les muscles abdominaux et soulevez les deux jambes du sol.

Étape 3 En glissant la main droite le long de la jambe tendue, levez la tête et comprimez les muscles obliques du haut et du bas du corps simultanément. Exécutez la séquence 10 fois de chaque côté.

MUSCLES CIBLÉS

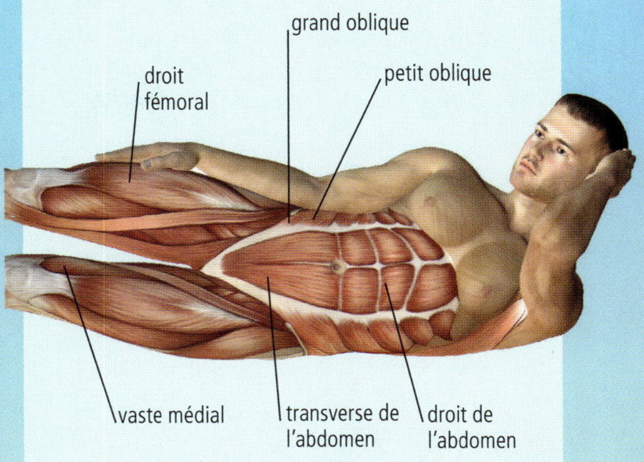

ABDOMINAUX ET CUISSES

ACTION CORRECTE
- Contractez les fesses avant de vous soulever pour mieux stabiliser le bassin.
- Allongez le cou.
- La main glisse le long de la jambe au moment de la compression.

ÉVITEZ
- De contracter le cou.

1

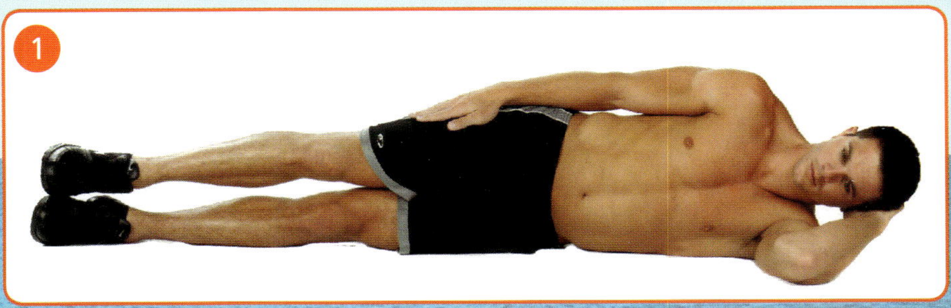

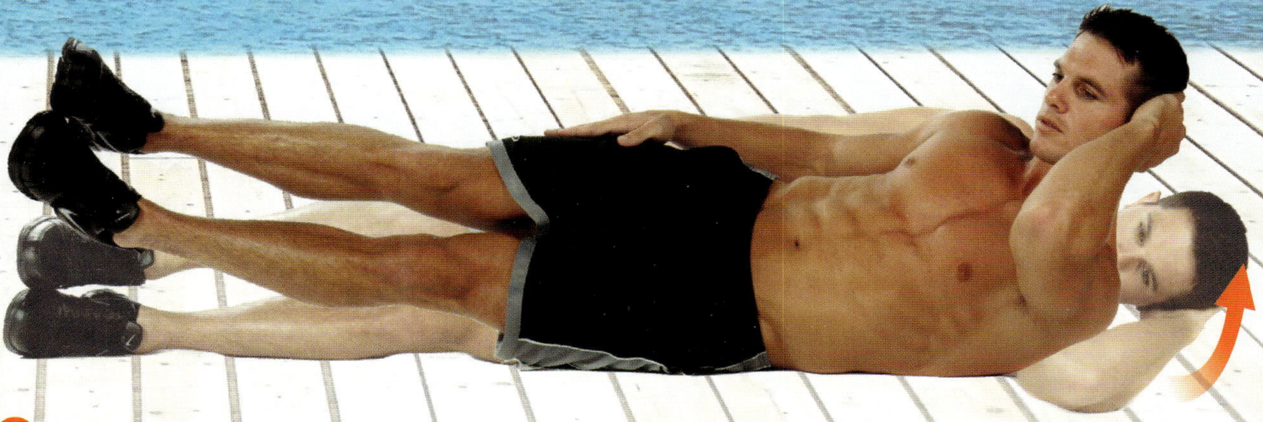

2

Équilibre à quatre pattes

L'équilibre à quatre pattes est un exercice de stabilité qui exige la collaboration de plusieurs muscles pour exécuter le mouvement. On peut rendre cet exercice plus difficile en commençant en position de pompes. L'équilibre à quatre pattes est efficace pour développer les muscles centraux et du bas du dos. Par l'extension des épaules et des hanches, il fournit au haut et au bas du corps une excellente séance d'entraînement tout en améliorant globalement la coordination et l'équilibre.

Étape 1 Mettez-vous à quatre pattes, les mains, les genoux et les pieds à la largeur des épaules.

Étape 2 Commencez par tendre une jambe vers l'arrière tout en tendant le bras opposé vers l'avant. Gardez la position 10 secondes, en contractant les abdominaux et les muscles des cuisses. Essayez de demeurer aussi immobile que possible.

Étape 3 Revenez à la position de départ.

Étape 4 Exécutez la séquence 20 fois, puis changez de côté.

ACTION CORRECTE

- Au départ, les genoux sont pliés à 90°.
- Rentrez les abdominaux vers la colonne vertébrale.
- Gardez le dos plat.

ÉVITEZ

- De trop engager les poignets.
- De vous affaisser.
- D'engager les muscles de façon désordonnée.

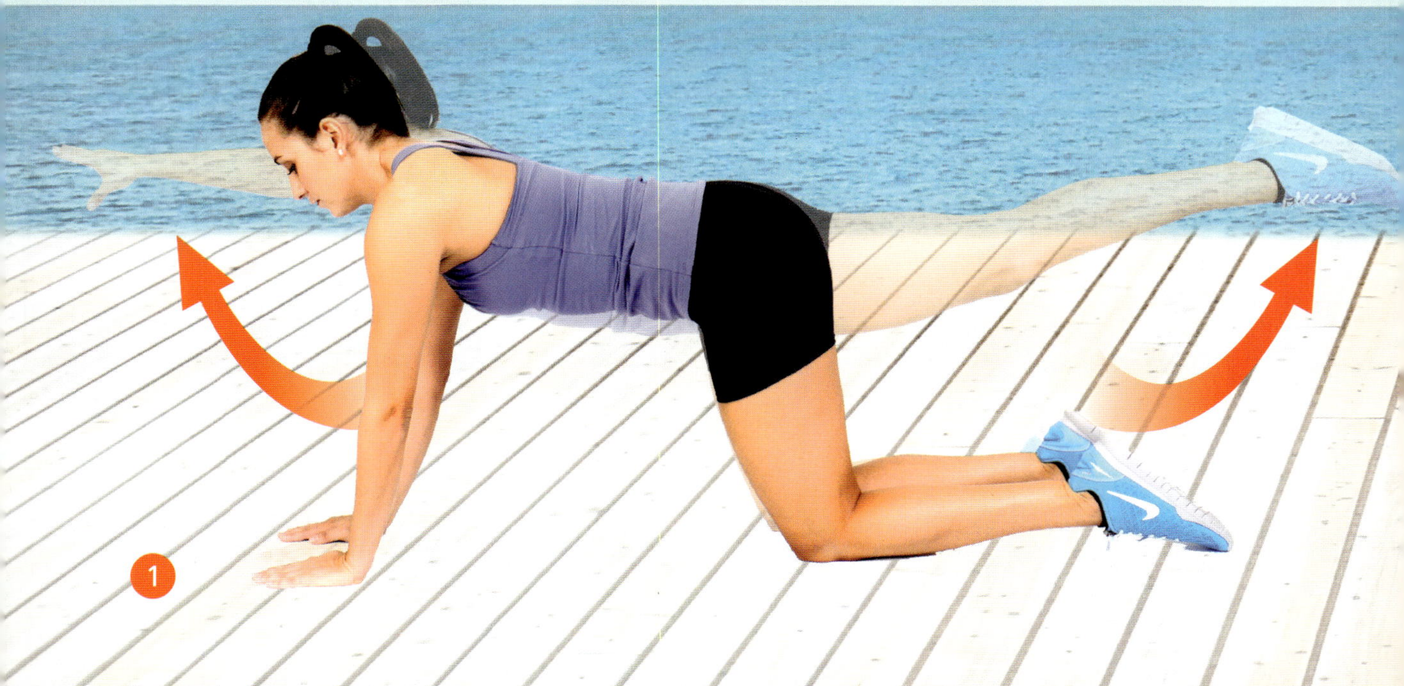

MUSCLES CIBLÉS

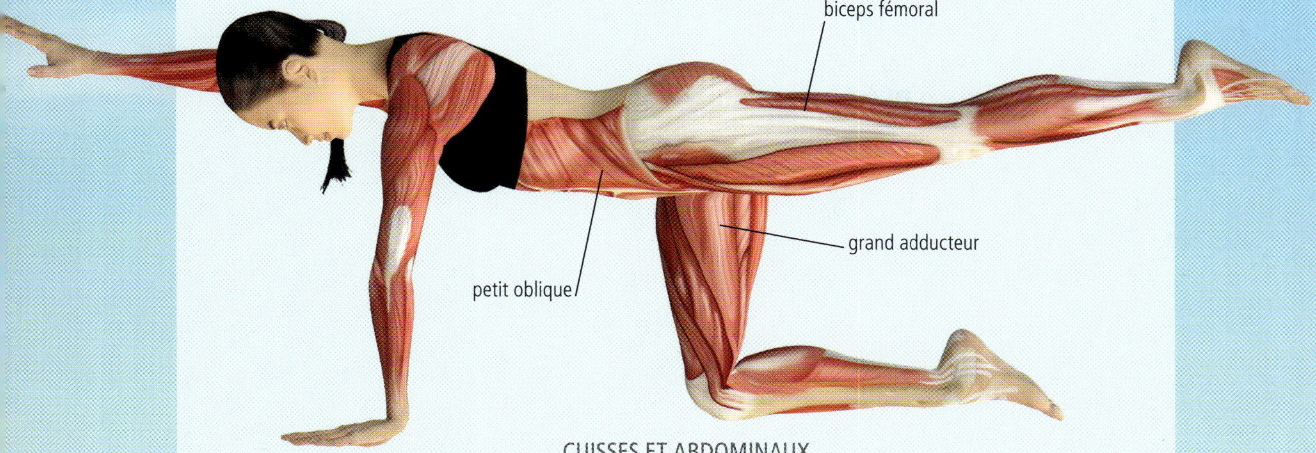

CUISSES ET ABDOMINAUX

VARIANTE

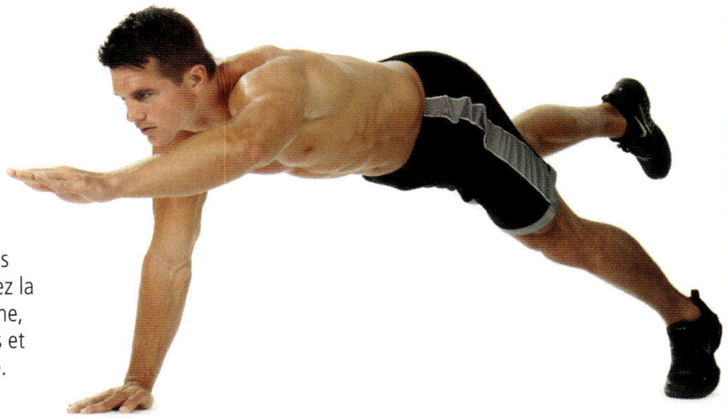

Plutôt que de vous agenouiller, prenez la position de planche, puis levez un bras et la jambe opposée.

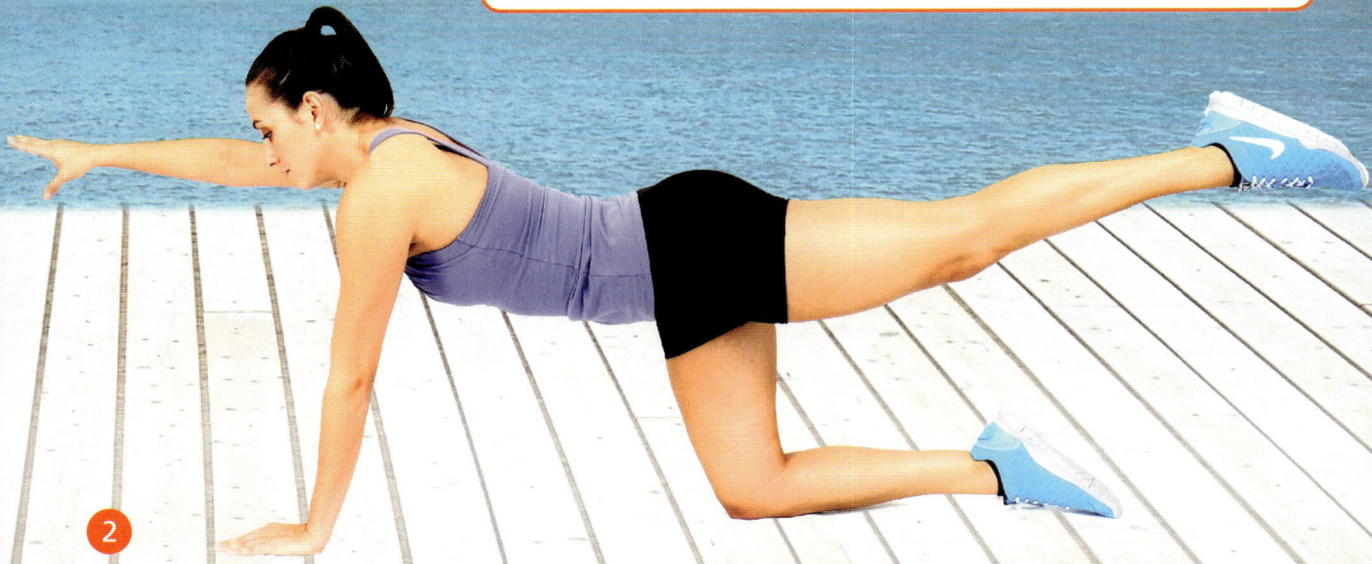

2

Série de la coque de palourde

La série de la coque de palourde est un exercice simple et efficace pour stabiliser les abdominaux et faire travailler les abducteurs et les adducteurs ; on augmente aussi la stabilité du bassin. Cet exercice vise les muscles des fesses et les ischio-jambiers, en produisant une bonne part d'activité musculaire des moyens et des grands fessiers. On peut hausser le niveau de difficulté en ajoutant une bande de résistance autour des genoux.

Étape 1 Allongez-vous sur le côté, les genoux joints, en appui sur l'avant-bras, l'autre main sur le sol devant vous ou reposant sur la hanche.

Étape 2 Pliez légèrement la jambe supérieure et ouvrez-la lentement tout en gardant la colonne vertébrale droite et le corps stable. Ouvrez et fermez vos jambes 10 fois, en gardant les pieds joints.

Étape 3 Soulevez les chevilles du sol. Ouvrez et fermez les jambes 10 fois, en gardant les pieds joints.

Étape 4 Répétez avec le côté opposé.

ACTION CORRECTE

- Gardez la colonne vertébrale droite tout au long du mouvement.
- Contrôlez l'amplitude du mouvement.
- Gardez les pieds en contact l'un avec l'autre.

ÉVITEZ

- De laisser les hanches se soulever en levant les genoux.
- De faire un mouvement désordonné.

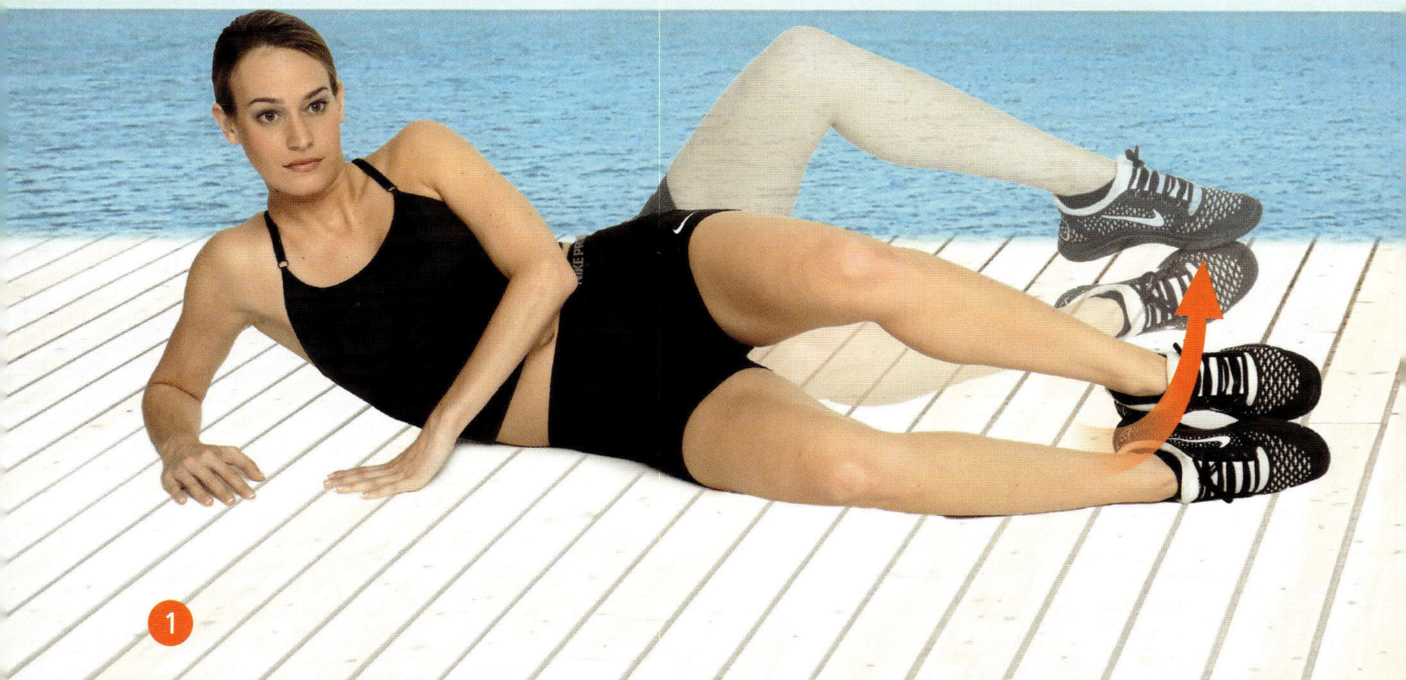

1

MUSCLES CIBLÉS

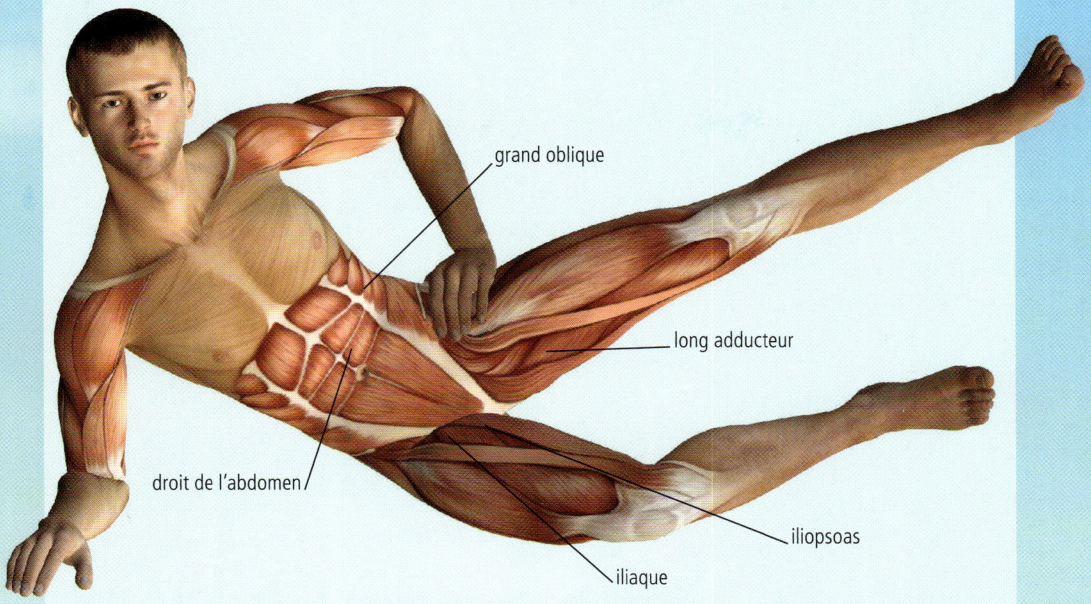

ABDOMINAUX ET ABDUCTEURS

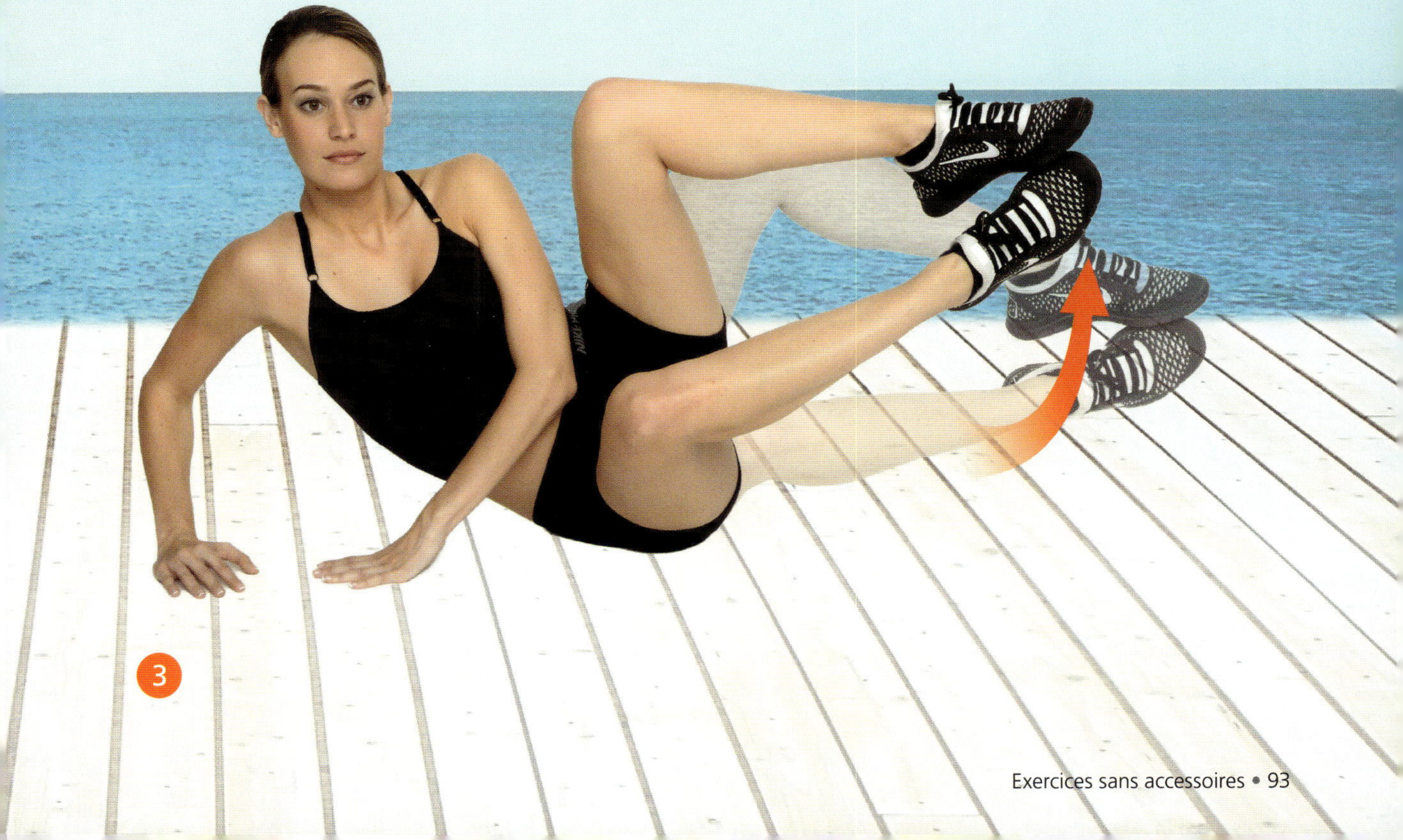

3

Élévation de la jambe, main aux orteils

L'élévation de la jambe main aux orteils est un exercice exigeant qui augmentera la stabilité abdominale et celle des jambes. On peut le rendre plus difficile en ajoutant l'étape suivante avant de redescendre la jambe : en tenant toujours les orteils, déplacez la jambe sur le côté. Respirez régulièrement et gardez la position 5 secondes environ.

Étape 1 Mettez-vous debout, la main droite sur la hanche et votre poids sur le pied droit.

Étape 2 Levez le genou gauche vers la poitrine et agrippez le pied gauche avec la main gauche.

Étape 3 Tendez la jambe gauche devant vous en tenant les orteils avec les doigts. Gardez la position 10 secondes, puis descendez la jambe. Exécutez 5 séquences par jambe.

MUSCLES CIBLÉS

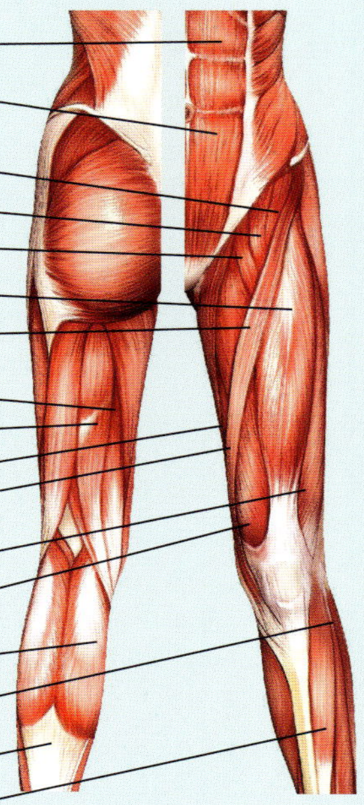

JAMBES

ACTION CORRECTE
- Gardez les hanches vers l'avant et alignées.

ÉVITEZ
- De sautiller sur le pied.

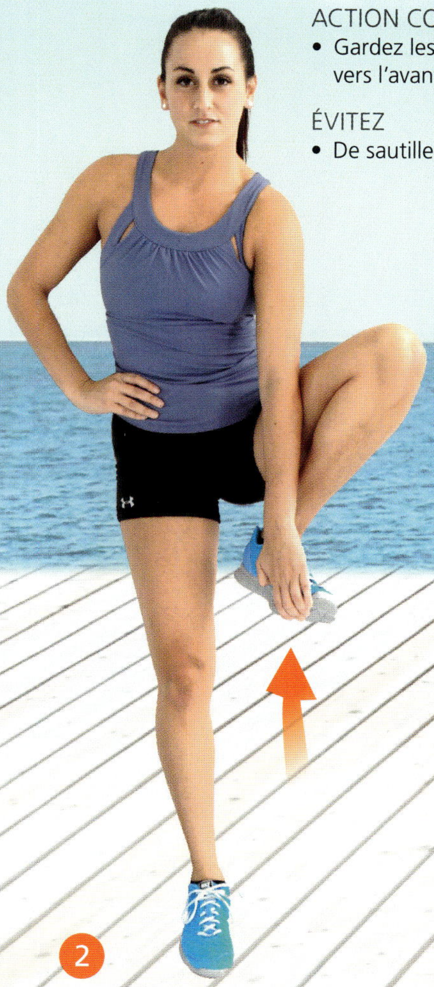

2

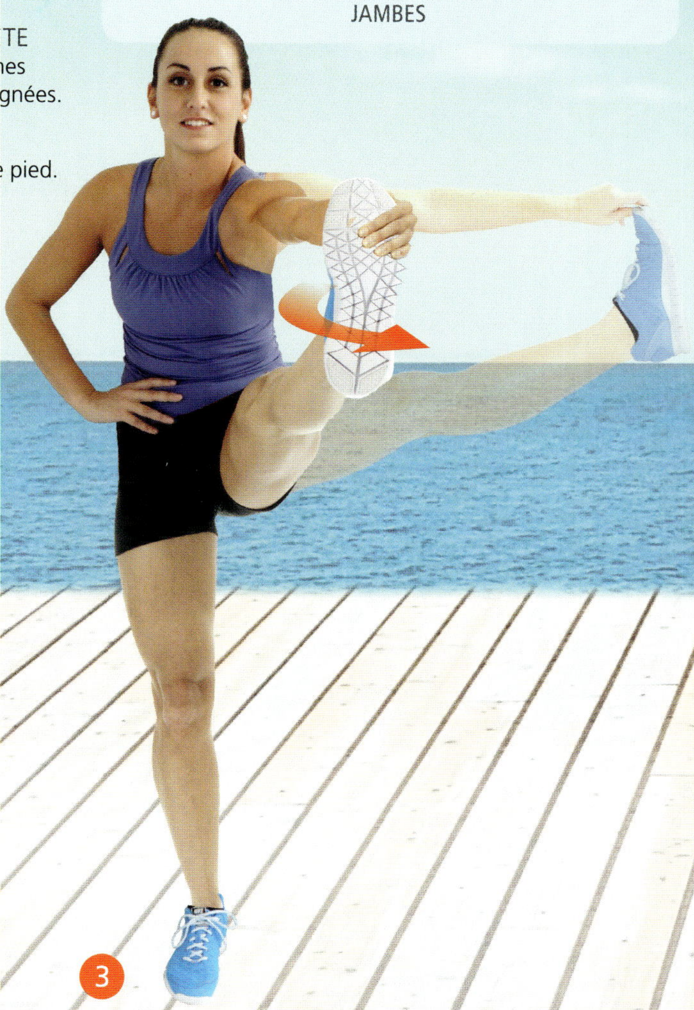

3

Élévation latérale à genoux

Tonifiez l'extérieur des cuisses et les muscles centraux avec cet exercice de Pilates. Prenez soin de ne pas laisser le pied toucher le sol avant que l'exercice ne soit terminé. Vous pouvez rendre l'élévation latérale à genoux plus facile en prenant appui sur un bras.

MISE EN GARDE Déconseillé si vous avez des douleurs aux poignets, des problèmes d'épaules ou des douleurs au bas du dos.

Étape 1 Agenouillez-vous sur le sol, la jambe droite tendue sur le côté et la jambe gauche alignée sur les hanches. Placez les deux mains derrière la tête, les coudes vers l'extérieur.

Étape 2 Levez la jambe droite du plancher, pour l'amener à la hauteur des hanches. Répétez la séquence 5 ou 6 fois. Changez de côté et répétez avec la jambe gauche.

MUSCLES CIBLÉS

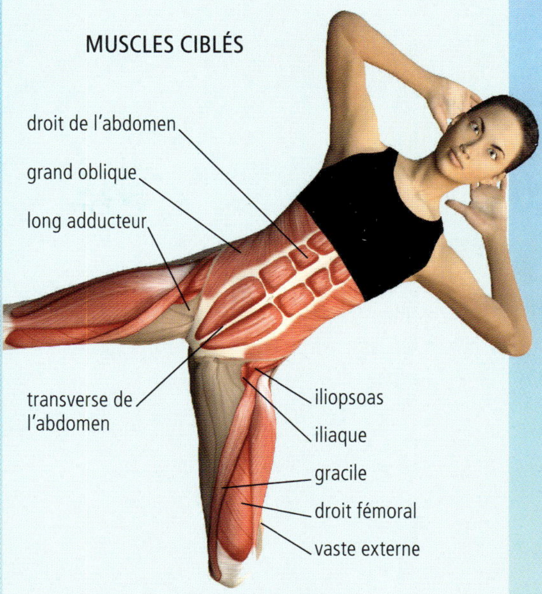

ABDOMINAUX ET CUISSES

ACTION CORRECTE

- Le torse reste aligné pour mieux équilibrer le mouvement de la jambe.
- Le cou est détendu et allongé.
- La jambe est allongée aussi loin que possible.

ÉVITEZ

- D'affaisser le cou ou les épaules.

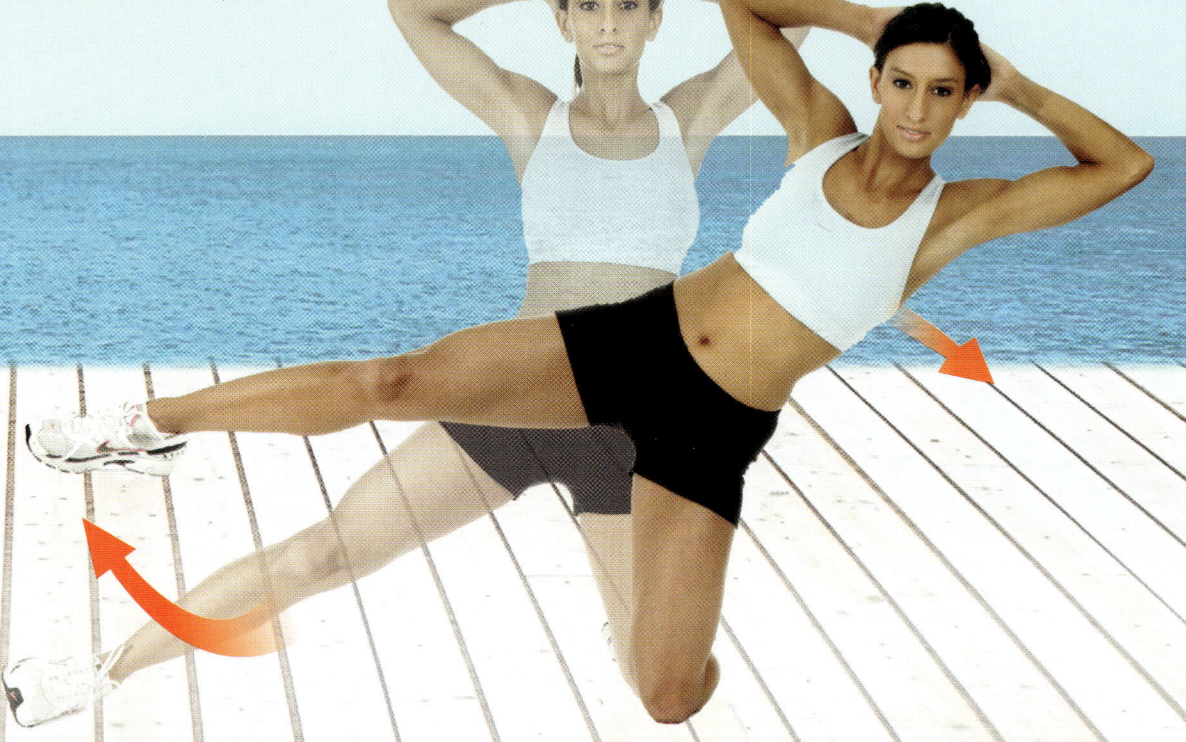

Fente basse latérale

La fente basse latérale améliore la mobilité des hanches et aide à assouplir les muscles des fesses et de l'aine. Cet exercice exige de l'équilibre, de la force et de la coordination. Assurez-vous d'avoir correctement étiré les muscles des cuisses avant d'exécuter cet exercice.

MISE EN GARDE Déconseillé si vous avez des problèmes d'épaules ou des douleurs au bas du dos.

MUSCLES CIBLÉS

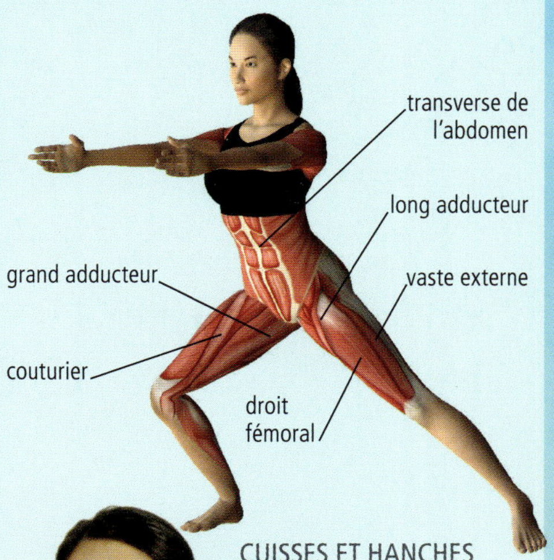

CUISSES ET HANCHES

Étape 1 Mettez-vous debout, les hanches droites et les bras tendus devant vous, parallèles au sol.

Étape 2 Faites un pas vers la gauche. Tout en maintenant la colonne vertébrale neutre, accroupissez-vous sur la jambe droite en inclinant votre buste vers l'avant. Commencez à allonger la jambe gauche en gardant les deux pieds à plat sur le sol.

Étape 3 Pliez le genou droit jusqu'à ce que la cuisse soit parallèle au sol et la jambe gauche complètement tendue.

Étape 4 En gardant les bras parallèles au sol, contractez les fesses et enlevez de la pression au pied droit pour revenir à la position de départ. Exécutez la séquence 10 fois de chaque côté.

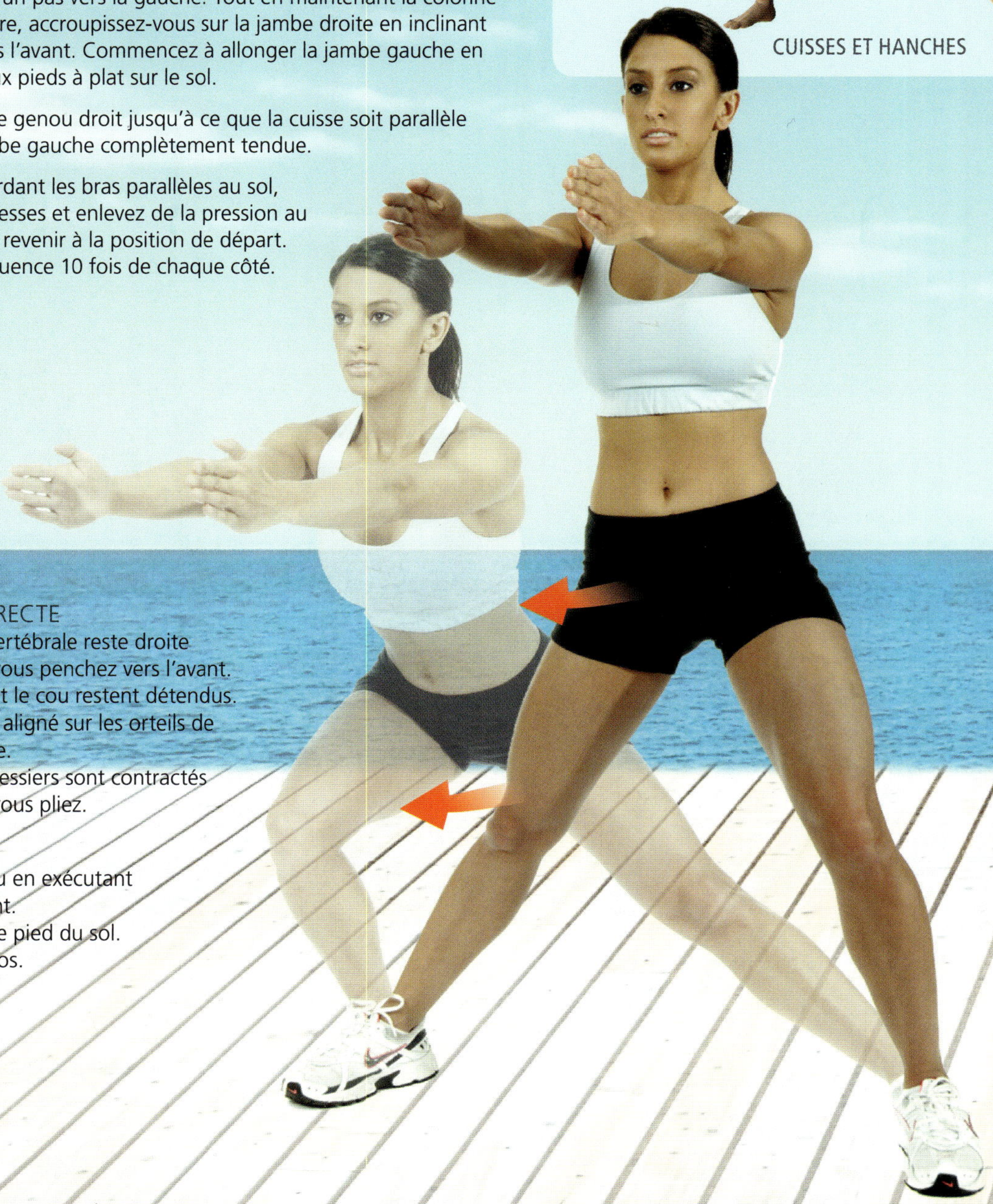

ACTION CORRECTE
- La colonne vertébrale reste droite quand vous vous penchez vers l'avant.
- Les épaules et le cou restent détendus.
- Le genou est aligné sur les orteils de la jambe pliée.
- Les muscles fessiers sont contractés quand vous vous pliez.

ÉVITEZ
- D'étirer le cou en exécutant le mouvement.
- De soulever le pied du sol.
- D'arquer le dos.

Fente haute

La fente haute sollicite les muscles du bas du corps ainsi que la zone inférieure de l'abdomen. Cet exercice aide à étirer et à renforcer les cuisses, particulièrement les fléchisseurs des hanches ; il ouvre la région de l'aine, tonifie les mollets et renforce le bas du dos.

MISE EN GARDE Déconseillé si vous avez des douleurs aux poignets, des problèmes d'épaules ou des douleurs au bas du dos.

Étape 1 Mettez-vous debout. Déplacez le pied droit vers l'avant, puis venez poser les mains sur le sol de chaque côté du pied.

Étape 2 Reculez le pied gauche en gardant les jambes alignées sur les hanches. Gardez la plante du pied avant en contact avec le sol.

Étape 3 Pressez la plante du pied droit sur le sol, contractez les muscles de la cuisse et pressez pour maintenir la jambe gauche tendue. Gardez la position 5 ou 6 secondes.

Étape 4 Revenez lentement en position debout, puis répétez de l'autre côté. Effectuez l'exercice 10 fois de chaque côté.

MUSCLES CIBLÉS

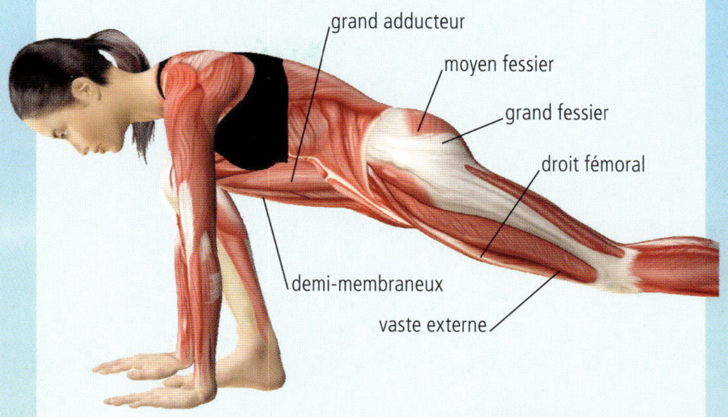

FESSES ET CUISSES

ACTION CORRECTE
- La colonne vertébrale s'allonge en maintenant la position correcte des épaules et du haut du corps.

ÉVITEZ
- De laisser s'affaisser le genou tendu à l'arrière.

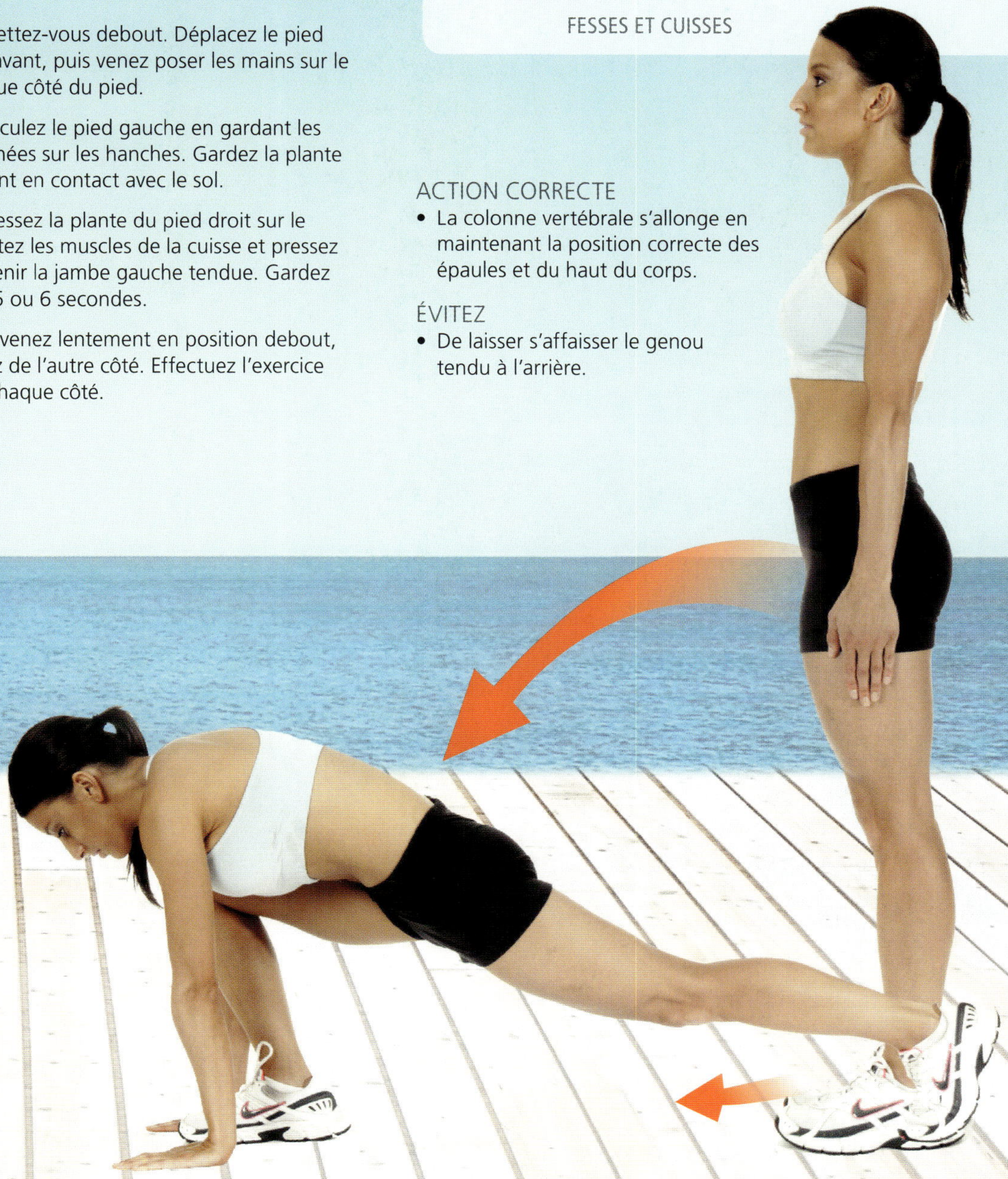

Appui sur serviette

L'exercice en appui sur une serviette est une excellente façon d'optimiser votre séance d'entraînement de la poitrine en exploitant au maximum le poids du corps. Il fait aussi appel à de nombreux autres muscles des bras, du dos, des hanches et de l'abdomen pour vous permettre de rester stable. Faites-le régulièrement et vous constaterez une réelle amélioration dans la force de votre poitrine, des bras et des muscles centraux.

MISE EN GARDE Déconseillé si vous avez des douleurs aux poignets, des problèmes aux épaules ou des douleurs au bas du dos.

Étape 1 Étendez une serviette devant vous sur le sol. Prenez la position de planche, les coudes bien ouverts et la serviette sous les mains.

Étape 2 Tout en gardant une position de planche rigide et en mettant votre poids sur les pointes des pieds, rapprochez vos mains l'une de l'autre. La serviette doit se plisser sous le sternum.

Étape 3 En poussant les mains vers l'extérieur, étendez la serviette pour revenir à la position de départ. Faites l'exercice 10 fois.

MUSCLES CIBLÉS

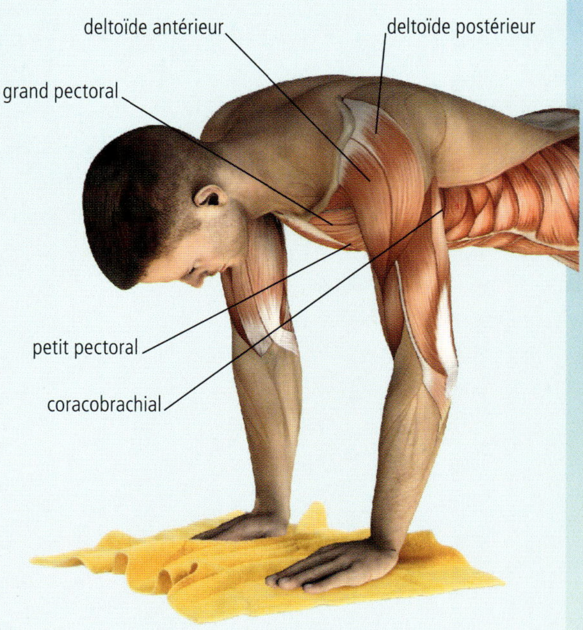

POITRINE ET BRAS

ACTION CORRECTE

- Les mains doivent rester alignées sous les épaules.
- Le poids est réparti également sur les deux pointes de pied.

ÉVITEZ

- De laisser les hanches s'affaisser.
- De baisser la tête en rapprochant et en éloignant les mains.
- De plier les coudes.

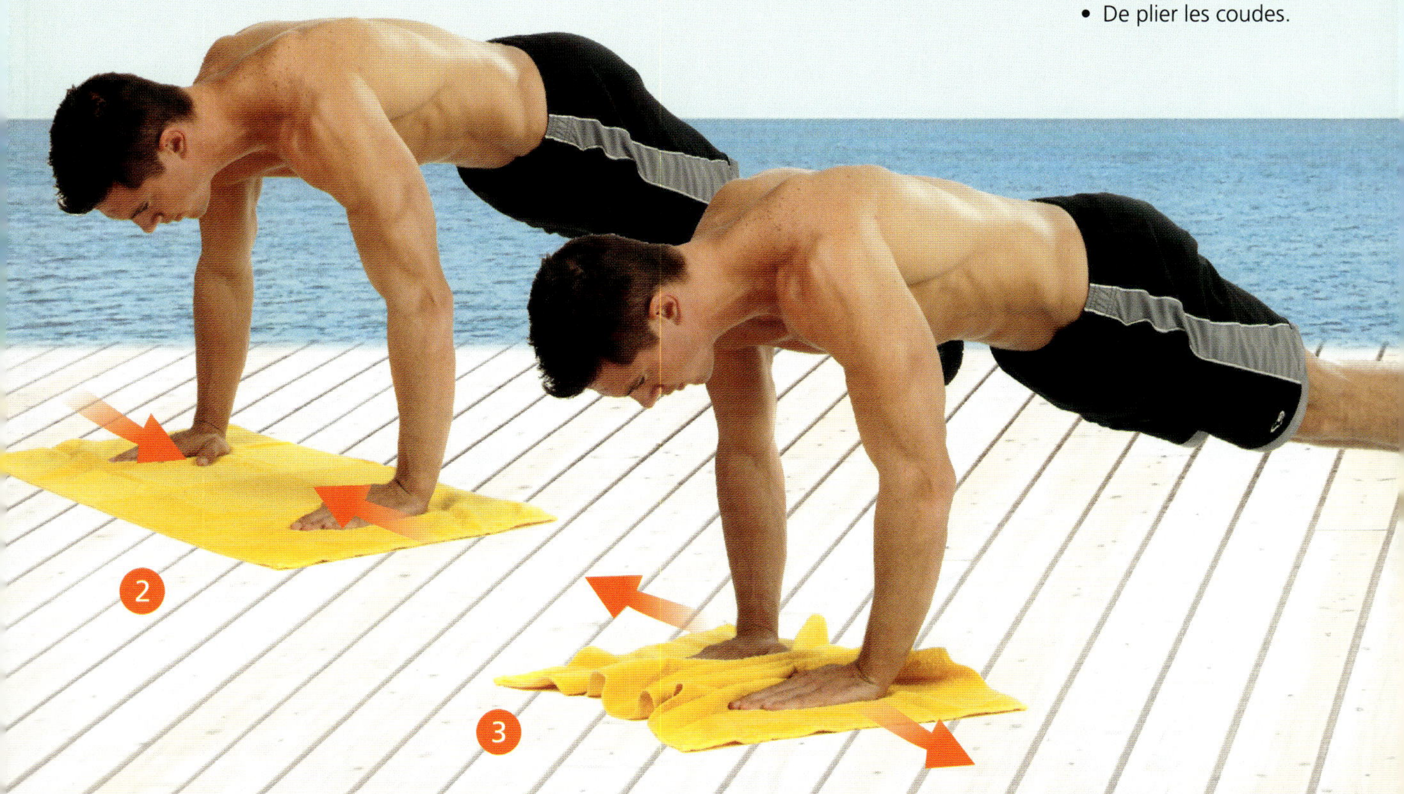

Scie humaine

La scie humaine est pratiquement une combinaison de la planche et du déroulement. C'est un exercice exigeant qui améliore la force et la définition des muscles centraux. Les exercices de planche sont assez difficiles, mais ils peuvent faire travailler encore plus les muscles centraux si on ajoute un tout petit peu de mouvement. La scie humaine est vraiment une façon très efficace de faire travailler les abdominaux sans exécuter des centaines de demi-redressements. On peut la rendre plus difficile en élevant les jambes sur un bloc ou un ballon d'exercice.

Étape 1 Agenouillez-vous sur le sol, puis allongez-vous et soutenez-vous sur les avant-bras, les paumes à plat sur le sol.

Étape 2 Soulevez-vous afin d'être en équilibre sur les avant-bras et les pointes de pied.

Étape 3 Déplacez le corps d'avant en arrière en 3 séries de 10 séquences (pour en arriver à 20).

MUSCLES CIBLÉS

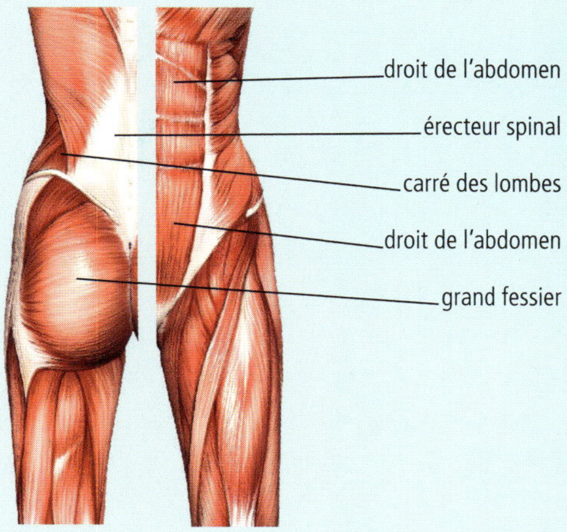

ARRIÈRE AVANT

ABDOMINAUX ET FESSES

ACTION CORRECTE
- Gardez le corps complètement allongé et en ligne droite.

ÉVITEZ
- De trop utiliser le bas du dos en vous élevant plus haut que parallèle au sol.

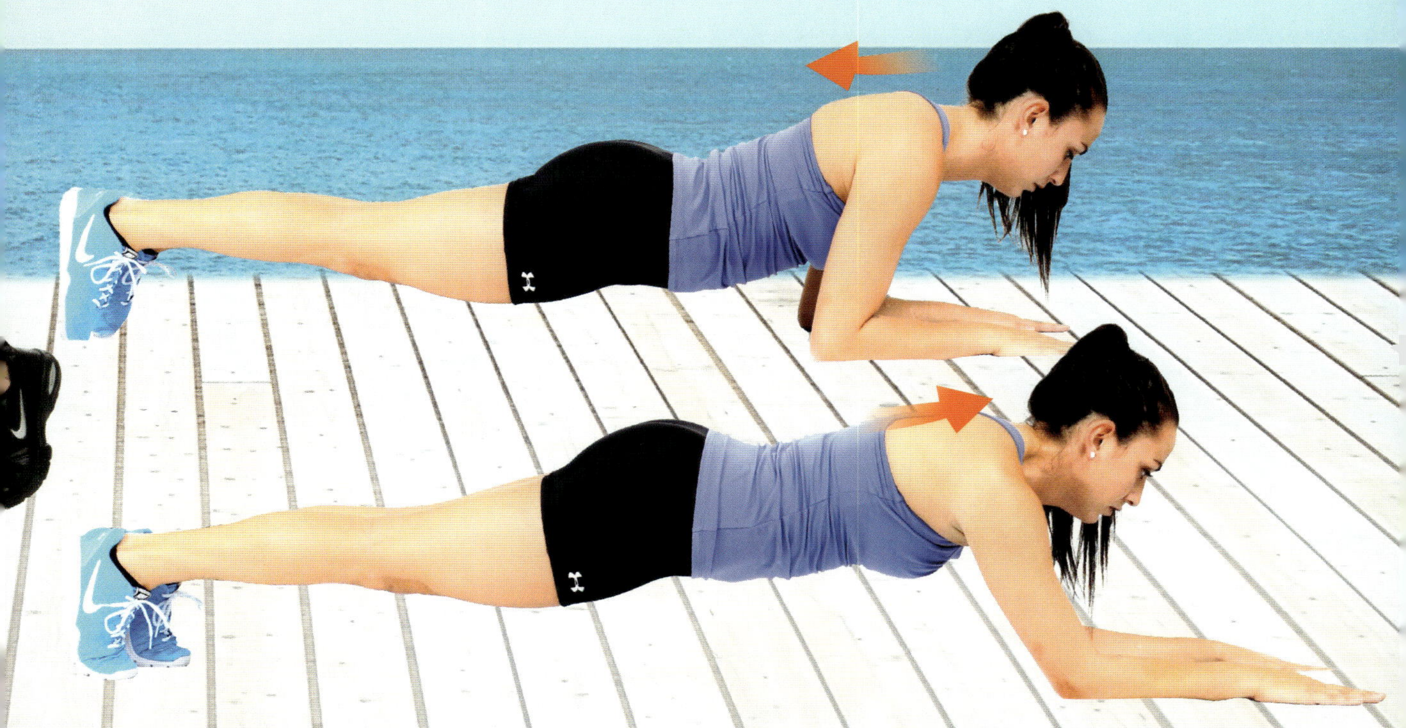

Nage

L'exercice de la nage améliore la force et le soutien du bas du dos. On peut rendre cet exercice plus difficile en levant les deux bras et les deux jambes en même temps (exercice appelé couramment Superman).

Étape 1 Allongez-vous sur le ventre, les bras tendus devant vous.

Étape 2 Soulevez en même temps le bras gauche et la jambe droite du sol, de même que la tête et les épaules, puis redescendez-les sur le sol.

Étape 3 Répétez l'exercice avec les membres opposés.

Étape 4 Exécutez la séquence 10 fois de chaque côté.

MUSCLES CIBLÉS

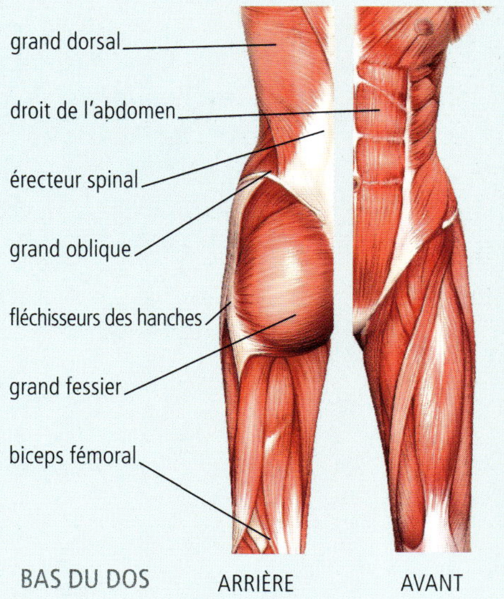

ACTION CORRECTE
- Levez les jambes et les bras aussi haut que possible.

ÉVITEZ
- De trop contracter le cou.

VARIANTE

On peut rendre cet exercice plus difficile en levant les deux bras et les deux jambes en même temps (Superman).

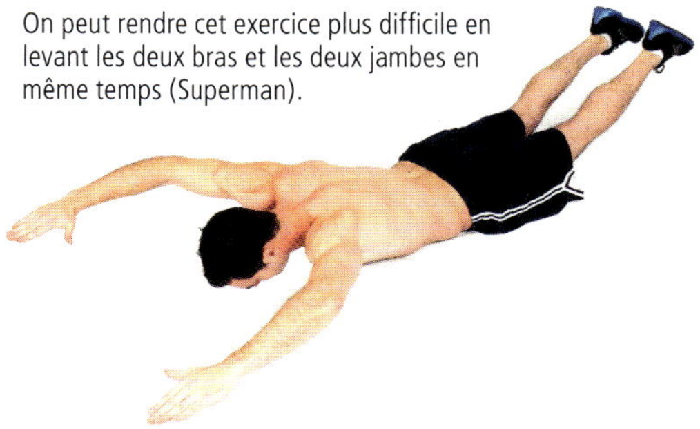

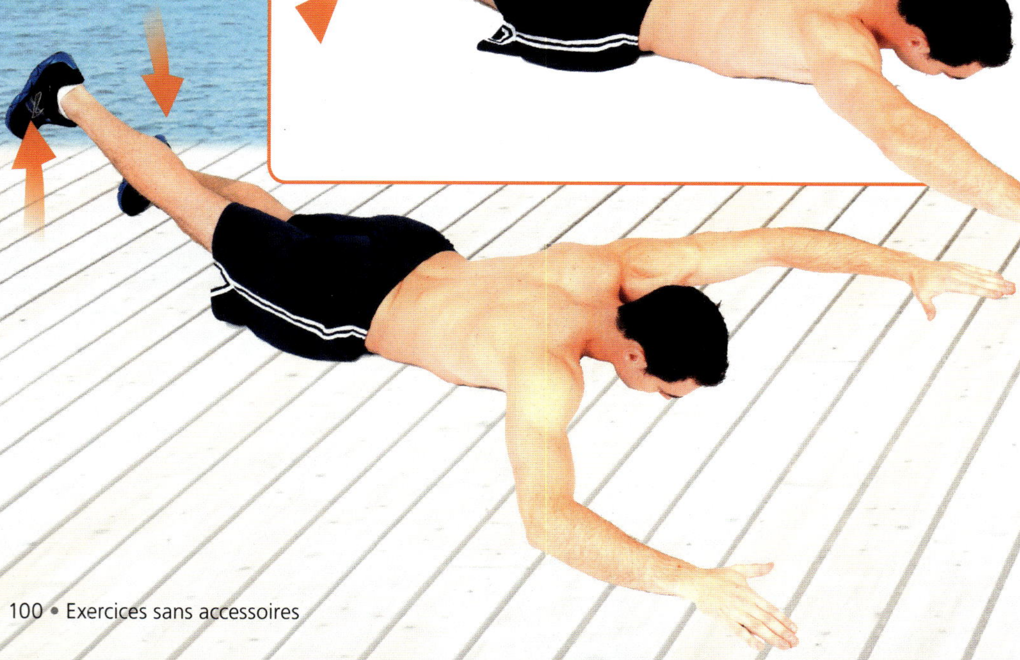

Torsion des hanches

La torsion des hanches est un excellent exercice de tonification musculaire qui tonifiera la taille et renforcera les muscles centraux ainsi que les muscles obliques. En même temps, il fera travailler les épaules et les abdominaux.

MISE EN GARDE Déconseillé si vous avez des douleurs aux poignets, des problèmes d'épaules ou des douleurs au bas du dos.

Étape 1 Asseyez-vous sur le sol, les bras derrière le corps pour supporter votre poids. Les jambes sont serrées et tendues au-dessus du sol.

Étape 2 Engagez les abdominaux et les épaules pour plus de stabilité.

Étape 3 Déplacez les deux jambes vers la droite en les maintenant bien serrées et en formant un arc vers le sol.

Étape 4 Continuez l'arc avec les jambes aussi bas que la stabilité du bassin peut le permettre.

Étape 5 Ramenez les jambes à la position de départ. Répétez 2 à 6 fois dans chaque direction.

MUSCLES CIBLÉS

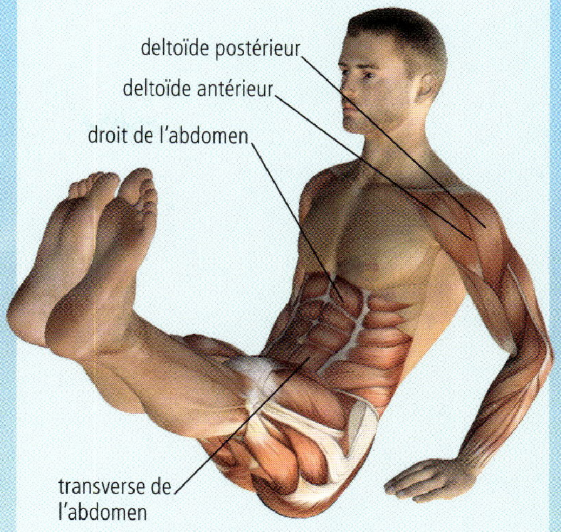

MUSCLES CENTRAUX

ACTION CORRECTE

- Les jambes sont tendues pendant qu'elles se déplacent d'un côté à l'autre.
- Le cou est allongé.

ÉVITEZ

- De contracter le cou et les muscles des épaules.

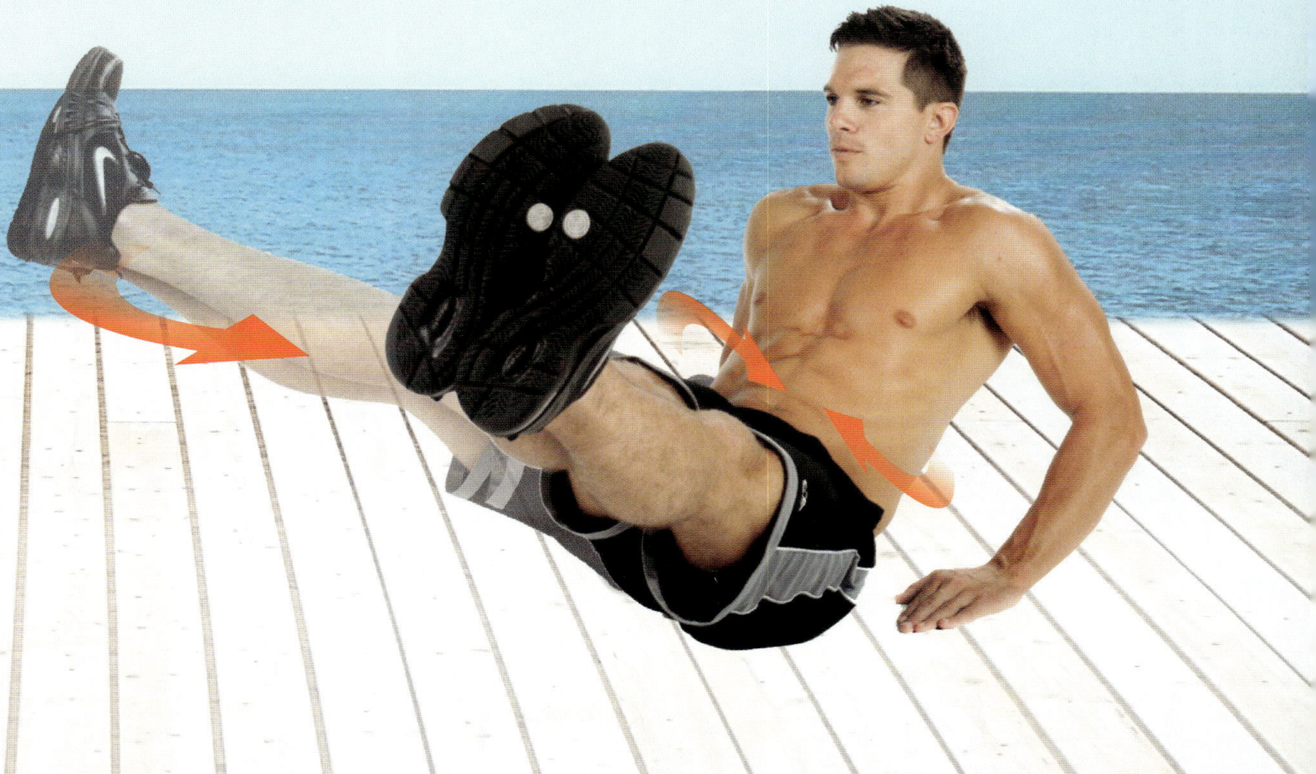

Torsion russe

La torsion russe fait travailler les muscles de l'abdomen. Il est utilisé pour développer la réaction explosive du haut du torse, utile dans des sports comme le baseball et le golf.

MISE EN GARDE Déconseillé si vous avez des problèmes d'épaules ou des douleurs au bas du dos.

Étape 1 Asseyez-vous par terre, les genoux pliés et les pieds à plat sur le sol. Soulevez le torse. Levez les bras pour qu'ils soient parallèles au sol. Le dos droit, inclinez le buste vers l'arrière.

Étape 2 Faites pivoter le haut du corps vers la droite, en visant le plancher avec les mains.

Étape 3 Revenez au centre et pivotez vers la gauche. Faites l'exercice 10 fois de chaque côté.

MUSCLES CIBLÉS

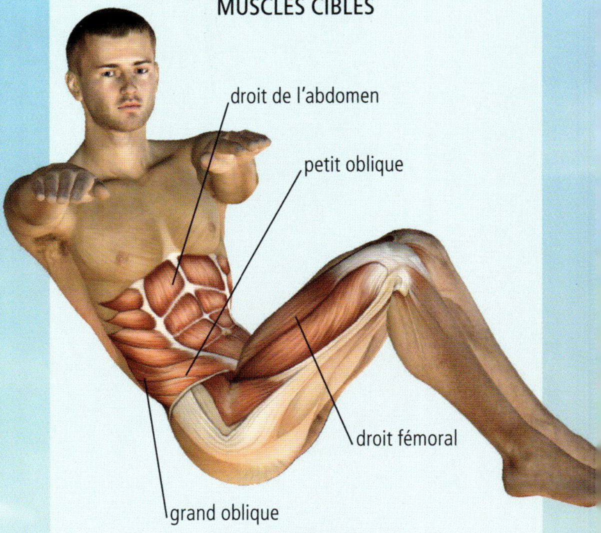

ABDOMINAUX

ACTION CORRECTE
- Les pieds doivent rester à plat sur le sol durant la torsion.
- Les genoux sont étroitement serrés.
- Le cou et les épaules restent détendus.

ÉVITEZ
- De bouger les pieds ou les genoux sur le côté durant la torsion.

VARIANTE

Plus difficile – Soulevez les pieds du sol et faites pivoter le torse d'un côté à l'autre en rapprochant et éloignant les genoux du torse durant la torsion.

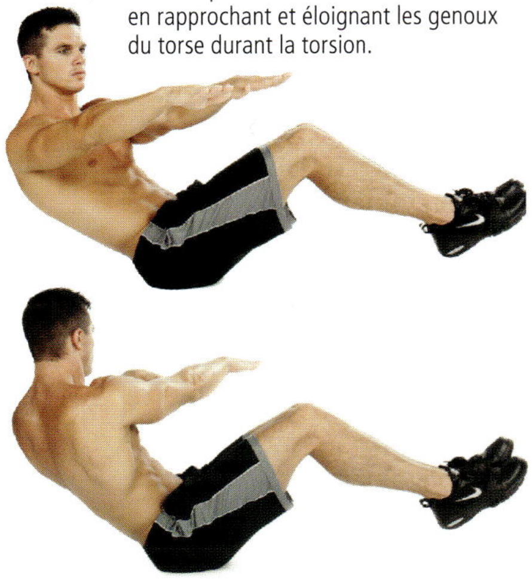

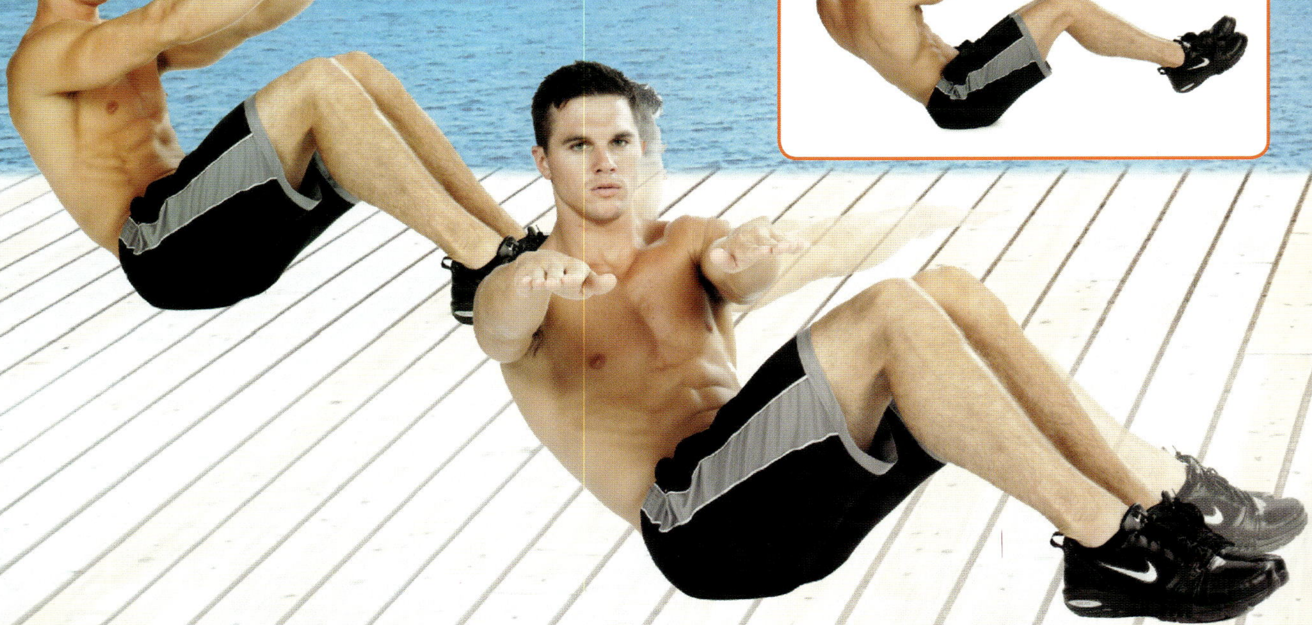

Torsion

Les obliques, situés de chaque côté du torse, sont responsables du fléchissement et de la rotation du torse. Ils sont utilisés dans presque toutes les activités. Il est donc essentiel de les faire travailler.

MISE EN GARDE Déconseillé si vous avez des douleurs aux poignets, des problèmes d'épaules ou des douleurs au bas du dos.

Étape 1 Allongez-vous sur le côté droit, les jambes allongées et étroitement serrées. Pressez la hanche droite sur le sol et utilisez les deux mains pour supporter le torse.

Étape 2 Placez la main droite directement sous l'épaule et poussez le corps en position de planche latérale en équilibre sur un bras.

Étape 3 En rentrant le nombril vers la colonne vertébrale, tendez le bras gauche vers le plafond.

Étape 4 Descendez le bras gauche et croisez-le devant le torse pour faire pivoter le haut du corps vers la droite. Gardez la position en comptant jusqu'à 10.

Étape 5 Revenez à la position de départ, la hanche sur le sol et les deux mains supportant le torse. Répétez la séquence 4 à 6 fois, puis changez de côté.

MUSCLES CIBLÉS

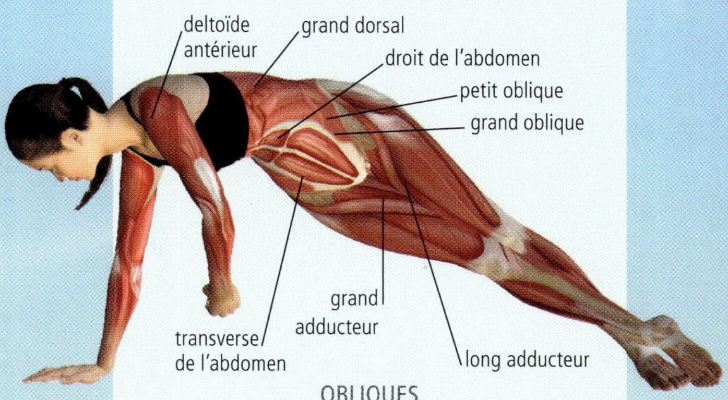

OBLIQUES

ACTION CORRECTE
- Les membres sont étirés autant que possible.
- Les épaules restent stables.
- Les hanches sont soulevées haut pour réduire le poids sur le haut du corps.

ÉVITEZ
- De laisser l'épaule s'affaisser dans sa cavité articulaire.

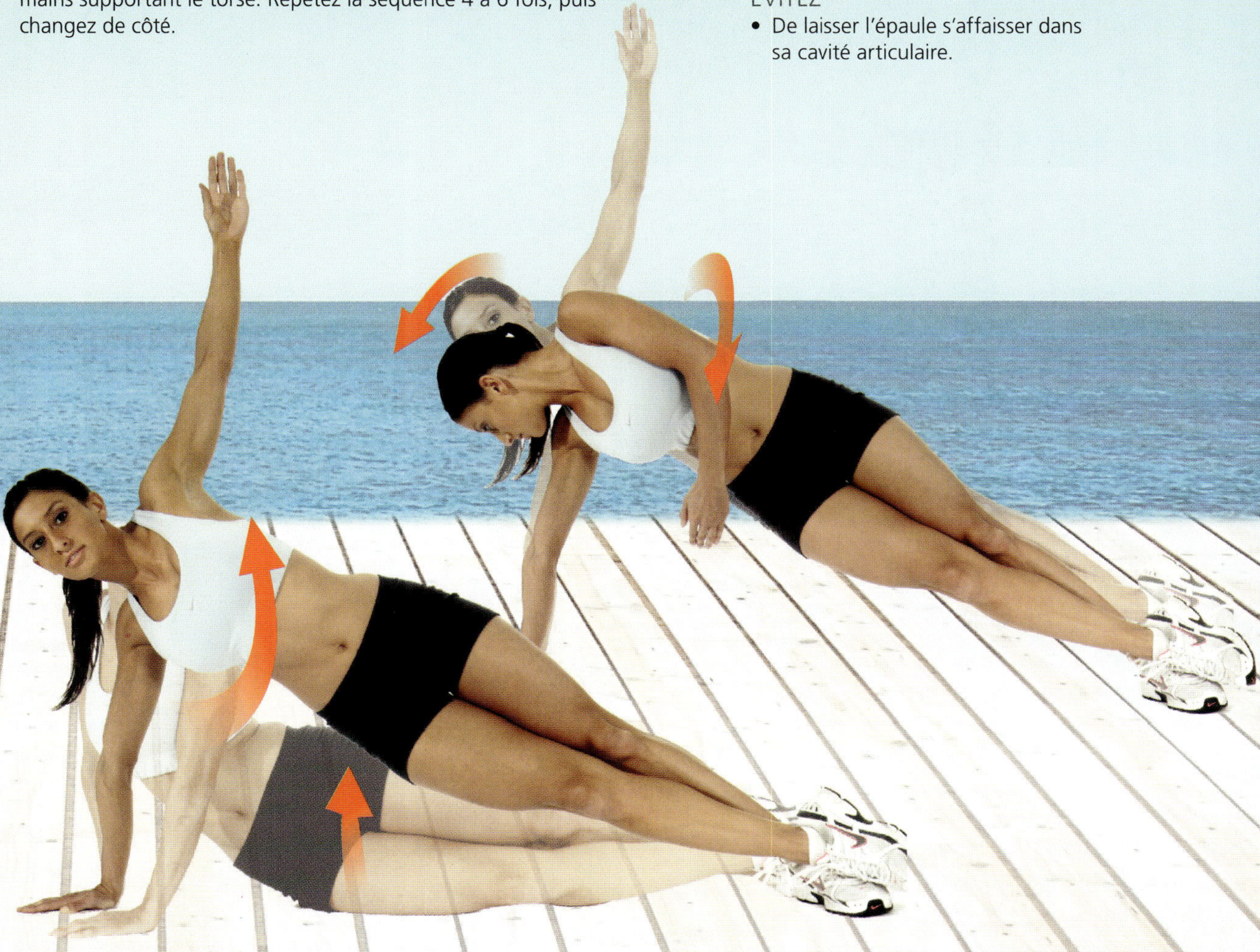

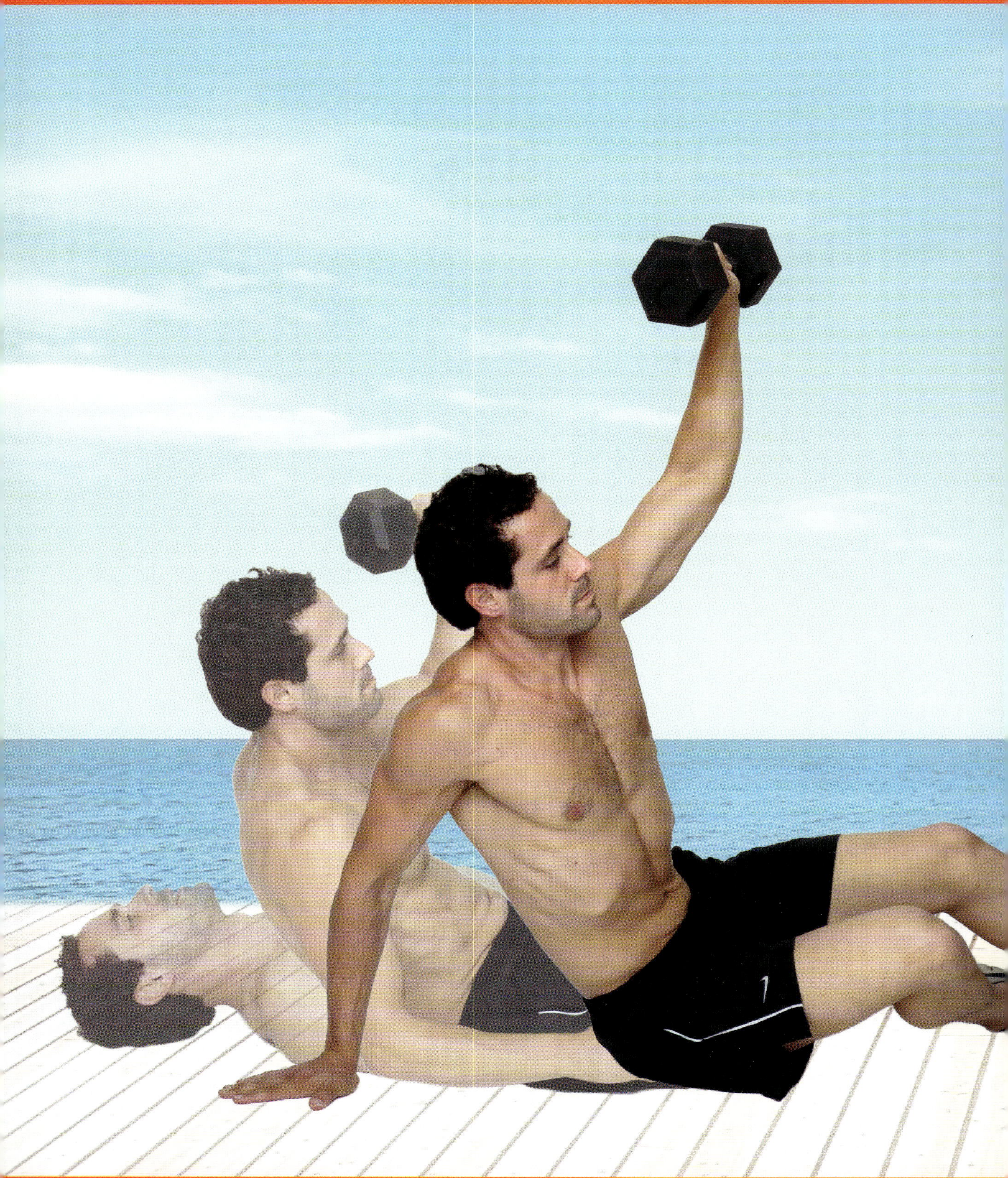

Exercices avec poids

Les poids ont la caractéristique de mettre à contribution de nombreux muscles, avec pour conséquence l'augmentation de la force et de la puissance de tout le corps. Les exercices avec poids libres, comme les kettlebells et les haltères, exigent de la précision, du rythme et, jusqu'à un certain point, de la vitesse d'exécution. Ils offrent aussi l'avantage de pouvoir être pratiqués chez soi, ce qui élimine la nécessité de s'abonner à un club de sport.

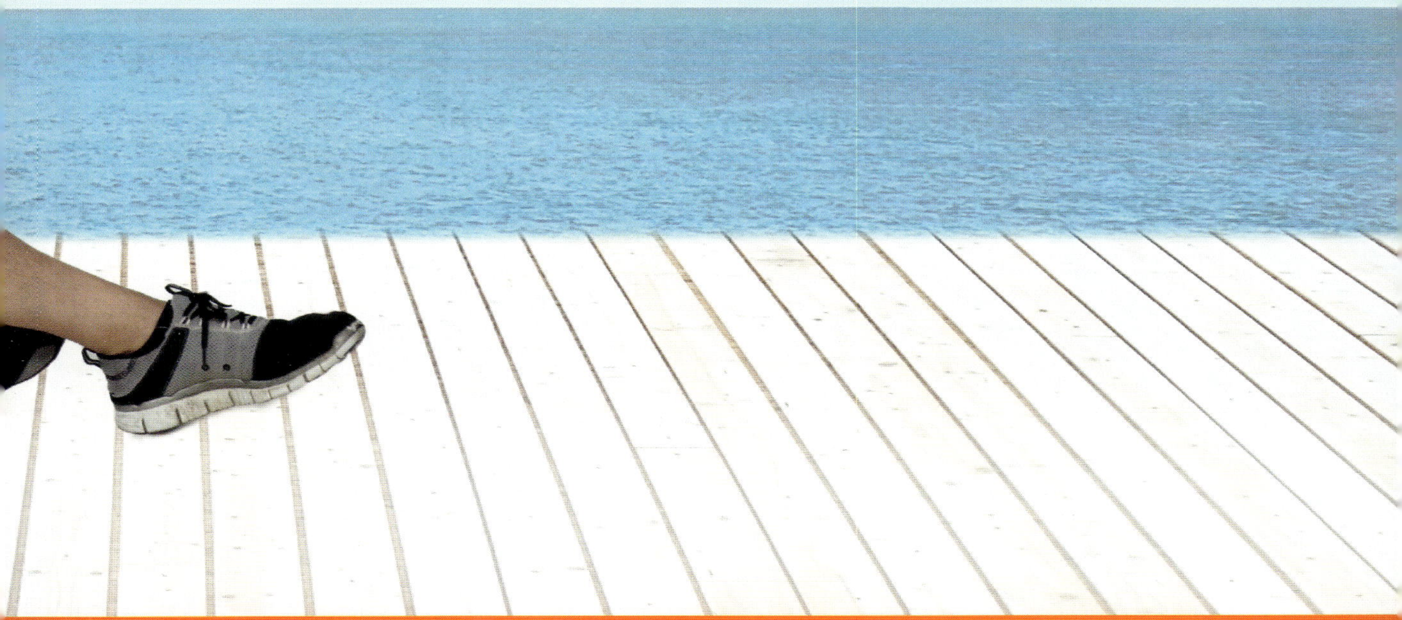

Figure en 8 avec kettlebell

L'exercice figure en 8 avec kettlebell développe la force, essentiellement celle du tronc et des hanches, mais il met à l'épreuve tout le corps. Force, coordination, synchronisme et précision sont requis pour exécuter correctement cet exercice. On l'exécute lentement et plus longtemps que la plupart des exercices. Ainsi, il aide à développer la « force lente » et l'endurance musculaire, plutôt que la puissance explosive ou la vitesse.

Étape 1 Commencez avec une kettlebell dans une main, les jambes largement écartées, les fesses en arrière, le buste penché vers l'avant et le dos plat.

Étape 2 Passez d'abord la kettlebell d'une main à l'autre entre les jambes.

Étape 3 Transférez de nouveau la kettlebell dans la première main, en dessinant un 8 autour de vos jambes.

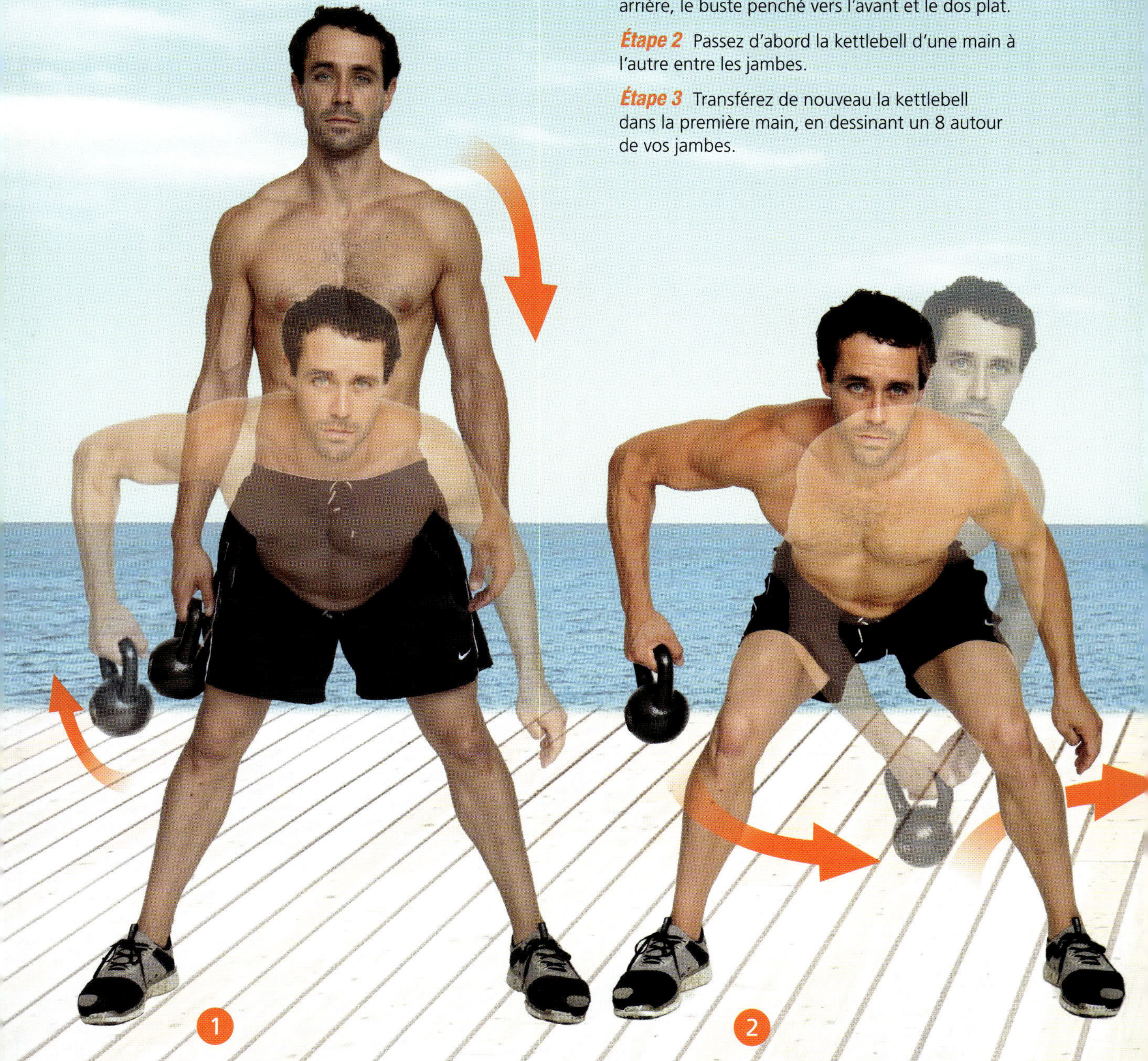

ACTION CORRECTE
- Essayez de répéter la séquence lentement en contrôlant le mouvement.
- Gardez le dos plat tout au long du mouvement.
- Déplacez les hanches d'un côté à l'autre tout au long du mouvement.

ÉVITEZ
- De précipiter l'exercice.
- Les répétitions sautillantes.
- Les transferts trop bas ou incomplets.

Étape 4 Faites 20 passes dans le même sens.

Étape 5 Une fois les 20 passes faites, changez de sens.

Étape 6 Exécutez 20 autres passes.

MUSCLES CIBLÉS

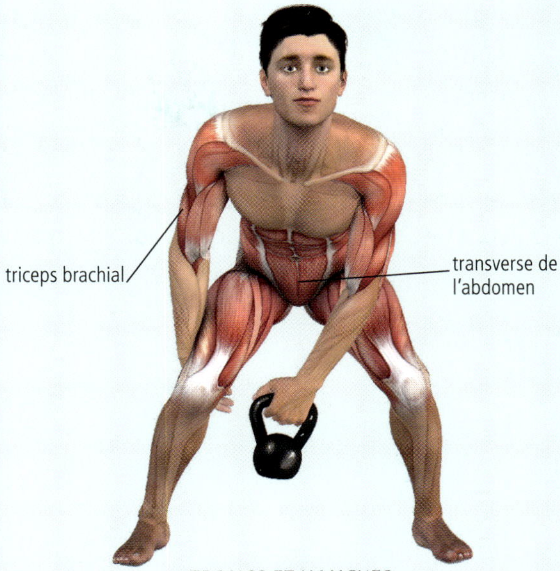

TRONCS ET HANCHES

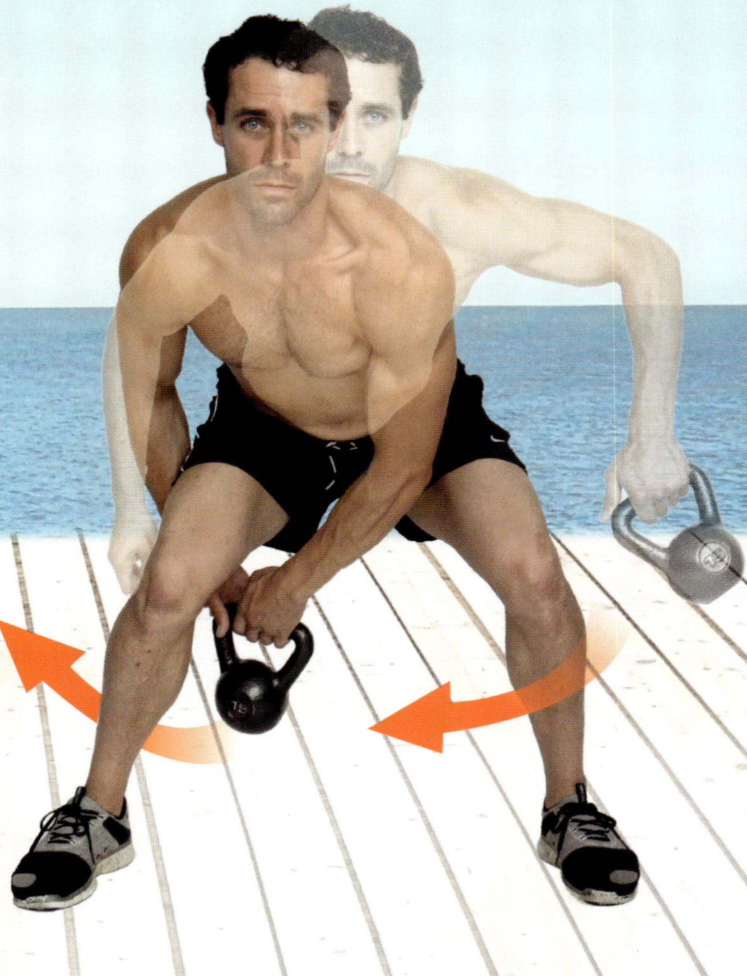

Lever turc avec haltère

Le lever turc est un mouvement très complet qui fait travailler tous les muscles du corps. Il équilibre tout le corps. Sa cible est le centre du corps, point d'origine de tout mouvement.

MISE EN GARDE Déconseillé si vous avez des douleurs aux poignets, des problèmes d'épaule ou des douleurs au bas du dos.

ACTION CORRECTE

- Contractez les muscles centraux tout au long de l'exercice.
- Gardez les yeux sur l'haltère.
- Prenez votre temps.

ÉVITEZ

- De précipiter l'exercice.
- D'immobiliser les hanches.
- D'ignorer les muscles centraux.

Étape 1 Allongez-vous sur le dos, un bras tendu vers le ciel, en tenant un haltère ou une kettlebell à la main, et l'autre bras le long du corps.

Étape 2 Pliez le genou du côté bras au ciel, le pied à plat sur le sol tout en mettant votre poids sur le coude opposé.

Étape 3 Glissez l'autre jambe sous la jambe pliée.

Étape 4 Soulevez-vous en prenant appui sur le bras côté sol.

Étape 5 Revenez en position de départ. Faites l'exercice 10 fois de chaque côté.

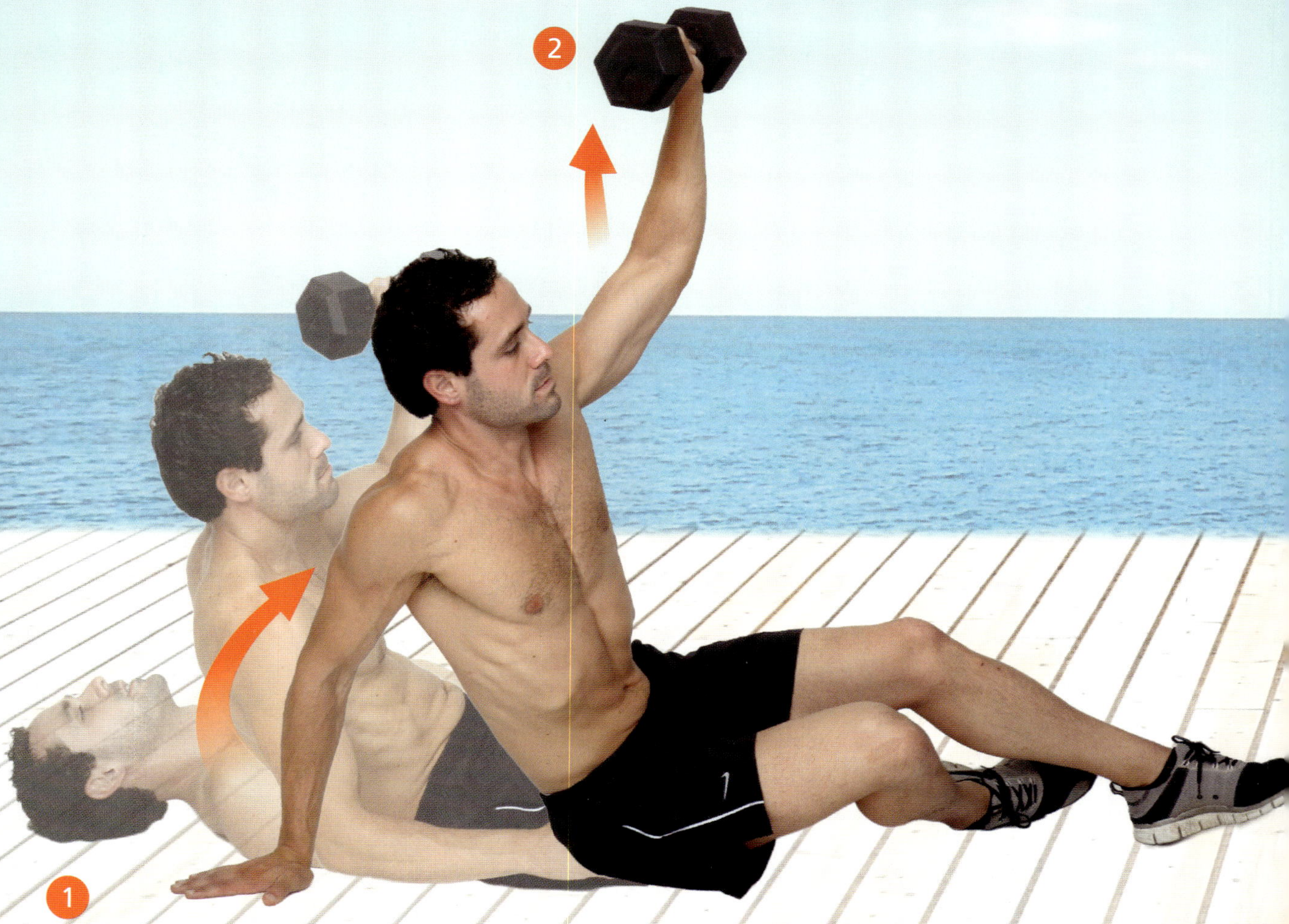

MUSCLES CIBLÉS

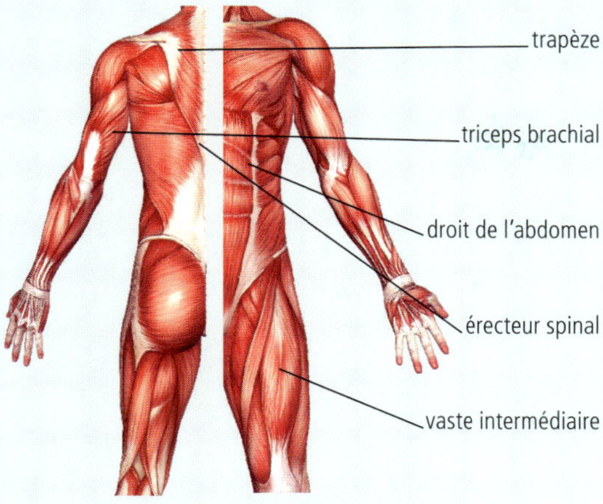

MUSCLES CENTRAUX

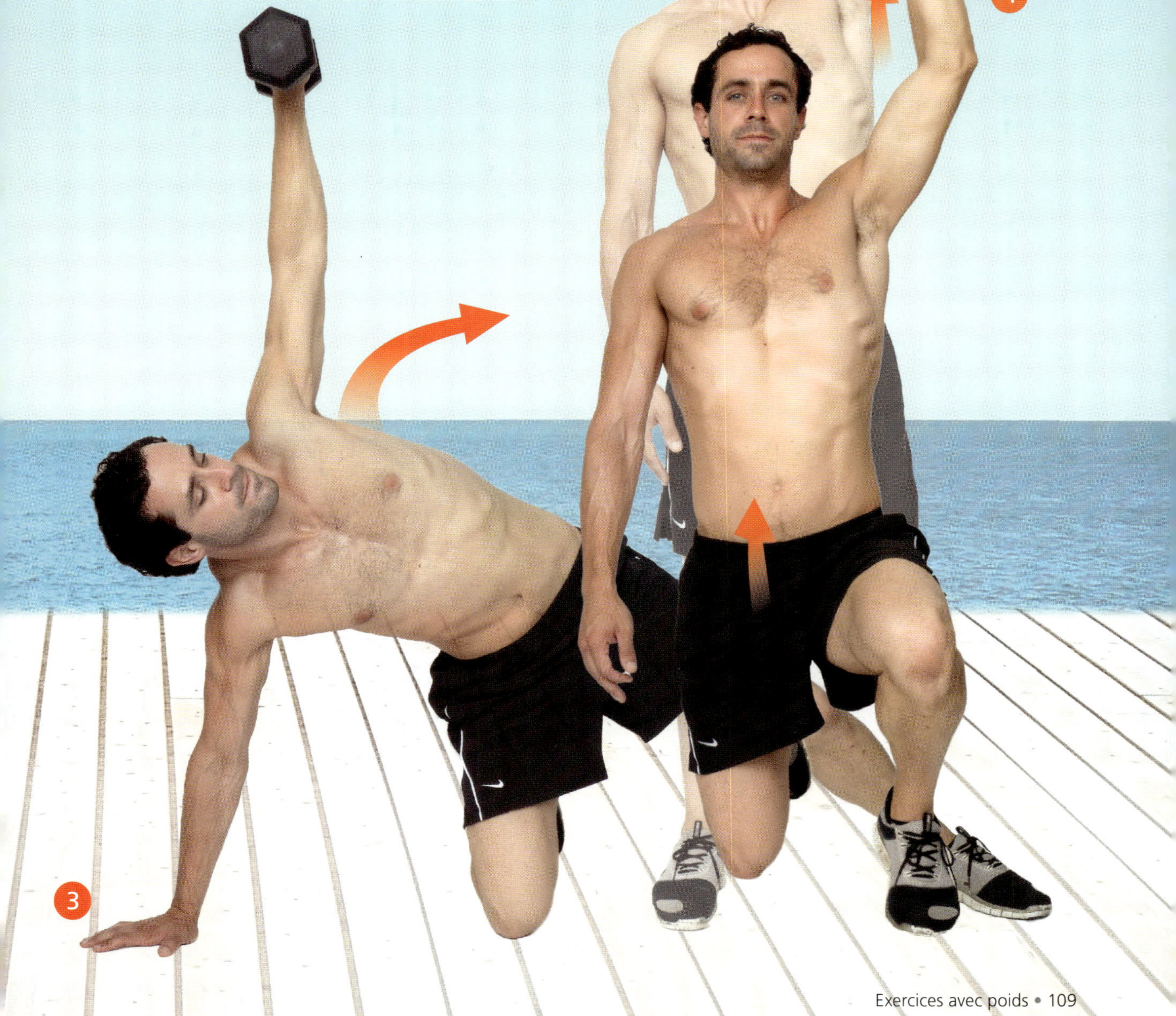

Extension avec roue abdominale

L'un des rôles importants de la partie médiane du corps est d'assurer l'équilibre de ce dernier. Cet exercice renforce la tonicité musculaire de cette zone. Une fois que vous maîtriserez cet exercice étonnamment exigeant, vous pourrez l'exécuter en déplaçant la roue abdominale en diagonale plutôt que droit devant vous. Cette variante cible surtout les obliques. Vous pouvez aussi ajouter un disque sur votre dos pour hausser la difficulté.

MISE EN GARDE Déconseillé si vous avez des douleurs aux poignets, des problèmes d'épaules ou des douleurs au bas du dos.

MUSCLES CIBLÉS

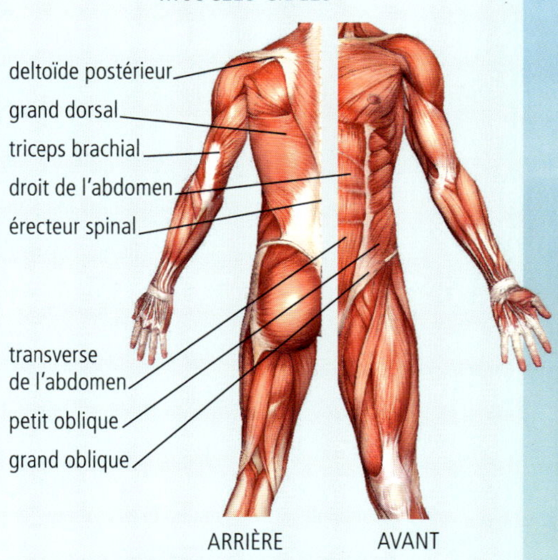

MUSCLES CENTRAUX

Étape 1 Agenouillez-vous sur le sol et tenez les poignées d'une roue abdominale avec les deux mains.

Étape 2 Déplacez lentement la roue en la faisant rouler devant vous, tout en gardant le dos droit.

Étape 3 Allez aussi loin que possible en gardant le contrôle : idéalement, jusqu'à ce que vous soyez quasi à l'horizontale.

Étape 4 Ramenez la roue, en contractant les abdominaux, jusqu'à revenir à la position de départ.

Étape 5 Répétez autant de fois que vous le pouvez.

ACTION CORRECTE

- Gardez la tête penchée.
- Rentrez le menton quand vous roulez vers l'avant.
- Gardez la colonne vertébrale droite.

ÉVITEZ

- D'arquer le dos.

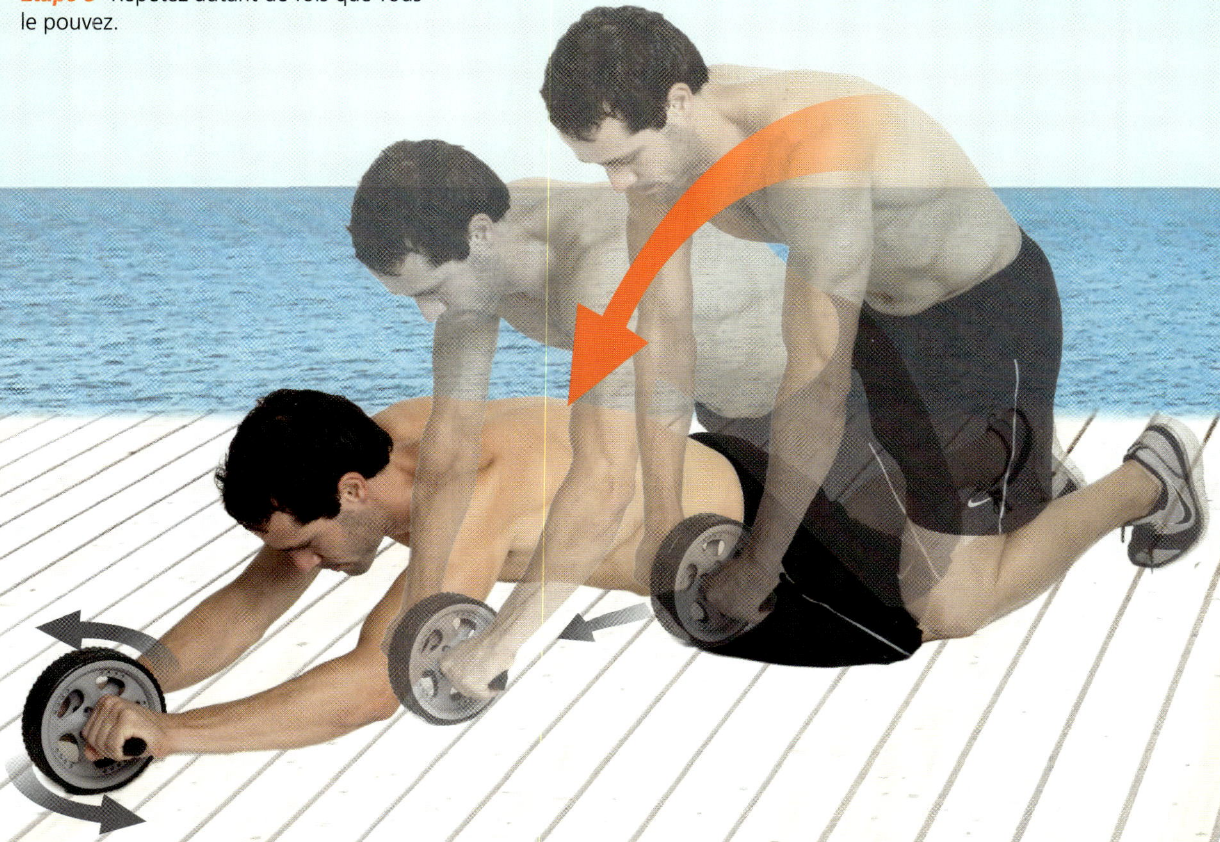

Redressement assis avec haltères

Les redressements assis entraînent les muscles centraux pour améliorer la souplesse et l'équilibre, mais aussi pour augmenter la force physique. Ils aident à développer les muscles abdominaux et du bas du dos, de même que les fléchisseurs des hanches. Ajouter des haltères augmente l'intensité du mouvement, en créant une résistance et en ajoutant un élément d'entraînement des bras. Vous pouvez augmenter le poids des haltères au fur et à mesure des séances.

MISE EN GARDE Déconseillé si vous avez des douleurs au bas du dos.

Étape 1 Allongez-vous sur le sol, les genoux légèrement fléchis, un haltère dans chaque main.

Étape 2 Contractez les abdominaux en soulevant le torse pour prendre la position de redressement assis, tout en gardant les haltères à la hauteur des épaules.

Étape 3 Ramenez lentement le dos sur le sol. Plus le mouvement est lent, plus l'exercice est efficace.

Étape 4 Répétez autant de fois que vous le pouvez.

MUSCLES CIBLÉS

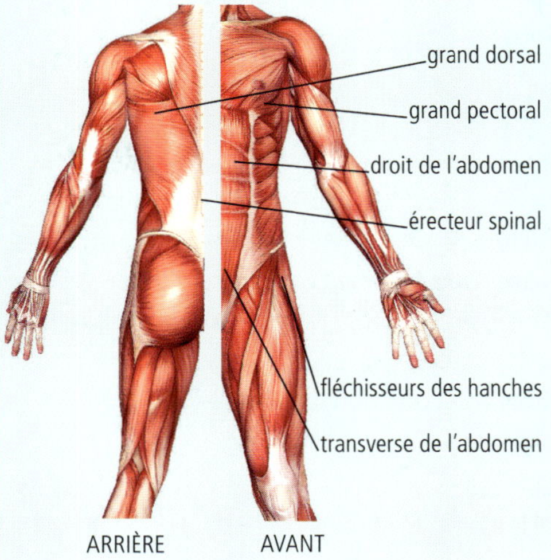

MUSCLES CENTRAUX

ACTION CORRECTE
- Ayez une amplitude de mouvement régulière.
- Gardez les haltères à la hauteur des épaules.
- Gardez le mouvement lent.

ÉVITEZ
- De contracter le dos.

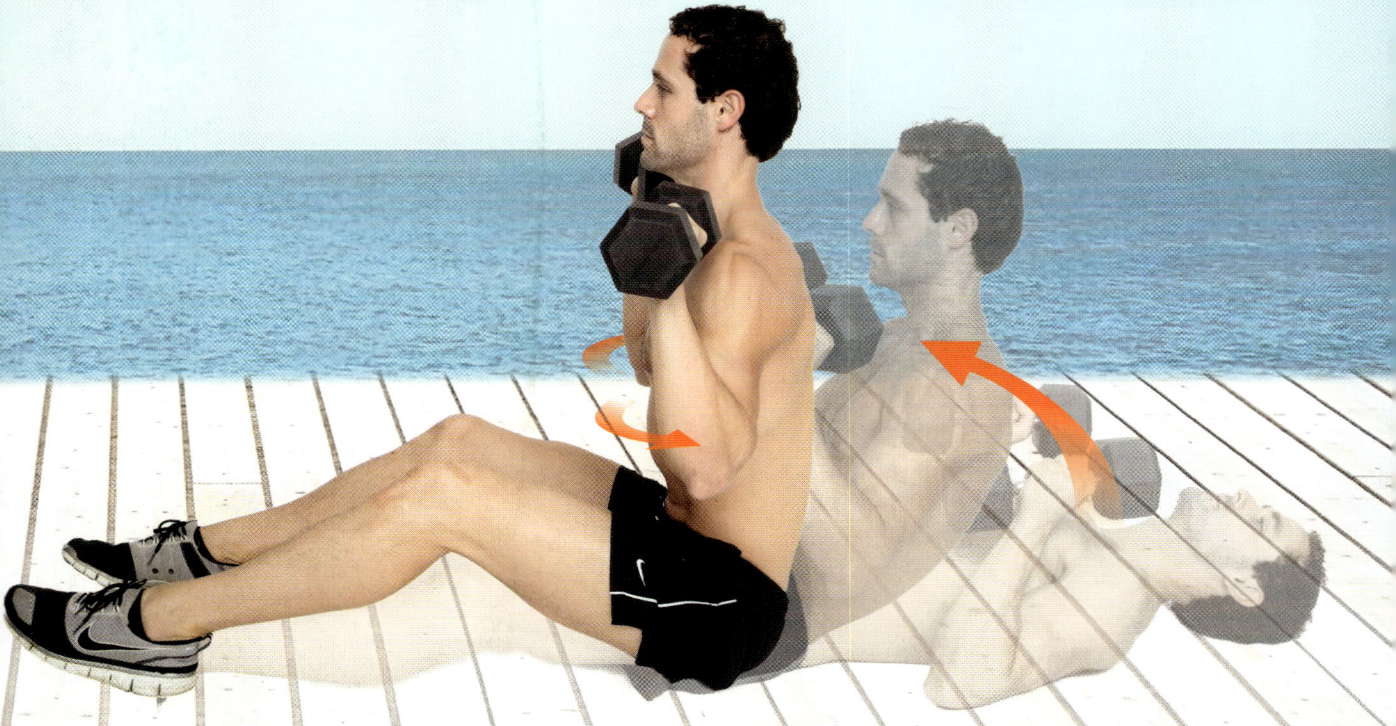

Épaulé avec kettlebells

Cet exercice est très efficace pour muscler les bras. Gardez ceux-ci détendus avec juste assez de tension pour exécuter l'exercice. Commencer avec une paire de kettelbells plus légères vous permettra de bien maîtriser le mouvement avant d'en utiliser de plus lourdes. Vous pouvez aussi ajouter une contrainte au mouvement en levant les kettlebells au-dessus de la tête à la fin du mouvement.

MISE EN GARDE Déconseillé si vous avez des douleurs aux poignets ou des problèmes d'épaules.

MUSCLES CIBLÉS

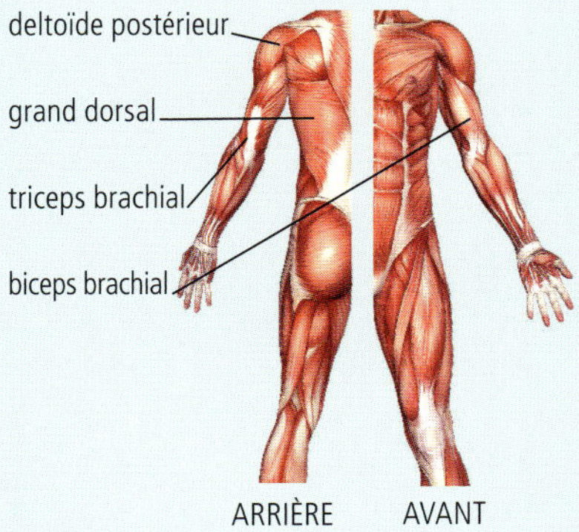

BRAS

Étape 1 Placez-vous en squat, une kettlebell dans chaque main, les coudes relevés à hauteur des épaules et les kettlebells au-dessus des pieds.

Étape 2 Faites pivoter les bras vers l'intérieur, tout en vous inclinant vers l'avant.

Étape 3 Contractez les abdominaux, pressez les pieds sur le sol et projetez les hanches vers l'avant, tout en ramenant les mains à hauteur des oreilles.

Étape 4 Revenez à la position de départ.

Étape 5 Effectuez l'exercice 15 fois.

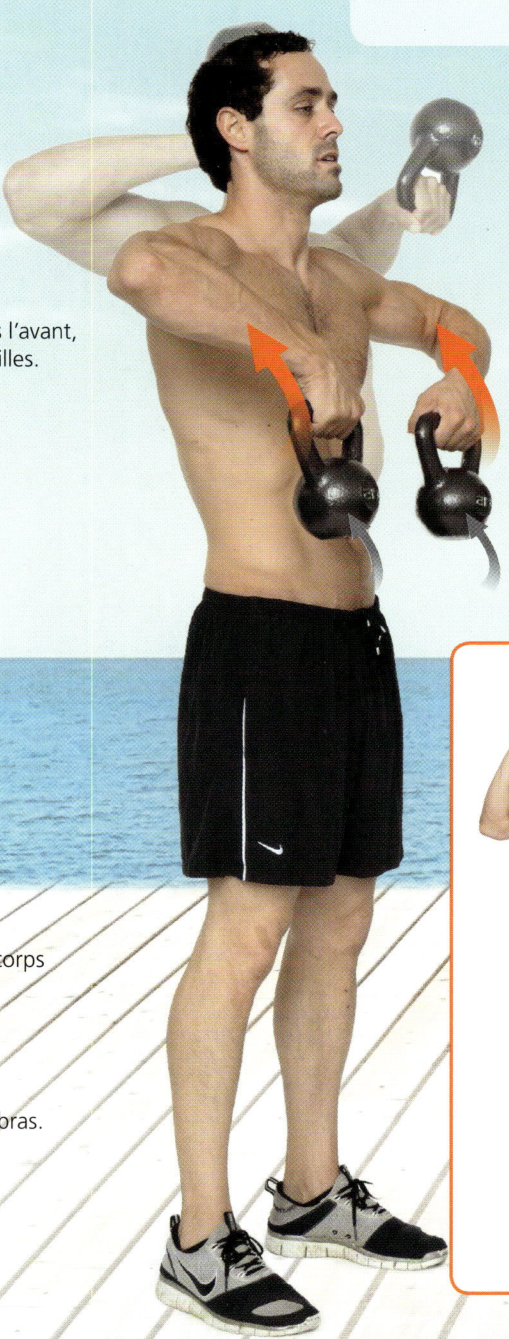

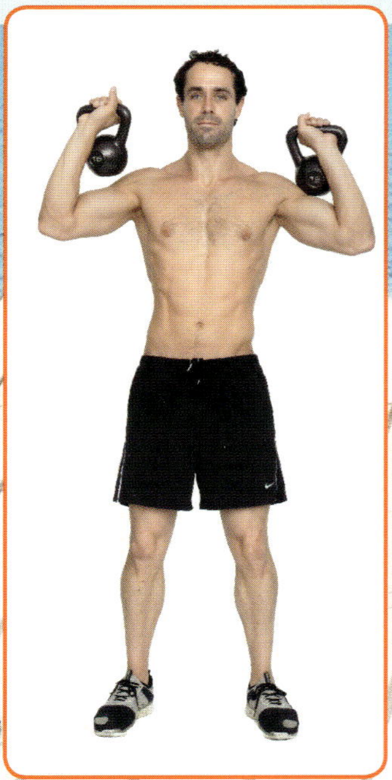

ACTION CORRECTE
- Regardez droit devant vous pour garder le corps d'aplomb et le dos droit.
- Le cou est allongé.
- Ayez une expiration contenue et contrôlée.

ÉVITEZ
- De laisser les kettlebells frapper vos avants-bras.

Soulevé de terre jambes tendues avec haltères

Cet exercice peut être exécuté avec des haltères ou une barre. Il doit être réalisé avec précision : faites particulièrement attention à ne pas arrondir le dos en penchant le torse. Le dos doit toujours rester droit. Un mouvement brusque, ou l'usage d'un poids trop lourd, peut causer une blessure au dos.

MISE EN GARDE Déconseillé si vous avez des douleurs au bas du dos.

MUSCLES CIBLÉS

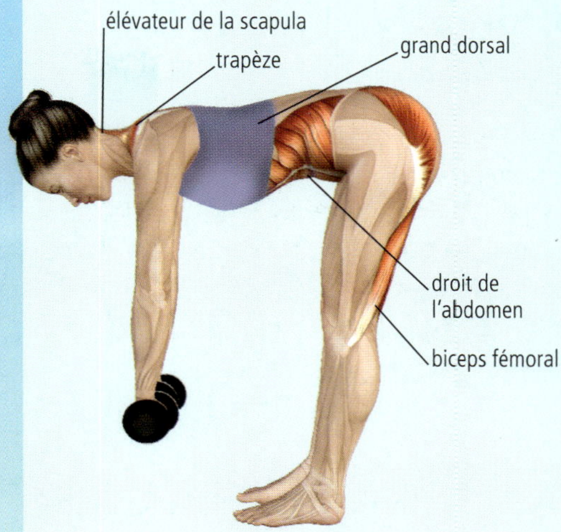

ISCHIO-JAMBIERS

Étape 1 Tenez-vous debout, un haltère tenu souplement dans chaque main contre l'extérieur des cuisses, les pieds écartés à la largeur des épaules, les genoux un peu fléchis et les fesses un peu en arrière.

Étape 2 En gardant le dos plat tout au long de l'exercice, fléchissez au niveau du bassin, jusqu'à former un angle droit avec vos jambes.

Étape 3 Revenez à la position de départ. Effectuez 3 séries de 15 séquences.

ACTION CORRECTE

- Gardez toujours le dos plat.

ÉVITEZ

- De trop contracter le bas du dos.

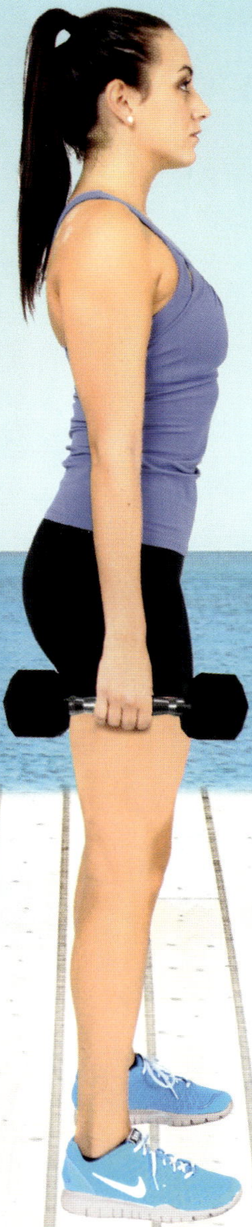

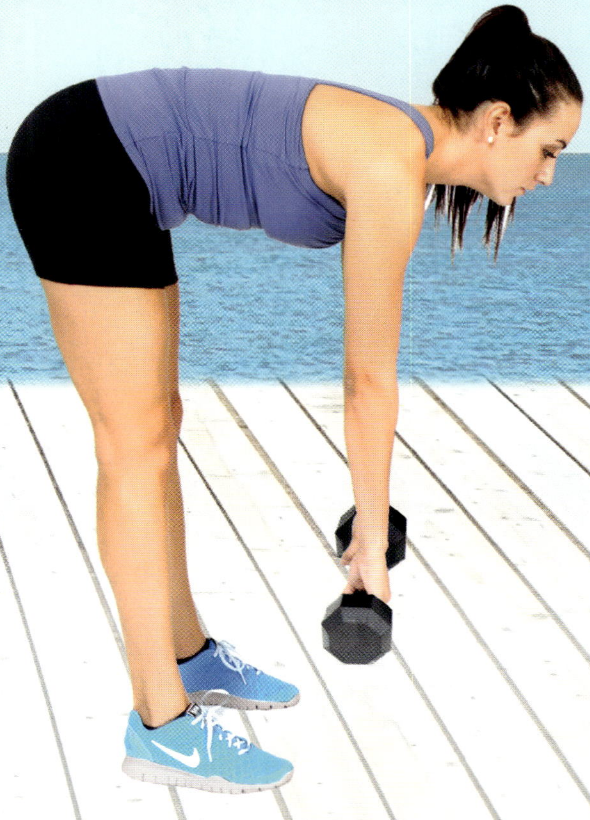

Torsion avec barre, position assise

La respiration jour un rôle très important dans cet exercice : expirez lorsque vous tournez le haut du corps sur un côté. Arrêtez quand vous sentez vos muscles obliques s'étirer, puis inspirez en ramenant le haut du corps en position de départ. La version illustrée ici est la plus facile ; évidemment, on peut augmenter la difficulté en ajoutant des poids à la barre.

MISE EN GARDE Déconseillé si vous avez des douleurs au bas du dos.

Étape 1 Asseyez-vous sur un banc plat, une barre sur les épaules. Assurez-vous que la distance entre vos mains est plus grande que la largeur des épaules.

Étape 2 Tout en gardant les pieds et les jambes immobiles, effectuez un mouvement de torsion au niveau de la taille, puis revenez à la position de départ et faites le mouvement en sens inverse.

Étape 3 Effectuez 10 séries de chaque côté.

MUSCLES CIBLÉS

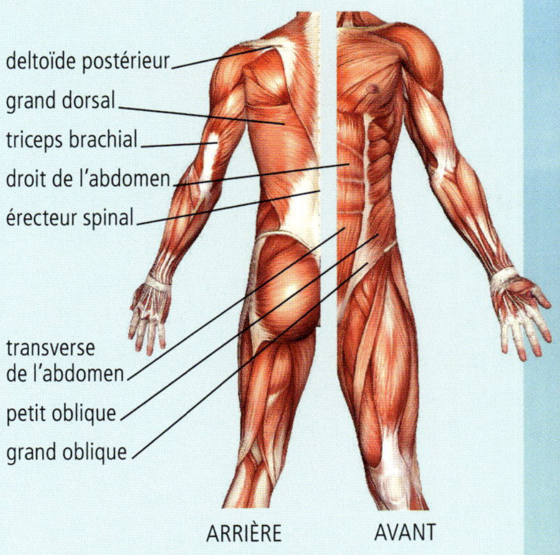

ABDOMINAUX ET OBLIQUES

ACTION CORRECTE
- Expirez durant la torsion.
- Gardez la tête droite et les pieds immobiles.

ÉVITEZ
- Une torsion plus grande que ce que votre taille permettra.

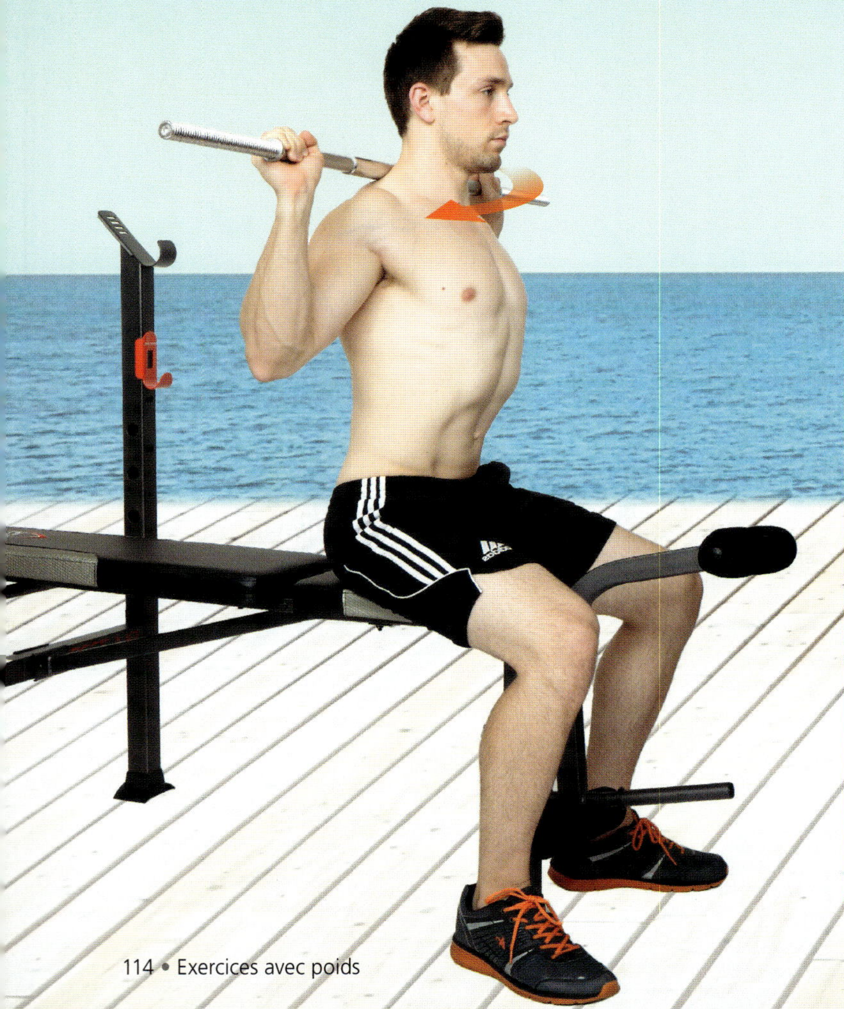

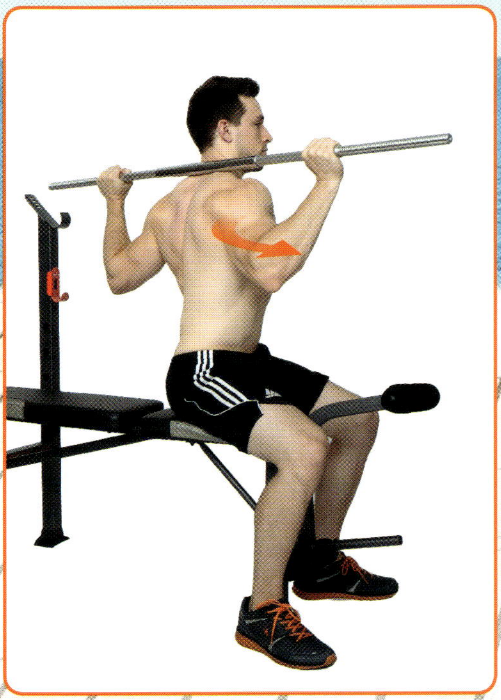

Torsion avec disque, position debout

Utilisez un disque et pivotez d'un côté à l'autre pour engager les muscles centraux. Quand vous exécutez ce mouvement debout, il devient un exercice fonctionnel, qui tend à brûler plus de graisse et facilite les activités quotidiennes.

MISE EN GARDE Déconseillé si vous avez des douleurs aux poignets ou au bas du dos.

MUSCLES CIBLÉS

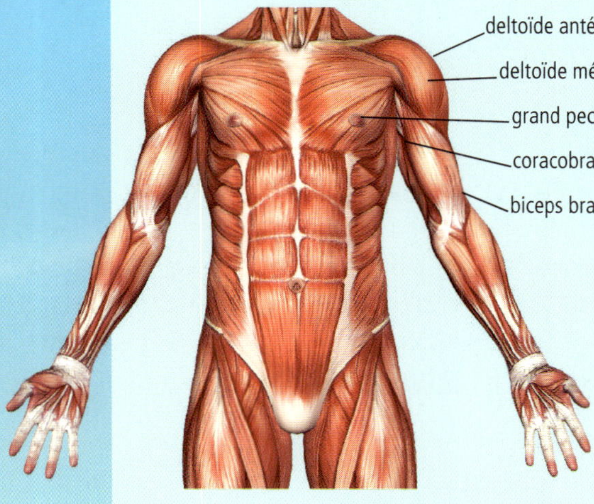

OBLIQUES

Étape 1 Commencez debout très droit.

Étape 2 Tenez un disque devant votre poitrine, les bras légèrement pliés.

Étape 3 Gardez les pieds immobiles et faites pivoter le torse à la hauteur de la taille.

Étape 4 Revenez à la position de départ, puis pivotez de l'autre côté.

Étape 5 Exécutez l'exercice 30 fois.

ACTION CORRECTE
- Contractez l'abdomen.
- Gardez le dos droit.

ÉVITEZ
- De trop forcer la torsion.

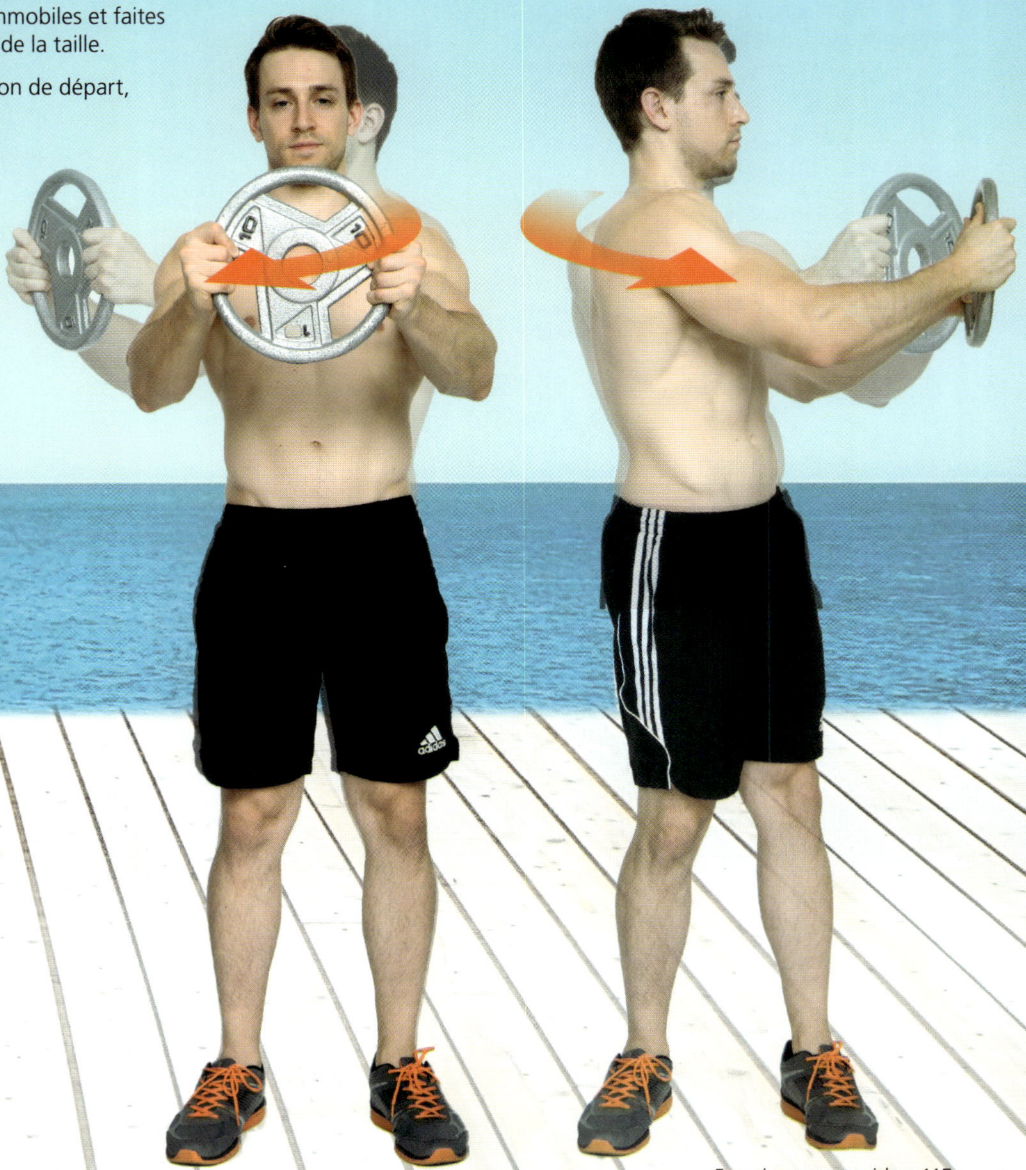

Développé avec haltères, position assise

Ce développé avec haltères est l'un des plus populaires développeurs de muscles pour les épaules. On peut l'exécuter sur un banc de musculation réglable, le dossier réglé à 90°. Toutefois, pour un exercice plus difficile, qui sollicitera aussi vos abdominaux, asseyez-vous plutôt sur un ballon d'exercice.

MISE EN GARDE Déconseillé si vous avez des douleurs au bas du dos.

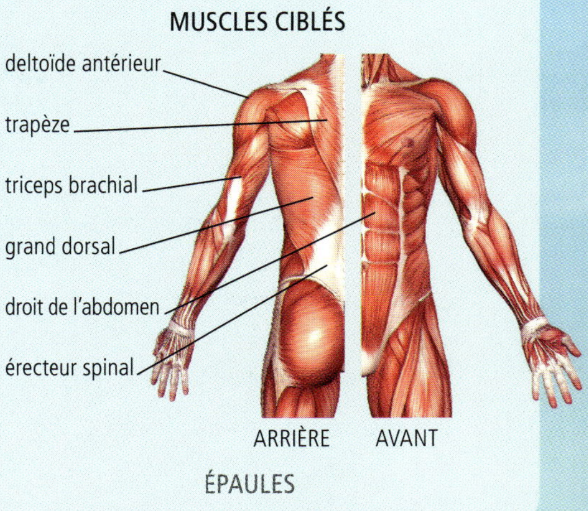

Étape 1 Asseyez-vous sur un ballon d'exercice, un haltère dans chaque main à la hauteur des épaules.

Étape 2 En regardant droit devant, levez lentement l'haltère de la main gauche au-dessus de la tête jusqu'à ce que le bras soit complètement tendu.

Étape 3 Ne vous arrêtez pas au sommet du mouvement, mais redescendez aussitôt l'haltère en position de départ.

Étape 4 Répétez le mouvement aussitôt avec la main droite.

Étape 5 Faites la séquence 30 fois.

ACTION CORRECTE
- Utilisez la plus grande amplitude de mouvement possible.
- Contrôlez les haltères tout au long du mouvement.

ÉVITEZ
- D'ajouter trop de poids trop vite.

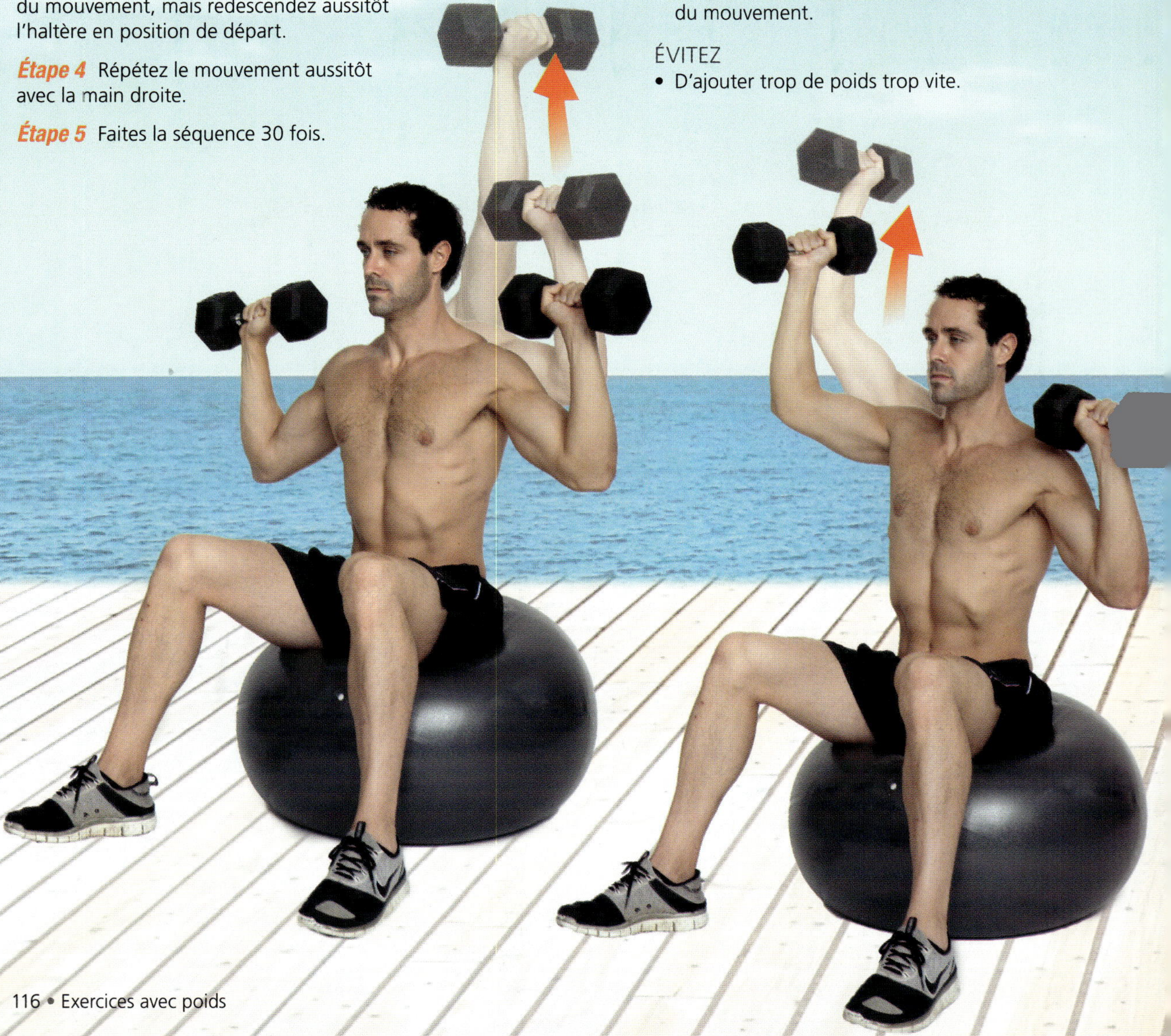

Accroupissement avec kettlebells

Dans cet exercice, il est important de se rappeler ceci : si vous ne vous accroupissez pas assez profondément (les cuisses parallèles au plancher), vous n'engagerez pas les fessiers correctement. Un accroupissement timide ne fera travailler que les quadriceps (muscles des cuisses) et non les plus gros muscles du corps.

MISE EN GARDE **Déconseillé si vous avez des douleurs au bas du dos.**

MUSCLES CIBLÉS

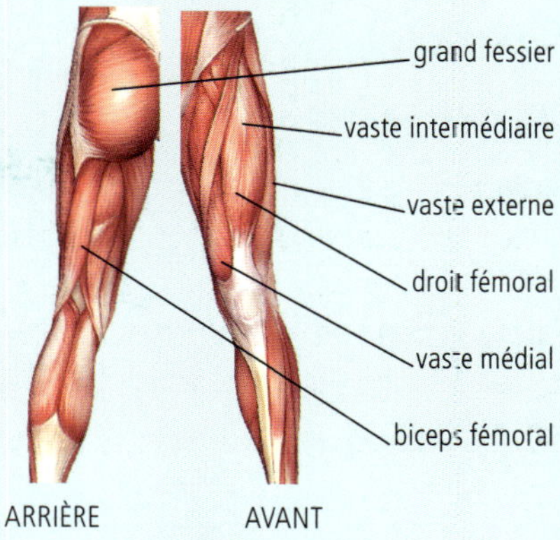

CUISSES ET FESSIERS

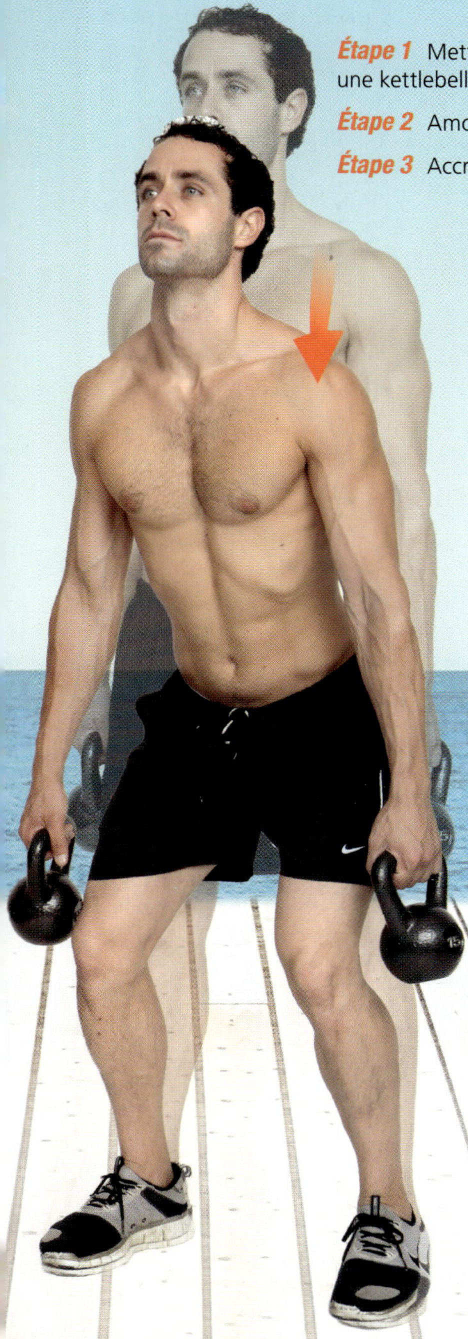

Étape 1 Mettez-vous debout très droit, une kettlebell dans chaque main.

Étape 2 Amorcez le mouvement en repoussant les hanches vers l'arrière.

Étape 3 Accroupissez-vous jusqu'à ce que les cuisses soient parallèles au sol.

Étape 4 Poussez sur le sol pour remonter.

Étape 5 Effectuez l'exercice 15 fois.

ACTION CORRECTE

- Gardez le poids sur les talons et l'extérieur des pieds.
- Gardez le cou allongé.
- Les cuisses doivent être parallèles au sol.
- Inspirez en descendant, expirez en remontant.

ÉVITEZ

- De courber le dos.

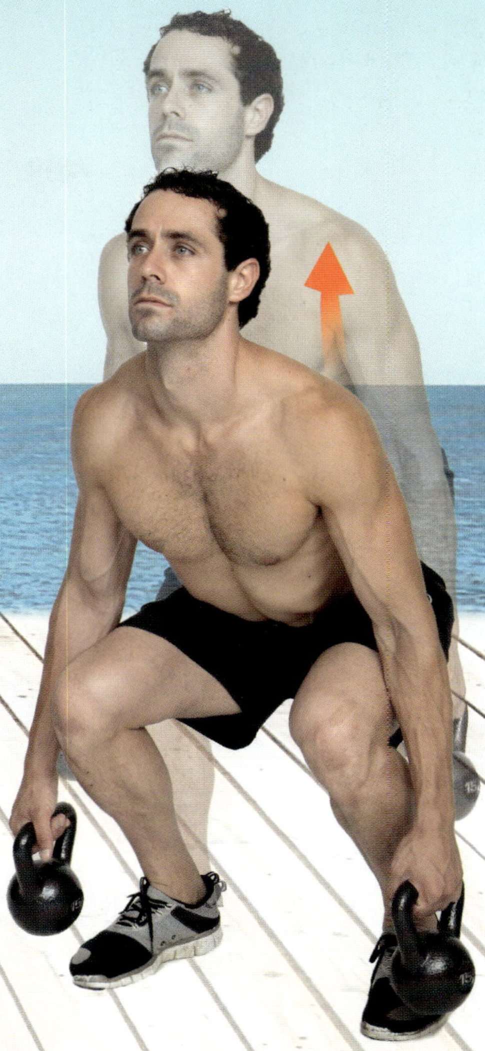

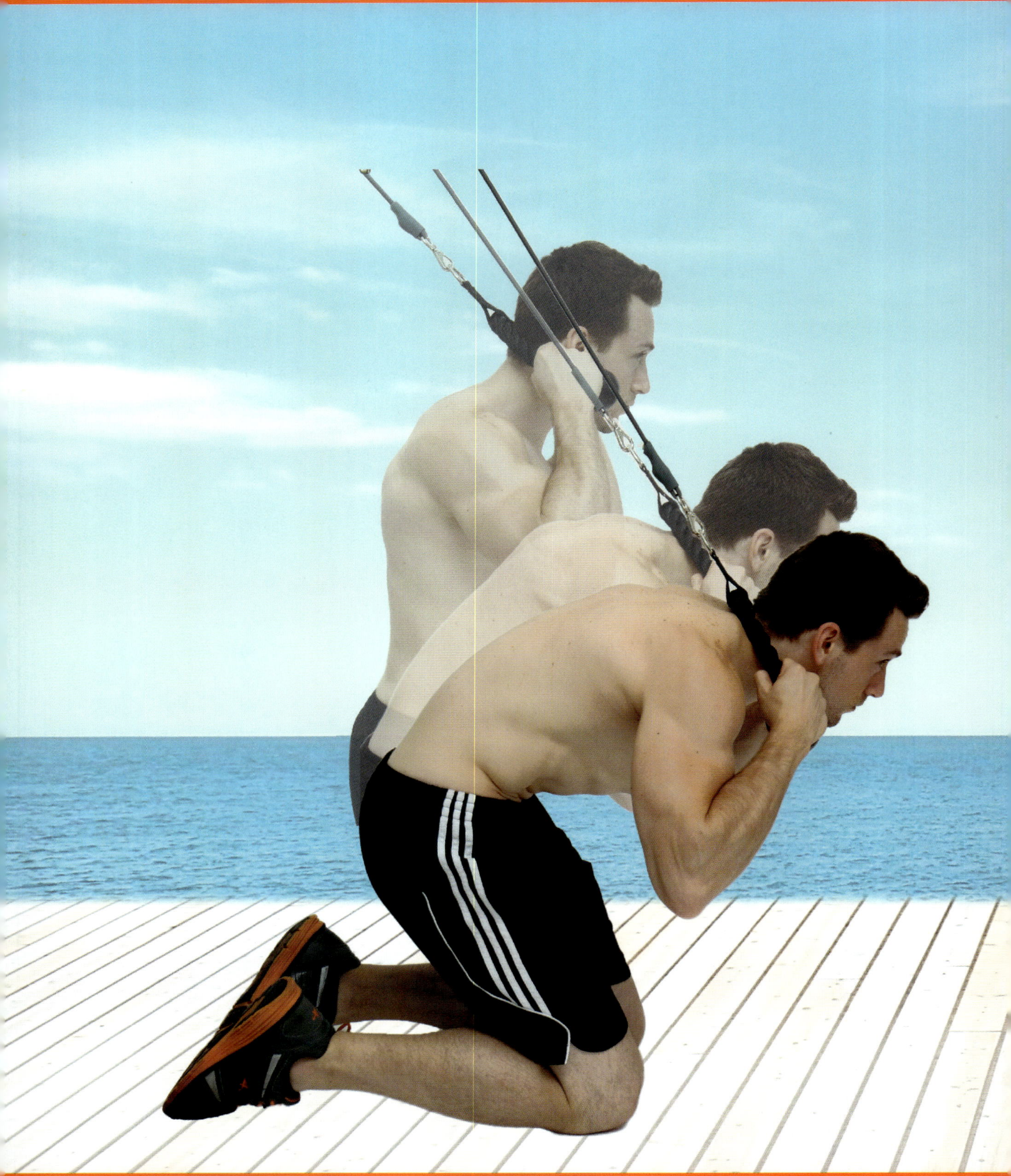

Exercices avec câble et bande élastique

Les exercices avec câble offrent toujours des angles et une résistance uniques qui en font des ajouts positifs à un programme d'exercices. Généralement considérés comme exercices de « finition », quand ils sont correctement exécutés, ces exercices offrent une tension maximale sur les muscles afin de leur permettre de se renforcer et d'augmenter leur souplesse pour une plus grande amplitude de mouvements.

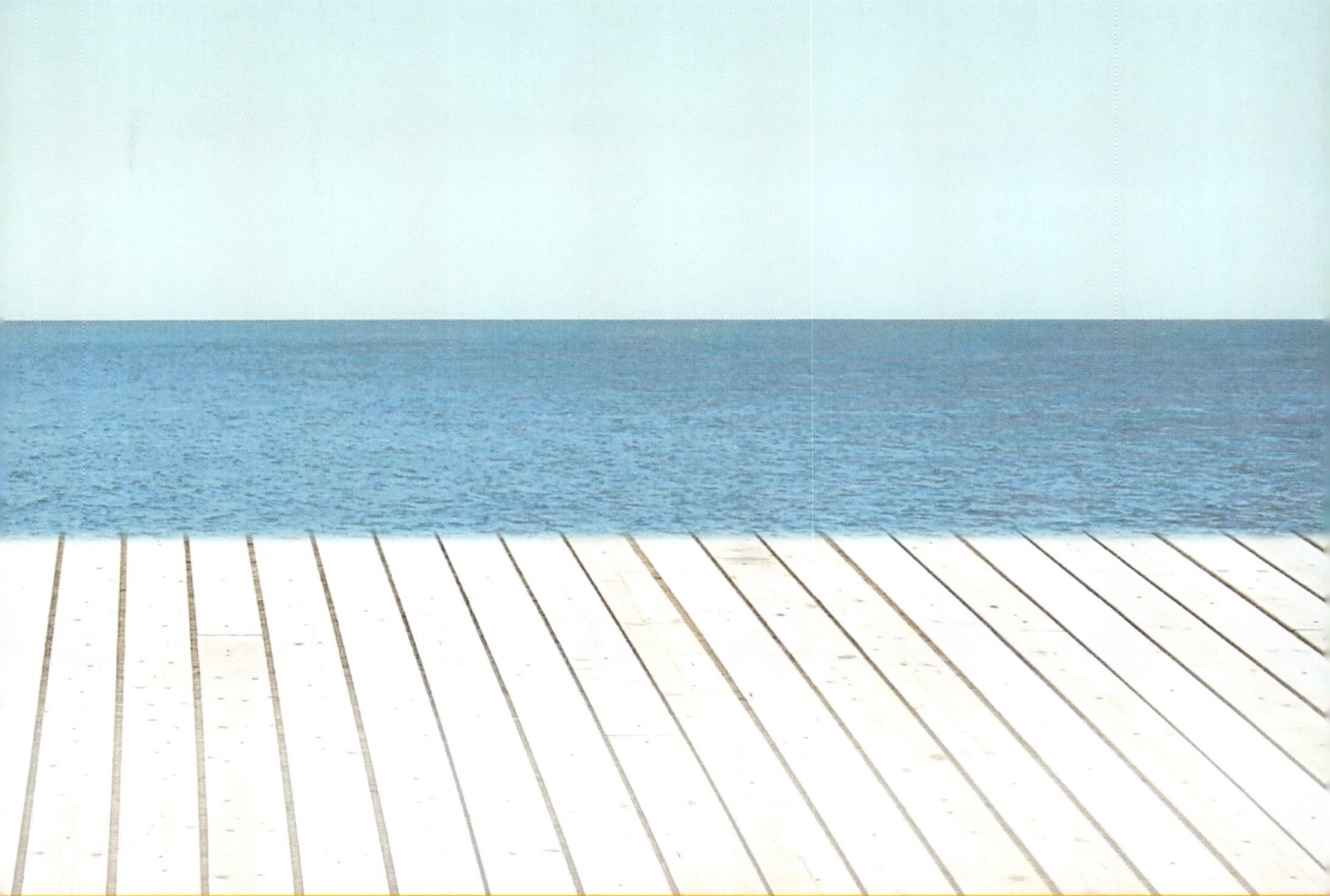

Extension avec câble, debout

L'extension avec câble debout constitue un excellent exercice pour les obliques, les abdominaux, les avant-bras et les triceps. On peut aussi l'exécuter avec un ballon lesté. Vous pouvez utiliser une rallonge avec cordon à poignées doubles pour vous assurer que les deux mains tirent également.

MISE EN GARDE Déconseillé si vous avez des douleurs au bas du dos ou aux poignets, ou des problèmes d'épaules.

Étape 1 Commencez d'abord par fixer un câble au réglage le plus bas d'un appareil à poulies. Saisissez le câble à deux mains et mettez-vous debout à côté de l'appareil, les pieds écartés à la largeur des épaules.

Étape 2 Tirez lentement la poignée devant votre corps, en faisant pivoter le torse jusqu'aux hanches, jusqu'à ce que vos bras soient complètement tendus et vos mains plus hautes que la tête.

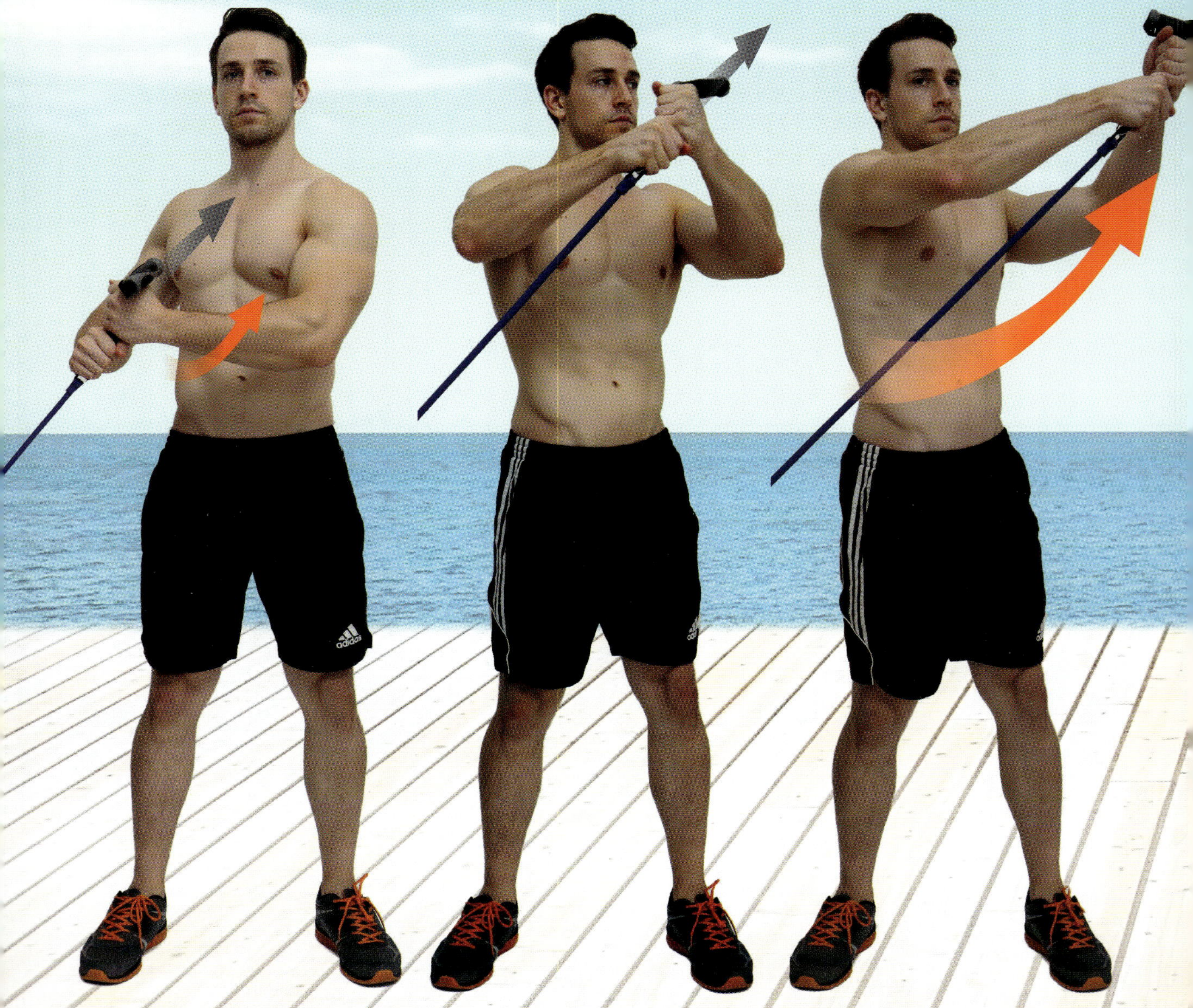

Étape 3 Les abdominaux contractés, gardez la position, en comptant jusqu'à 3, puis relâchez lentement pour revenir à la position de départ.

Étape 4 Répétez autant de séries que désiré.

ACTION CORRECTE
- Gardez un rythme lent tout au long de l'exercice.
- Gardez les pieds bien ancrés au sol.
- Gardez une grande amplitude de mouvement.

ÉVITEZ
- Un mouvement désordonné.
- D'engager le bas du dos.
- De précipiter l'exercice.

MUSCLES CIBLÉS

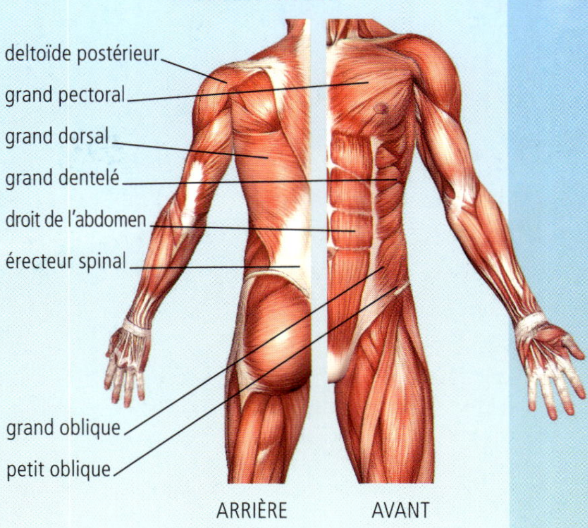

OBLIQUES, ABDOMINAUX ET BAS DU DOS

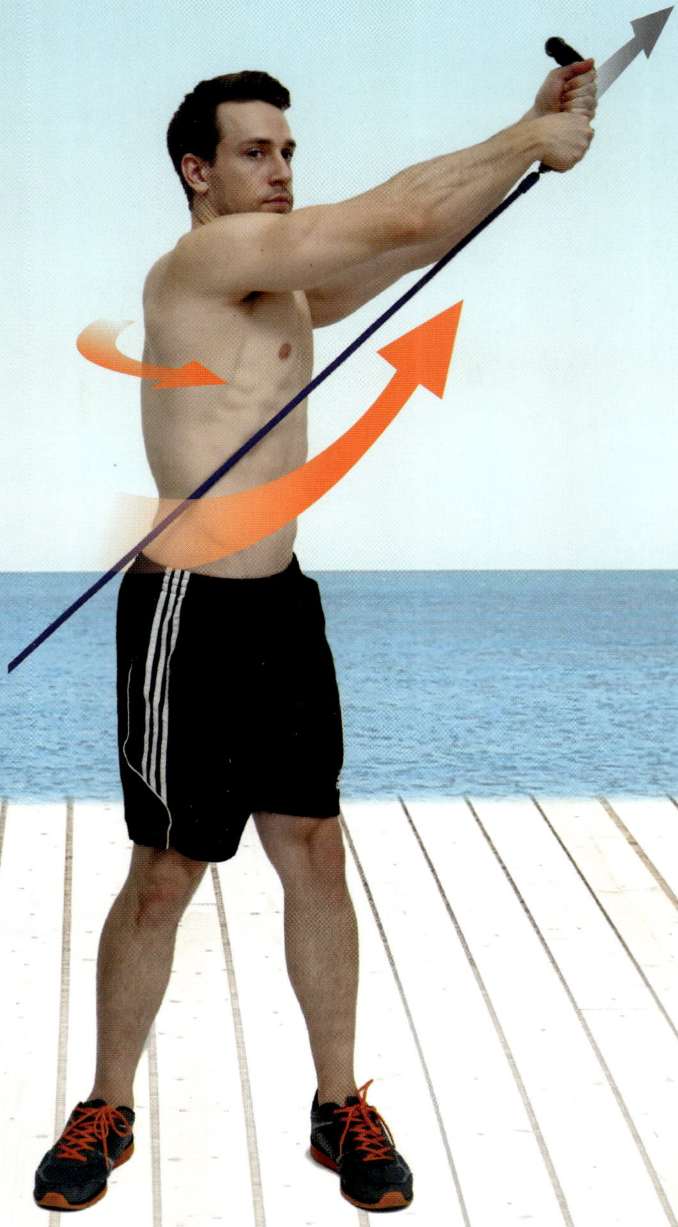

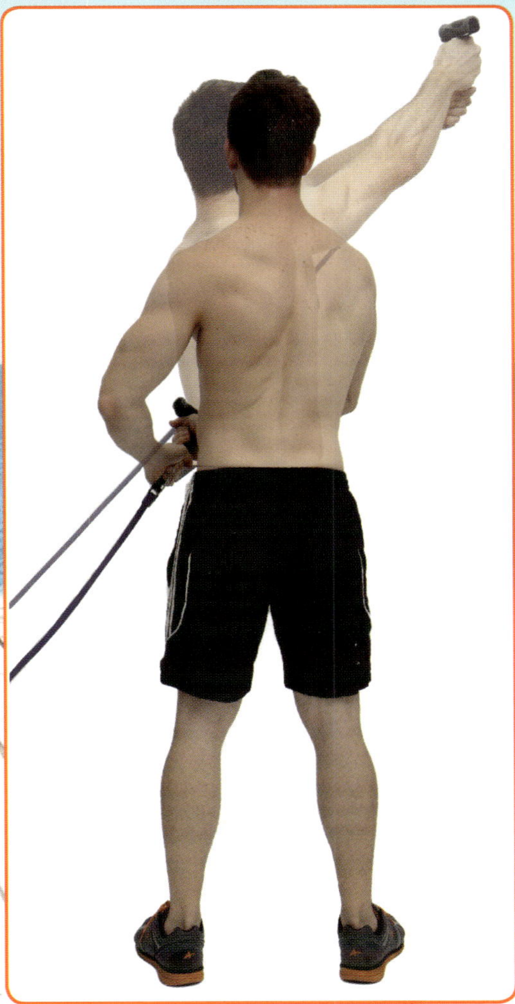

Flexion avant avec câble, à genoux

La flexion avant avec câble à genoux est un demi-redressement standard auquel on ajoute de la résistance, en faisant ainsi un exercice de renforcement des muscles centraux très efficace.

MISE EN GARDE Déconseillé si vous avez des douleurs au bas du dos.

Étape 1 Agenouillez-vous en tenant un cordon à poignées (fixé à un câble) de part et d'autre du cou, dos tourné à un appareil à poulie réglé à une résistance moyenne.

Étape 2 Inclinez votre buste vers l'avant, en gardant le cou rentré, puis effectuez une flexion vers le bas jusqu'à ce que les coudes reposent sur les cuisses.

Étape 3 Contractez les abdominaux, puis revenez à la position de départ. Exécutez la séquence 30 fois.

MUSCLES CIBLÉS

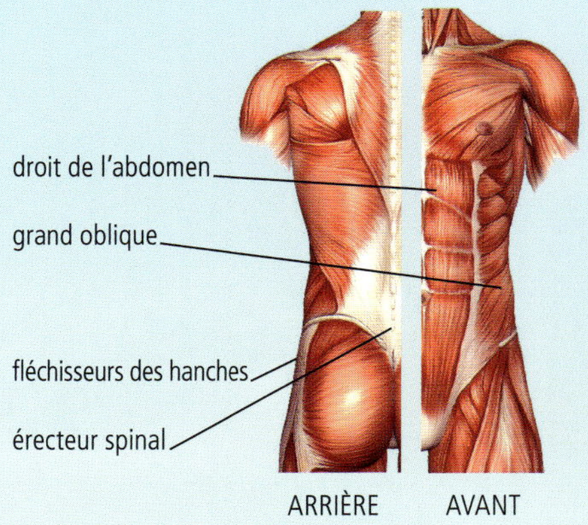

ABDOMINAUX

ACTION CORRECTE
- Conservez une pleine amplitude de mouvement.
- Contractez les muscles au point le plus bas du mouvement.
- Gardez le torse droit au sommet du mouvement.

ÉVITEZ
- De précipiter le mouvement.
- De raccourcir l'amplitude du mouvement.
- De trop utiliser le cou au détriment des abdominaux.

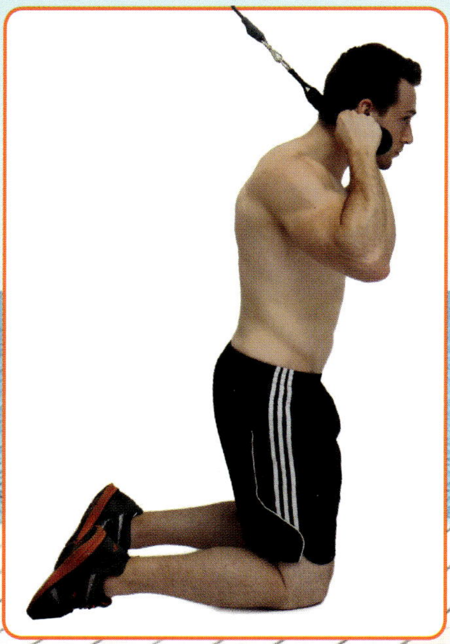

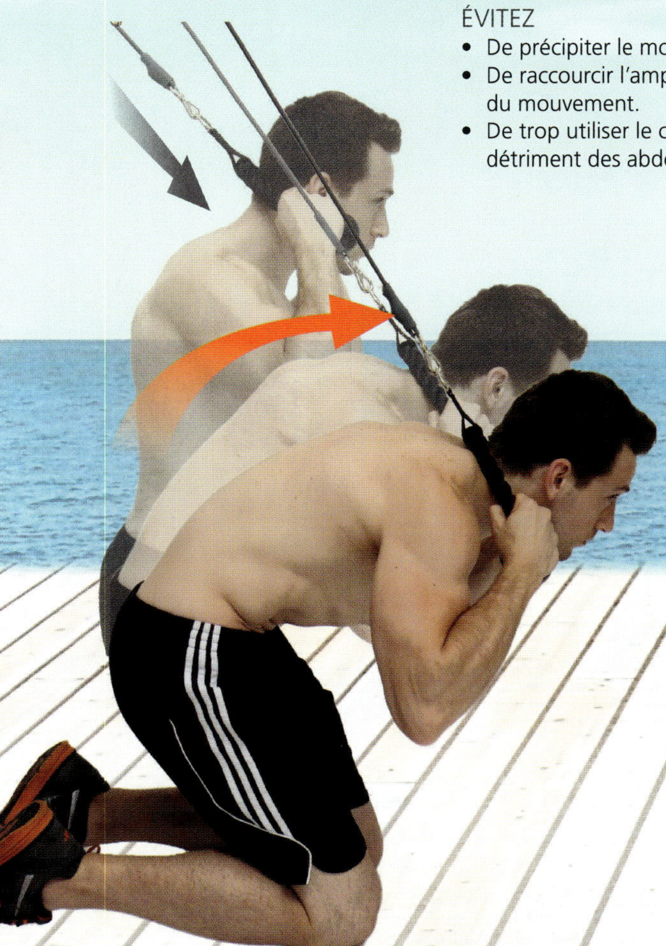

Flexion oblique avec câble, à genoux

La flexion oblique avec câble à genoux est une variante de la flexion avant qui cible les obliques, par la torsion du buste d'un côté et de l'autre durant la flexion vers le bas.

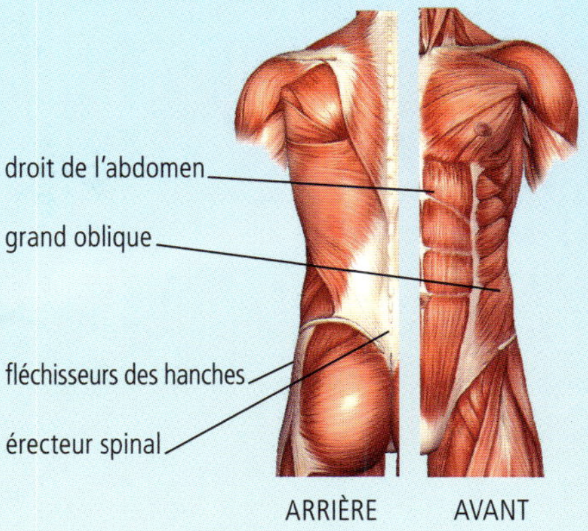

OBLIQUES ET ABDOMINAUX

Étape 1 Mettez-vous à genoux, en tenant un cordon à poignées (fixé à un câble) de part et d'autre du cou, dos tourné à un appareil à poulies réglé à résistance moyenne.

Étape 2 Inclinez votre buste vers l'avant, en gardant le cou rentré, puis effectuez une flexion vers le bas en tournant le torse vers la gauche, jusqu'à ce que le coude droit touche la cuisse gauche.

Étape 3 Contractez les abdominaux et les obliques, puis revenez à la position de départ. Répétez la séquence 30 fois, en alternant la gauche et la droite.

ACTION CORRECTE
- Conservez une pleine amplitude de mouvement.
- Contractez les muscles au point le plus bas du mouvement.
- Les genoux doivent être légèrement fléchis.

ÉVITEZ
- De précipiter le mouvement.
- D'effectuer une amplitude de mouvement plus courte.
- De trop utiliser le cou au détriment des abdominaux.

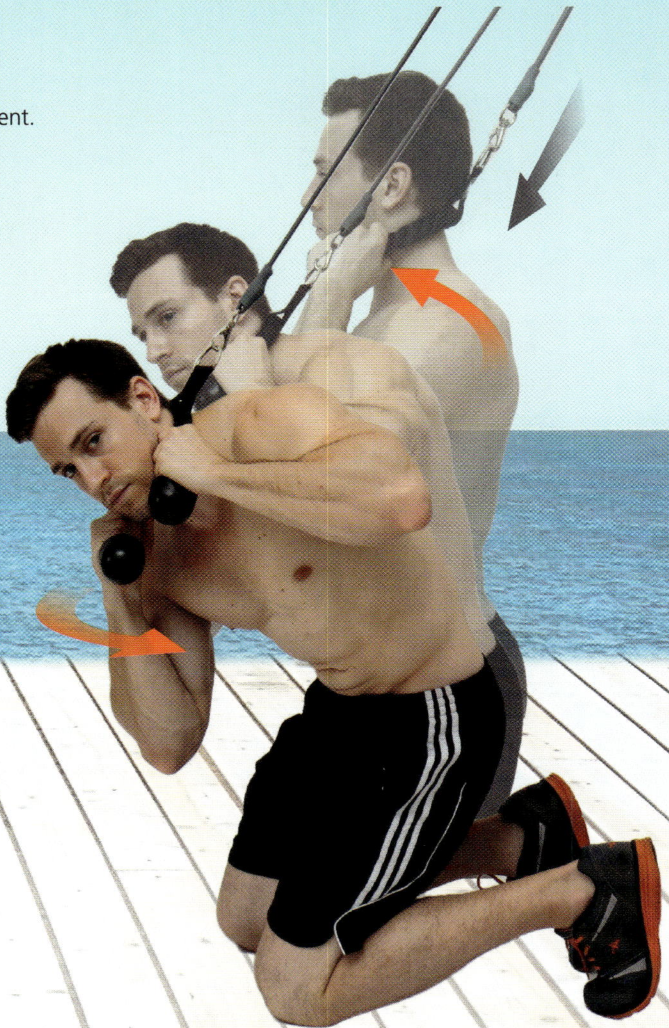

Rotations avec câble

L'un des secrets de cet exercice consiste à utiliser un poids confortable et qui n'exige pas trop d'effort : vous devez être capable d'exécuter la séquence 15 fois, sans difficulté. Il est nécessaire de se concentrer sur l'exécution de cet exercice : en tirant le câble, essayez de mettre à contribution les obliques. Ancrez bien les pieds dans le sol et ne faites pivoter que le haut du corps. Pour modifier l'exercice, tirez du haut vers le bas : un mouvement appelé le coup de hache.

MUSCLES CIBLÉS

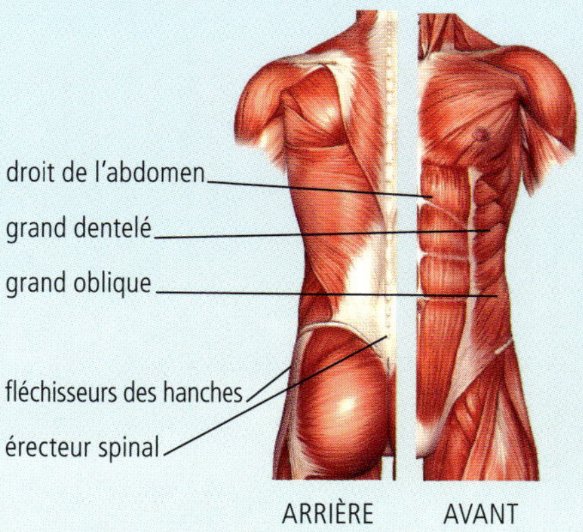

OBLIQUES ET ABDOMINAUX

Étape 1 Tenez-vous debout en tenant un câble près de l'abdomen. Le câble doit être tiré sur le côté.

Étape 2 Contractez les abdominaux et tournez lentement le haut du corps à l'opposé du point d'ancrage du câble.

Étape 3 Gardez la position brièvement avant de revenir à la position de départ. Après une série de 15 séquences, regardez en direction opposée et répétez.

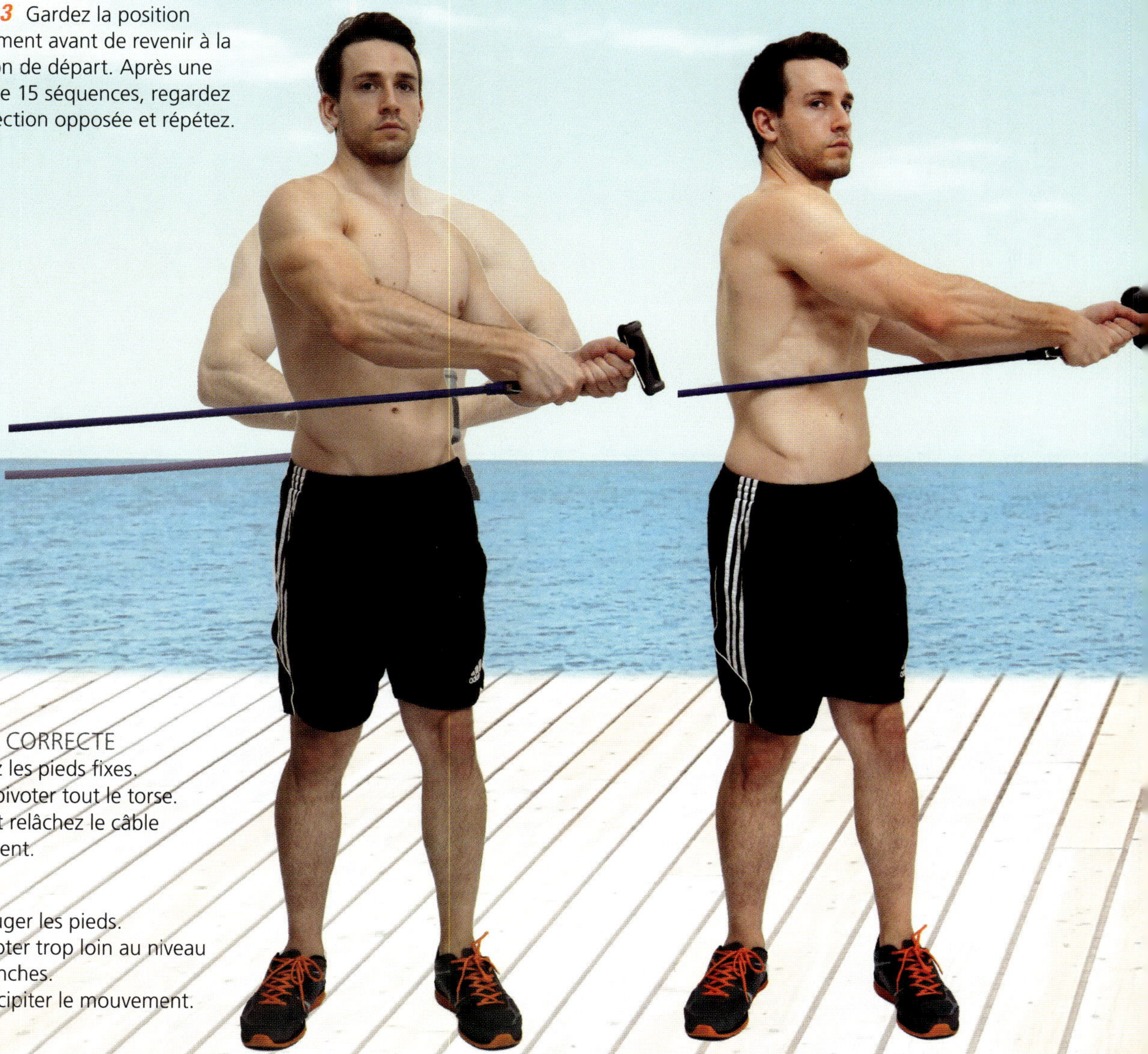

ACTION CORRECTE
- Gardez les pieds fixes.
- Faites pivoter tout le torse.
- Tirez et relâchez le câble lentement.

ÉVITEZ
- De bouger les pieds.
- De pivoter trop loin au niveau des hanches.
- De précipiter le mouvement.

Extension des triceps avec bandes élastiques par-dessus la tête

Cet exercice peut être exécuté debout ou assis sur un banc (avec ou sans support pour le dos). Vous pouvez aussi utiliser un haltère ou un disque plutôt que des bandes élastiques ou un câble.

MISE EN GARDE Déconseillé si vous avez des problèmes d'épaules ou de dos.

MUSCLES CIBLÉS

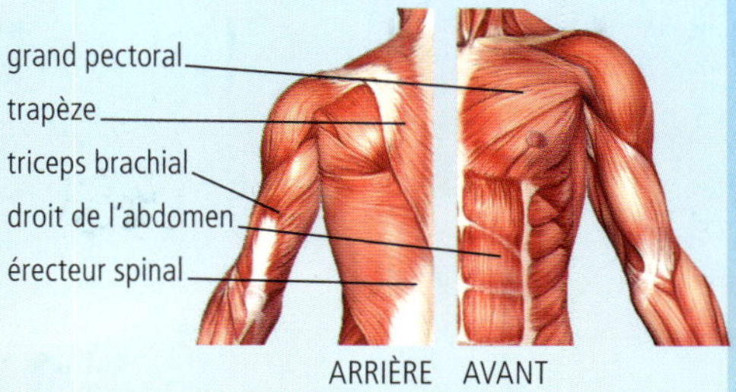

TRICEPS ET HAUT DU DOS

Étape 1 Agrippez les bandes élastiques à deux mains.

Étape 2 Tendez complètement les bras au-dessus de la tête.

Étape 3 En inspirant, descendez lentement le câble derrière la tête en gardant les bras aussi fixes que possible.

Étape 4 Une fois les triceps complètement tendus, comptez jusqu'à 3 tout en les contractant.

Étape 5 En expirant, revenez en position de départ, en pliant les triceps et en tendant les bras.

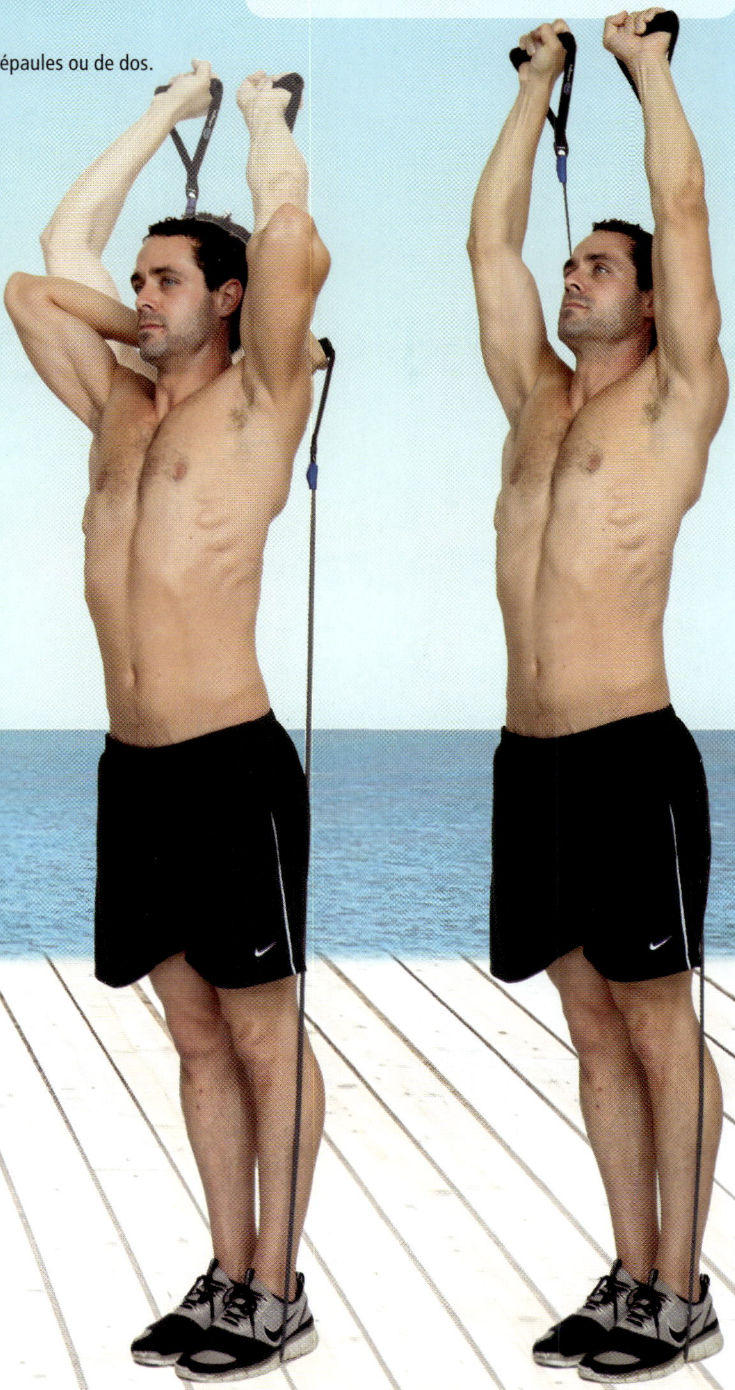

ACTION CORRECTE
- Gardez les coudes près de la tête.
- Gardez les bras fixes.

ÉVITEZ
- D'engager le bas du dos.
- De précipiter le mouvement.

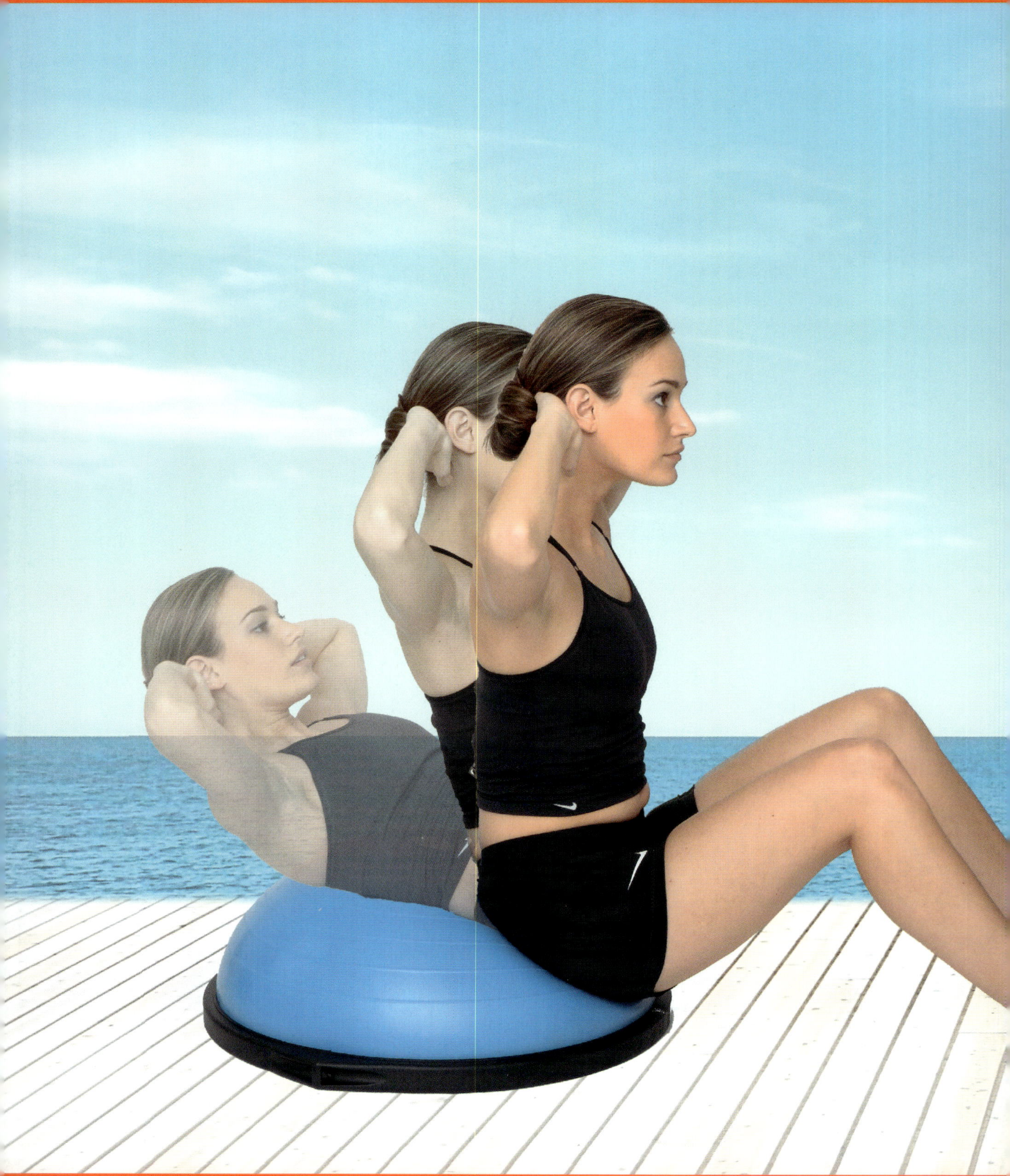

Exercices avec ballon Bosu

Le Bosu a l'avantage exeptionnel de procurer deux surfaces de travail, ce qui le rend doublement efficace et augmente les possibilités d'exercices. Ses effets bénéfiques de renforcement, d'équilibre et de stabilisation des muscles centraux en font un accessoire à la fois amusant et indispensable pour vos séances d'entraînement.

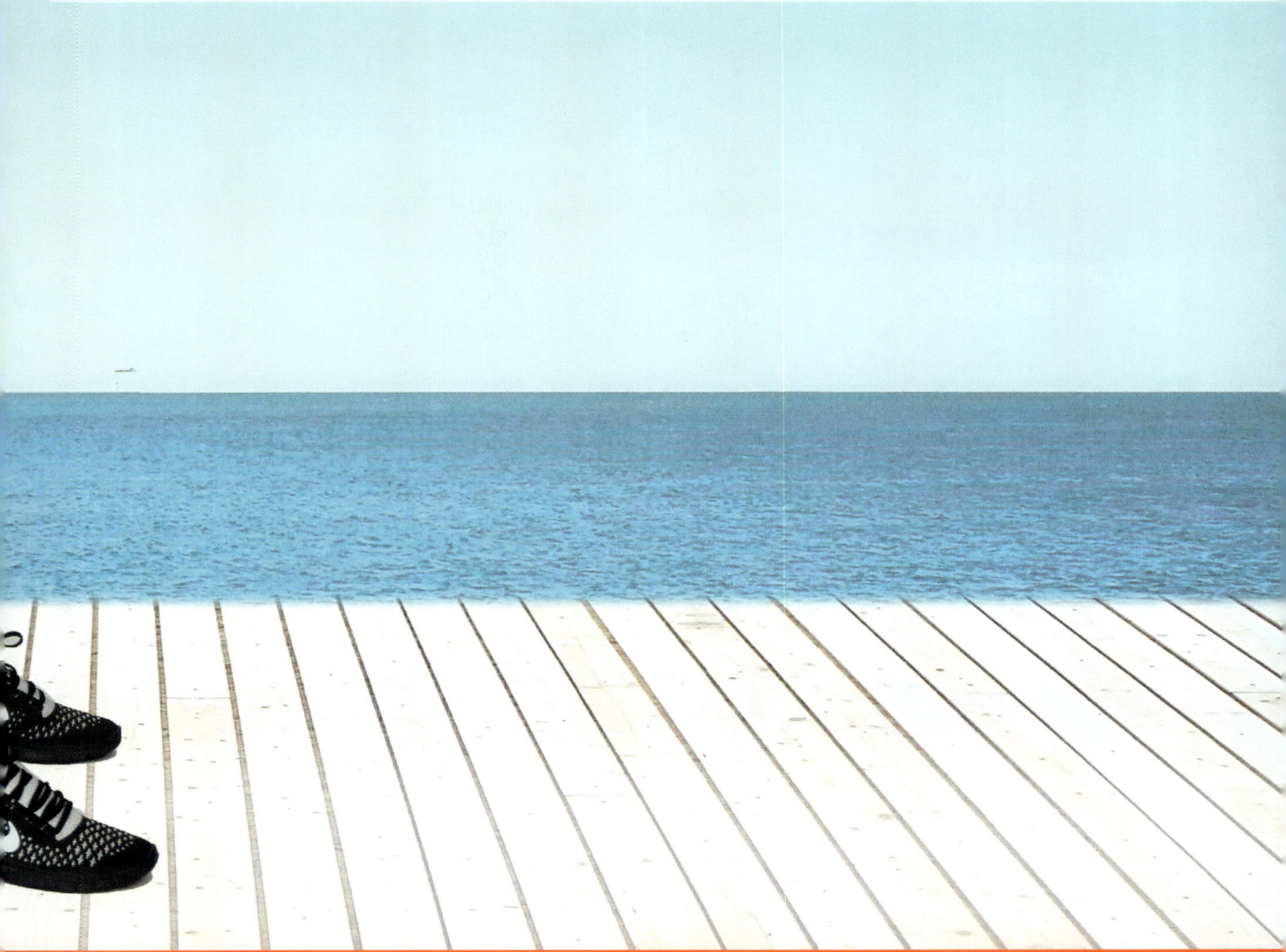

Demi-redressement avec Bosu

L'ajout du Bosu dans l'exécution des demi-redressements entraîne une tension plus directe sur les muscles abdominaux ainsi qu'un effet marqué sur la force des muscles centraux. Le demi-redressement avec Bosu exerce une influence sur la position complètement étirée et le réflexe qui en résulte est une contraction plus forte que celle du demi-redressement sur le sol. Si vous n'avez pas de Bosu, utilisez un petit ballon d'exercice (45 à 55 cm de diamètre) ou des coussins fermes.

Étape 1 Allongez-vous sur le dos sur la demi-sphère du Bosu, les jambes légèrement pliées, les paumes des mains sur les oreilles et les coudes vers l'extérieur.

Étape 2 La tête et le cou dépassant tout juste de l'extérieur du Bosu et les abdominaux sous tension, soulevez la tête et les épaules du sol tout en contractant le tronc à la hauteur de la taille.

Étape 3 Redescendez le torse en position de départ. Effectuez l'exercice jusqu'à 30 fois.

MUSCLES CIBLÉS

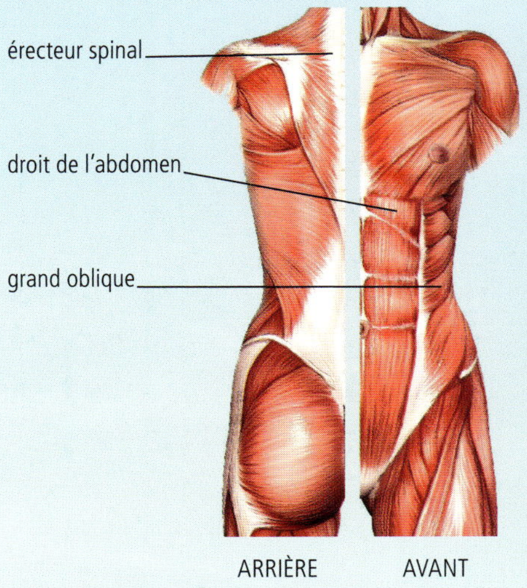

ABDOMINAUX ET OBLIQUES

ACTION CORRECTE

- Maintenez une amplitude de mouvement précise.
- Maintenez la tension sur les abdominaux.

ÉVITEZ

- D'utiliser le cou.
- Les répétitions sautillantes et précipitées.

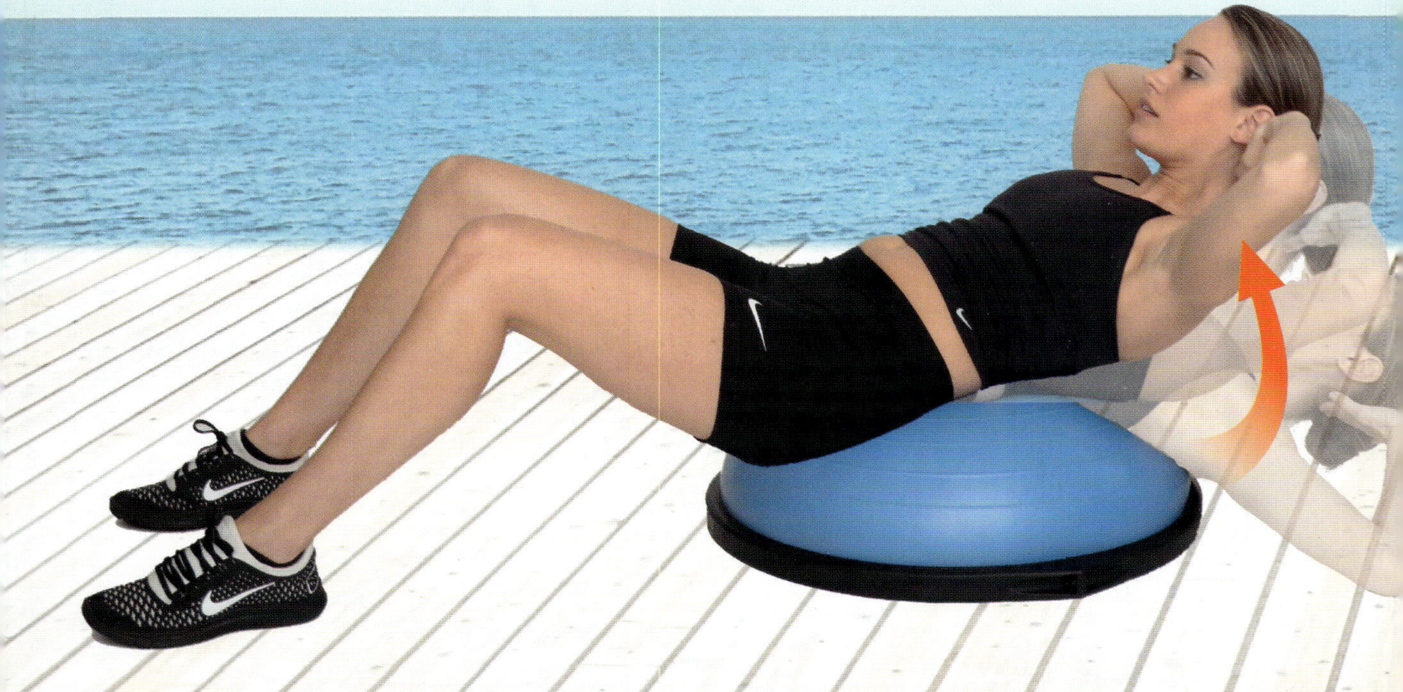

Redressement assis avec Bosu

Le redressement assis avec Bosu est un exercice court et axé sur les abdominaux qui améliore le contrôle des muscles centraux. Cet exercice est conçu pour améliorer le contrôle d'un vaste éventail de mouvements. On peut le rendre plus difficile en tenant un haltère ou un poids derrière la tête.

MUSCLES CIBLÉS

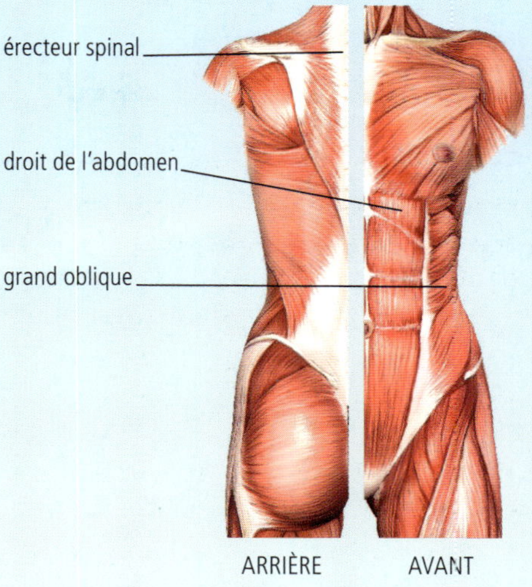

ABDOMINAUX ET OBLIQUES

Étape 1 Allongez-vous sur le dos sur la demi-sphère du Bosu, les jambes légèrement pliées, les paumes sur les oreilles et les coudes vers l'extérieur.

Étape 2 La tête et le cou dépassant tout juste du Bosu et les abdominaux sous tension, soulevez la tête et les épaules du sol tout en contractant le tronc à la hauteur de la taille.

Étape 3 Continuez l'élévation jusqu'à ce que vous soyez en position assise.

Étape 4 Redescendez le torse en position de départ. Effectuez l'exercice jusqu'à 30 fois.

ACTION CORRECTE

- Maintenez une amplitude de mouvement précise.
- Maintenez la tension sur les abdominaux.

ÉVITEZ

- D'utiliser le cou.
- Les répétitions sautillantes et précipitées.

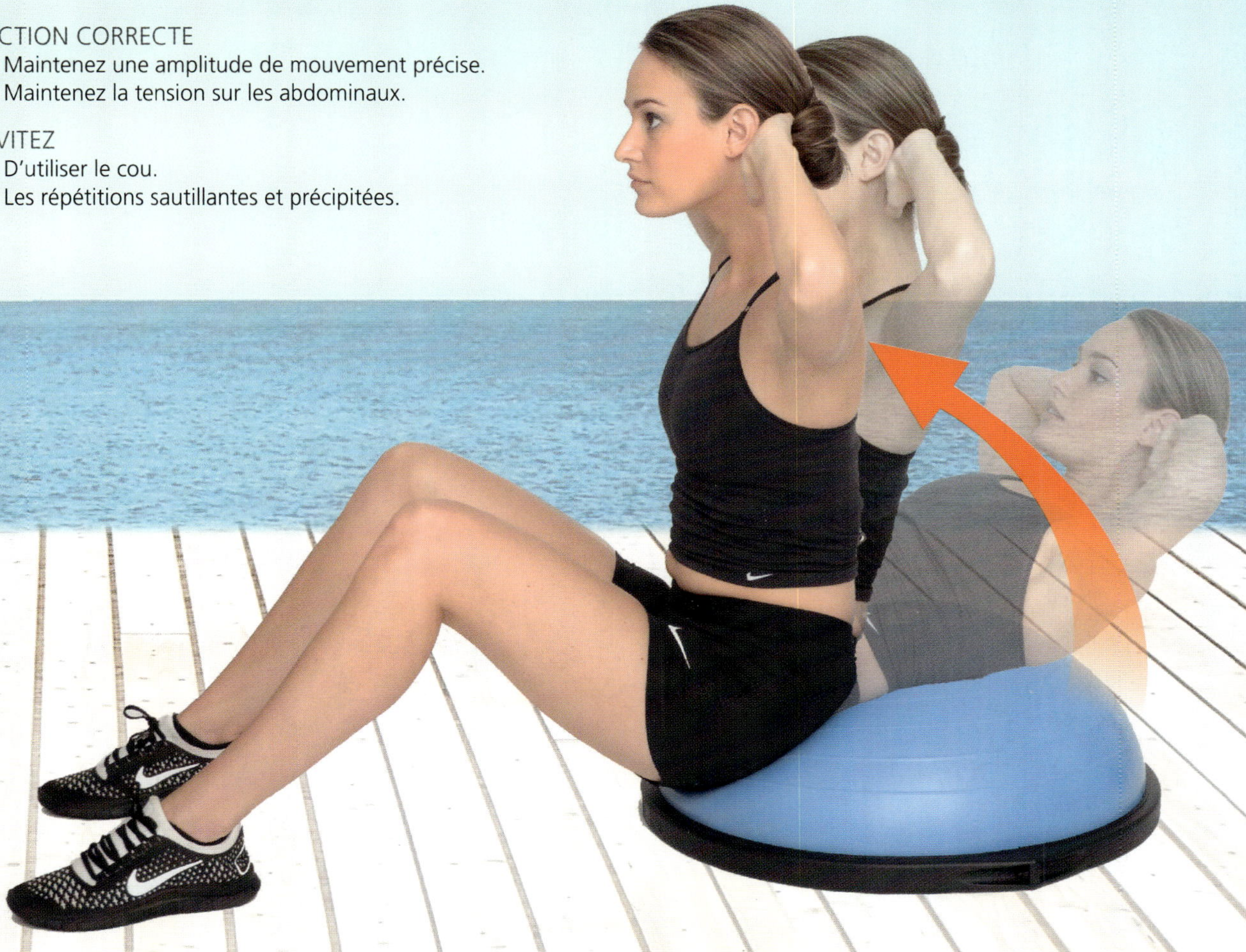

Demi-redressement avec Bosu en pédalant

Le demi-redressement avec Bosu en pédalant est une version avancée du demi-redressement avec Bosu de base, qui fait efficacement appel aux muscles du haut et du bas du corps. C'est un exercice exigeant grâce auquel on développe la force des muscles centraux.

MUSCLES CIBLÉS

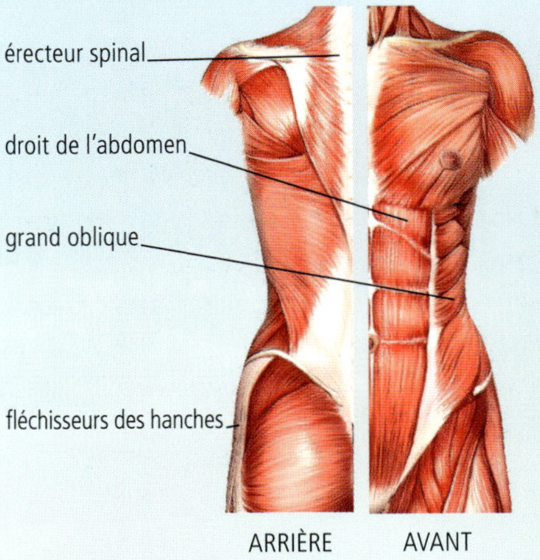

ABDOMINAUX ET OBLIQUES

Étape 1 Allongez-vous sur le dos sur la demi-sphère du Bosu, les jambes légèrement pliées, les paumes des mains sur les oreilles et les coudes vers l'extérieur.

Étape 2 La tête et le cou dépassant juste du Bosu et les abdominaux sous tension, soulevez la tête et les épaules du sol tout en contractant le tronc à la hauteur de la taille.

Étape 3 En même temps, faites pivoter un de vos coudes vers le genou opposé que vous levez vers la poitrine.

Étape 4 Redescendez et répétez avec l'autre coude et la jambe du côté opposé. Faites l'exercice 15 fois de chaque côté.

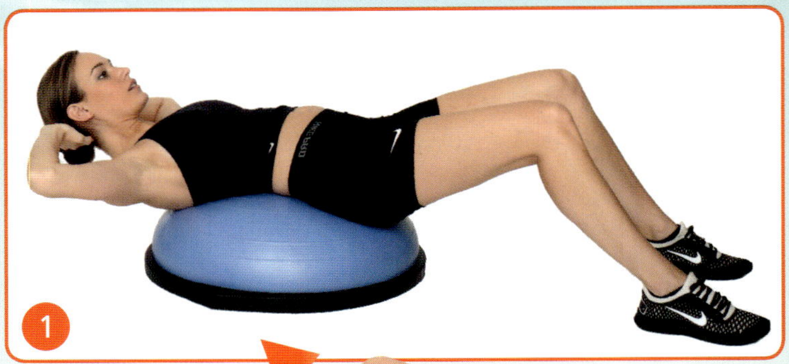

1

ACTION CORRECTE
- Bougez à partir du nombril.
- Maintenez le contrôle en redescendant.
- Maintenez une rotation précise et continue.

ÉVITEZ
- De trop utiliser le cou.
- De contracter le bas du dos.
- De pousser la tête trop loin vers l'avant.

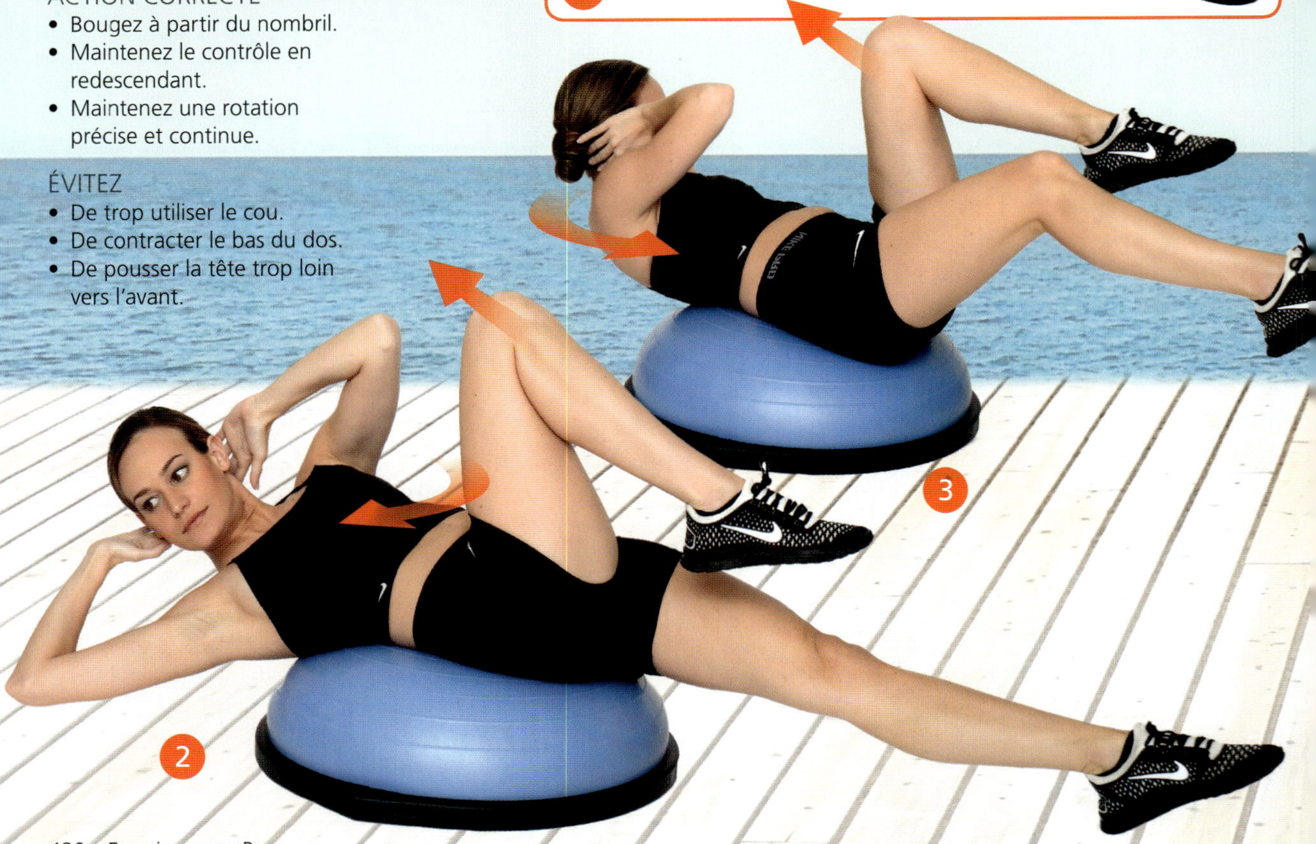

3

2

Ciseaux avec Bosu

Les ciseaux avec Bosu sont très efficaces pour les abdominaux, particulièrement la zone sous le nombril. Cet exercice est extrêmement exigeant, car vous changez la position des jambes lorsqu'elles sont en l'air. L'ajout du Bosu le rend encore plus difficile puisque vous devez maintenir votre équilibre. Vous devrez utiliser la force supplémentaire des jambes pour pousser contre le ballon et engager les abdominaux et les grands dorsaux afin de contrôler le mouvement. Essayez de vaciller le moins possible.

Étape 1 Allongez-vous en centrant votre dos sur le dessus de la demi-sphère du Bosu.

Étape 2 Inclinez-vous légèrement vers l'arrière tout en maintenant le dos plat et en gardant les muscles centraux contractés. Soulevez légèrement les jambes du sol.

Étape 3 Levez alternativement les jambes de haut en bas 20 fois.

Étape 4 En un mouvement de ciseaux, ouvrez et fermez les jambes en les croisant 20 fois.

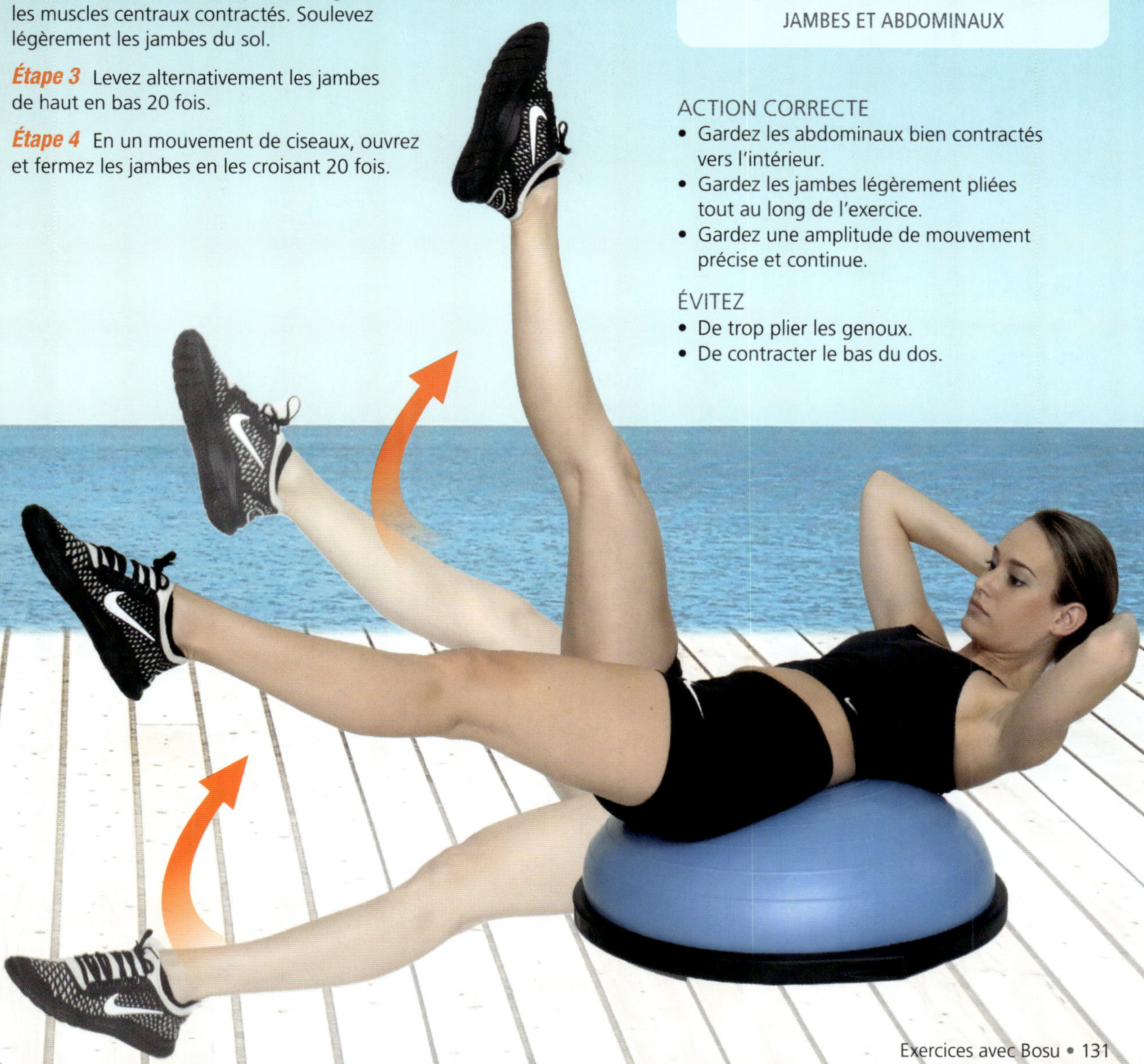

MUSCLES CIBLÉS

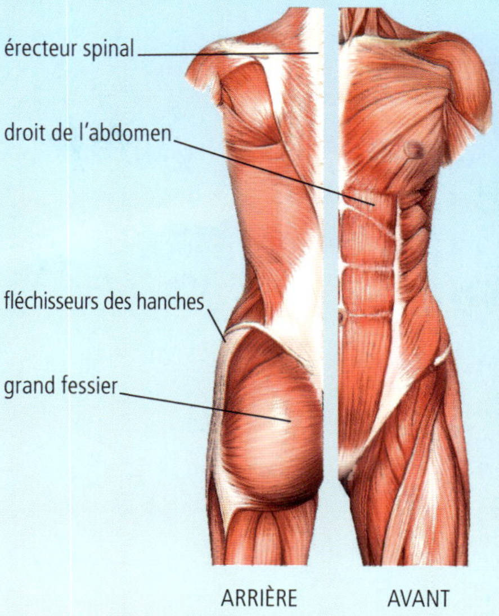

JAMBES ET ABDOMINAUX

ACTION CORRECTE

- Gardez les abdominaux bien contractés vers l'intérieur.
- Gardez les jambes légèrement pliées tout au long de l'exercice.
- Gardez une amplitude de mouvement précise et continue.

ÉVITEZ

- De trop plier les genoux.
- De contracter le bas du dos.

Planche latérale avec Bosu

La planche latérale avec Bosu reprend le mouvement de la planche latérale, déjà efficace, et le renforce grâce à la surface instable de la demi-sphère. Vous pouvez, avec la planche latérale, optez pour trois positions de pieds ayant des degrés de difficulté différents. Pour la position plus facile, pliez le bas de la jambe du dessous à 90° afin que le genou supporte une partie du poids mis sur le haut de la jambe et les muscles centraux ; la position de base est un pied devant l'autre ; avec la position avancée, le pied du dessus est placé directement sur le pied du dessous, tel qu'illustré ici.

Étape 1 Allongez-vous sur le côté, le torse sur la demi-sphère du Bosu, les jambes tendues et parallèles l'une à l'autre.

Étape 2 Pliez le bras du dessous à un angle de 90°, la main à plat sur le Bosu. Placez l'autre main sur la hanche.

Étape 3 Poussez l'avant-bras dans le ballon Bosu tout en soulevant les hanches du sol jusqu'à ce que le corps forme une ligne droite.

Étape 4 Exécutez l'exercice 15 fois, puis reprenez de l'autre côté.

MUSCLES CIBLÉS

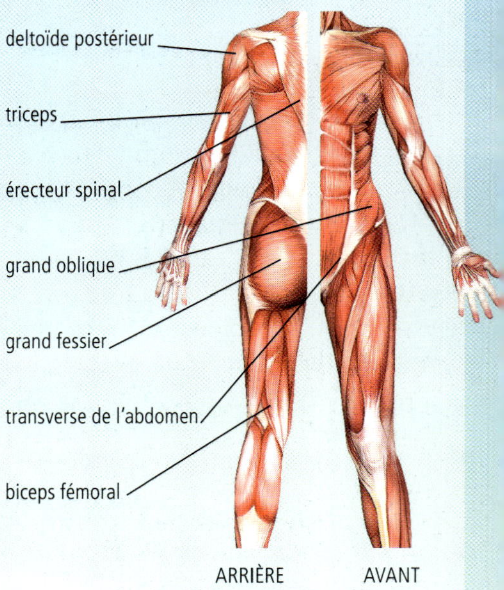

ABDOMINAUX ET OBLIQUES

ACTION CORRECTE

- Respirez tout au long de l'exercice.
- Gardez les abdominaux contractés.

ÉVITEZ

- De pencher les épaules trop loin vers l'arrière en position contractée.
- De retenir votre respiration.
- De trop utiliser les épaules et le haut du dos.

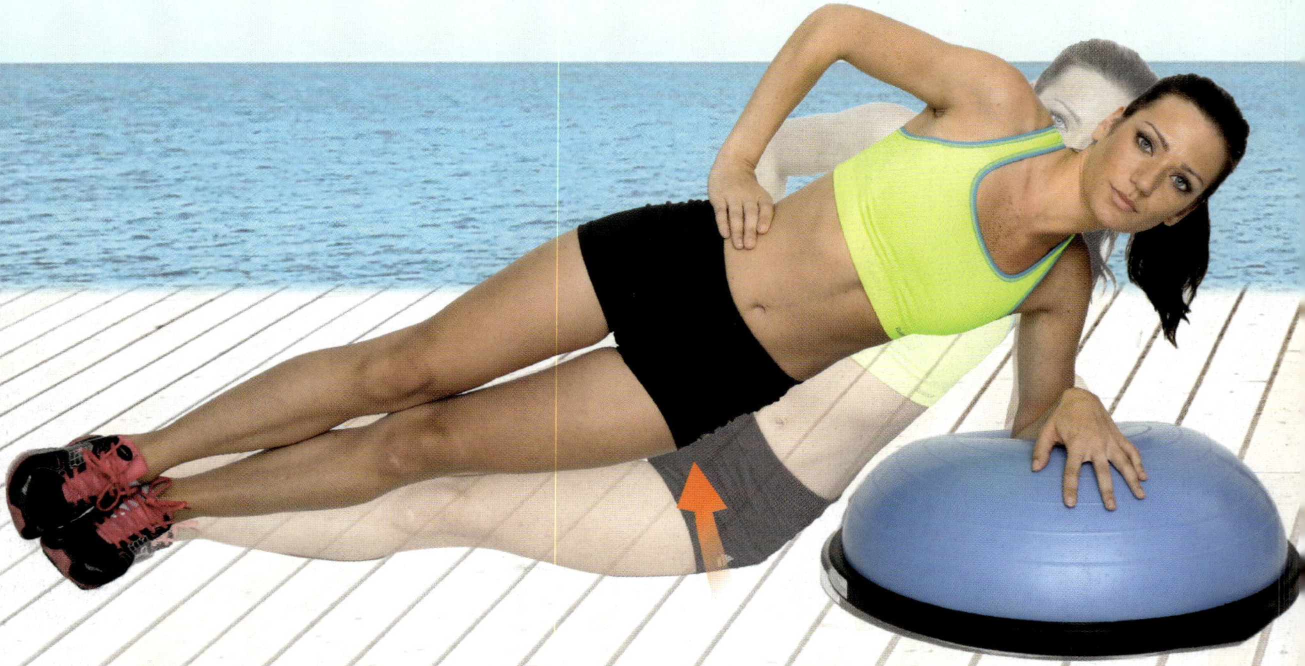

Position groupée avec Bosu, assis

La position groupée avec Bosu est un exercice efficace de renforcement du bas de l'abdomen. Cet exercice exige équilibre, précision et stabilité. Vous pouvez aussi l'exécuter sur un tapis en plaçant les bras de chaque côté du corps. Dans ce cas, les jambes seront tendues et soulevées légèrement du sol. En outre, vous pourrez dans un deuxième temps serrer un haltère entre les pieds.

MISE EN GARDE Si vous ajoutez un poids à cet exercice, restez raisonnable. Si vous en ajoutez trop, il pourrait en résulter une hernie.

MUSCLES CIBLÉS

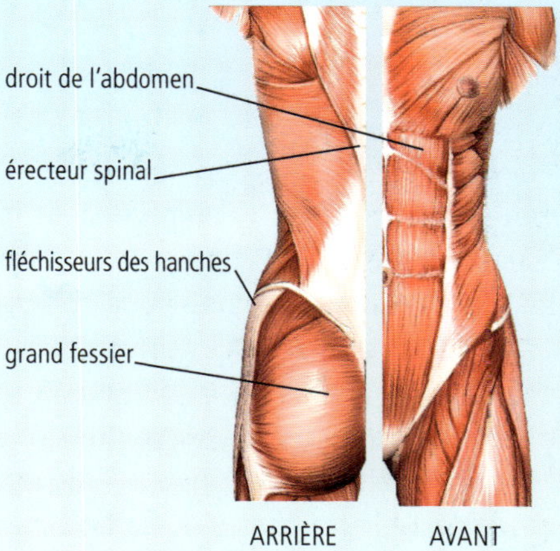

ABDOMINAUX

Étape 1 Asseyez-vous sur la demi-sphère du Bosu, les pieds sur le sol et les mains de chaque côté de la demi-sphère.

Étape 2 Commencez par soulever les deux jambes du sol afin qu'elles forment un V avec le torse.

Étape 3 Tout en pliant les genoux, amenez les jambes près de la poitrine.

Étape 4 Redescendez. Exécutez la séquence 20 fois.

ACTION CORRECTE

- Gardez une amplitude de mouvement contrôlée.
- Gardez un rythme précis.

ÉVITEZ

- De contracter le bas du dos.
- De trop utiliser le cou.
- De pousser le haut du corps trop loin vers l'avant.

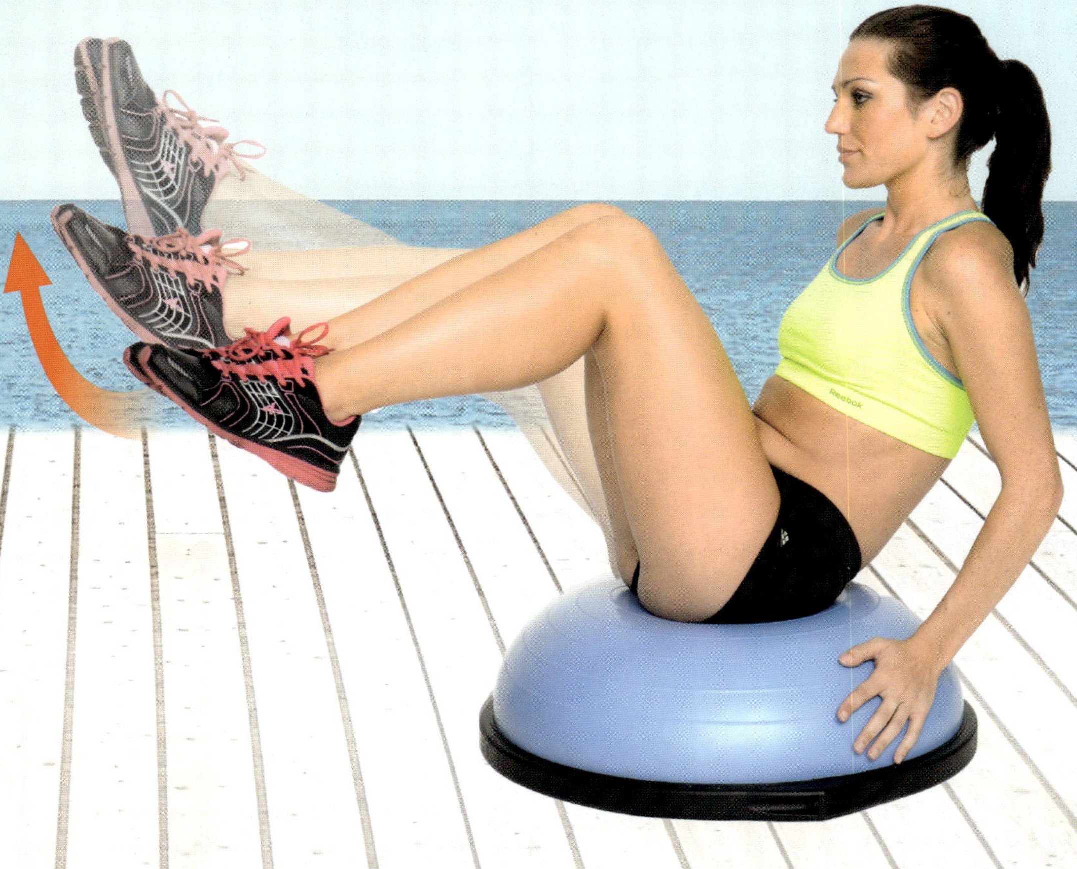

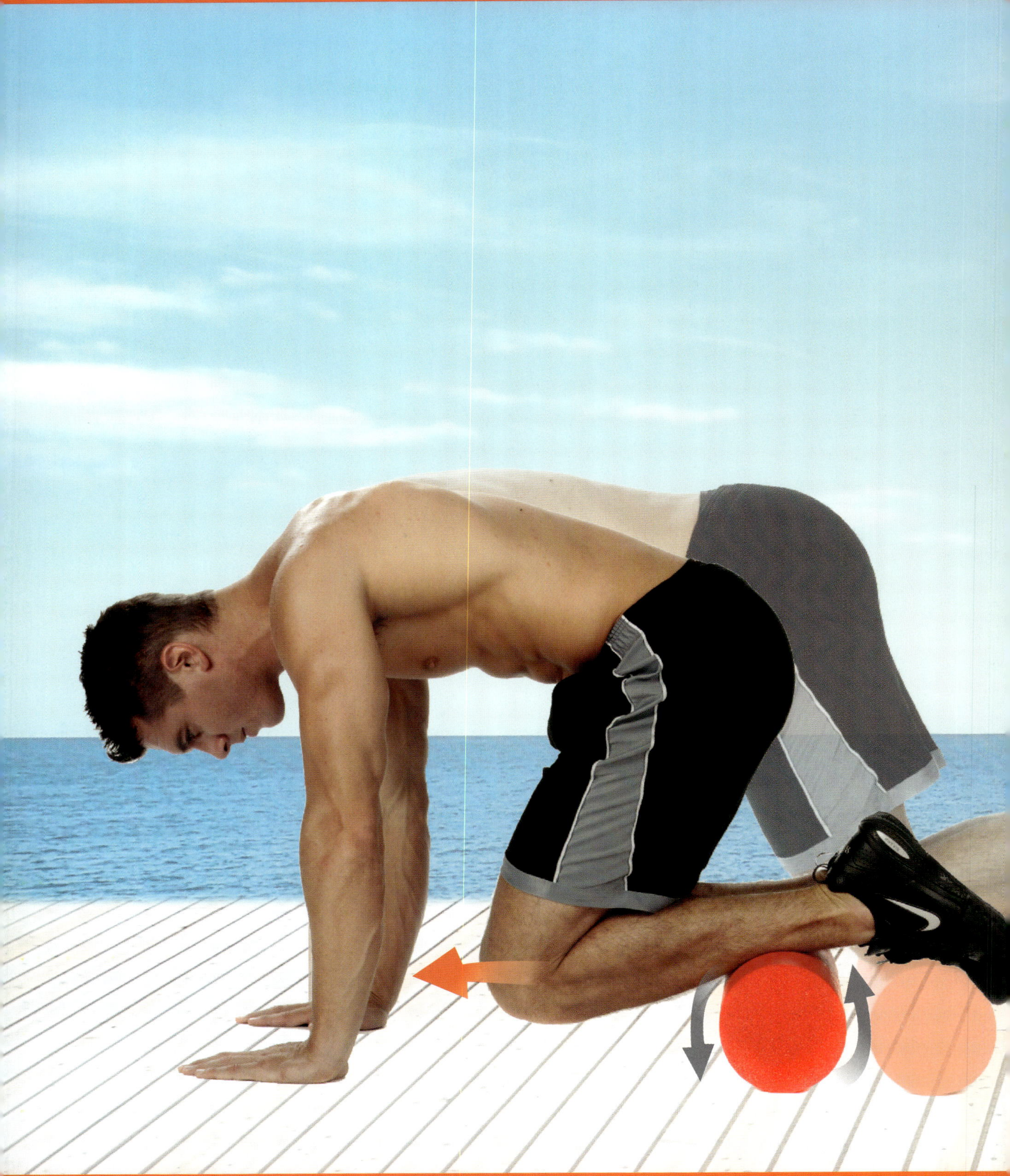

Exercices avec rouleau mousse

Un rouleau mousse peut sembler anodin, mais c'est l'un des accessoires les plus utiles, les moins coûteux et les plus polyvalents qui soit. C'est un excellent outil d'entraînement pour le renforcement, car il aide à engager les muscles principaux que vous voulez tonifier, comme ceux des bras, de l'abdomen, des cuisses et des fesses. En outre, comme le rouleau mousse est une surface instable, il peut remplacer le Bosu ou le ballon dans beaucoup d'exercices, en vous aidant à améliorer votre équilibre et à engager les muscles centraux.

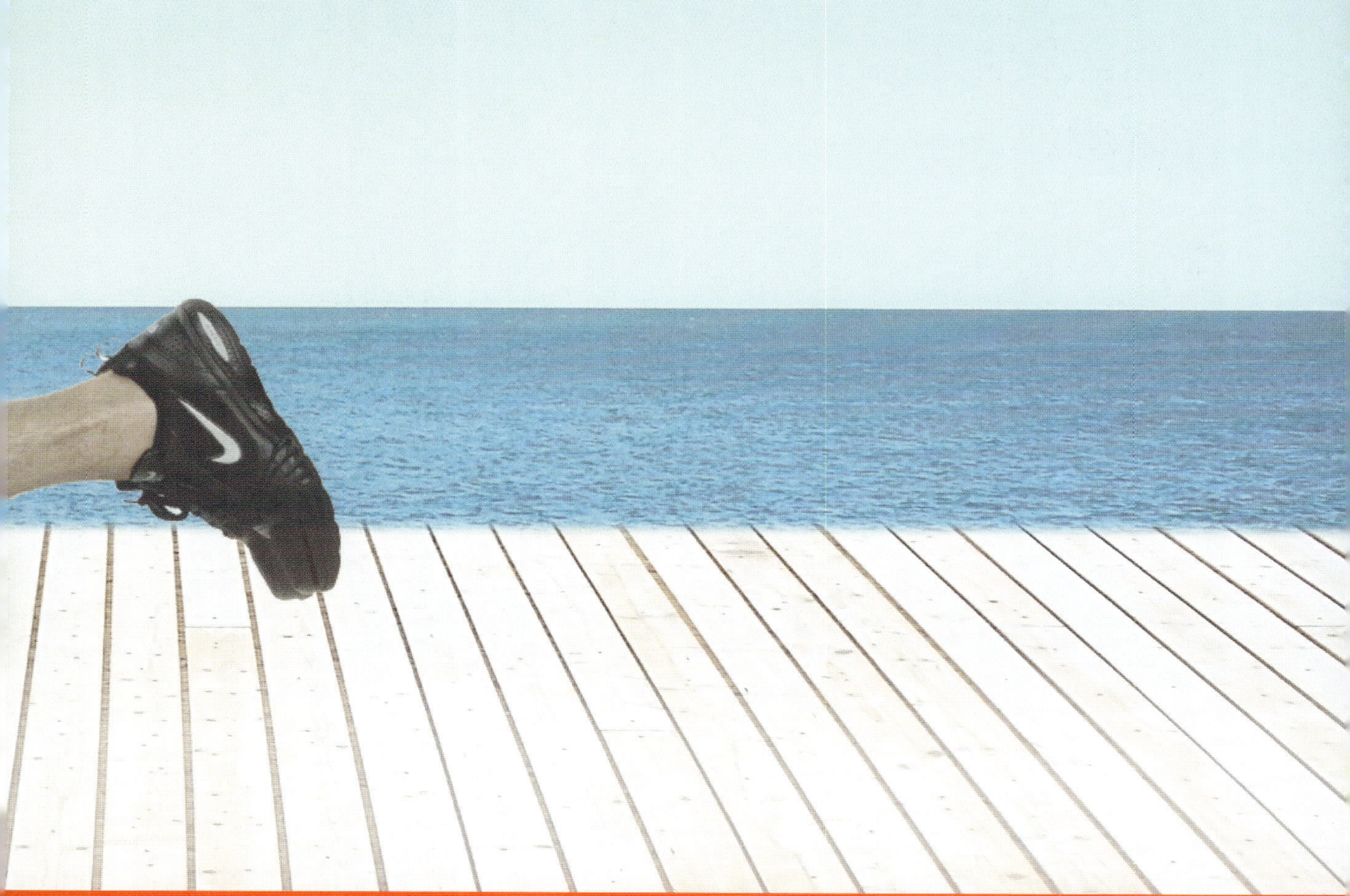

Contraction des genoux à quatre pattes sur rouleau

La contraction des genoux à quatre pattes vise les abdominaux, les cuisses ainsi que les triceps, et aide à améliorer la stabilité des muscles centraux. Exécutez un mouvement lent et contrôlé pour obtenir le maximum de bienfaits de l'exercice. On peut le rendre plus difficile en fléchissant les bras pendant le roulement vers l'intérieur, ce qui crée plus d'instabilité.

MISE EN GARDE Déconseillé si vous avez des douleurs aux épaules ou aux poignets, ou des problèmes de genoux.

MUSCLES CIBLÉS

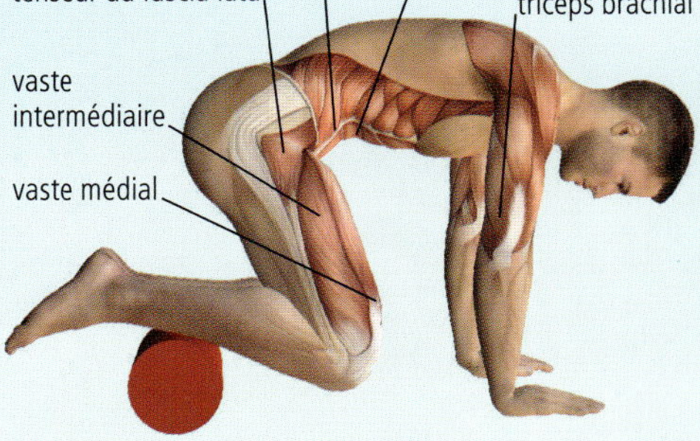

ABDOMINAUX, CUISSES ET TRICEPS

Étape 1 Déposez le rouleau mousse sur le sol. Agenouillez-vous sur le rouleau, les mains à plat sur le sol devant vous. Les mains doivent être légèrement au-delà du torse et les hanches soulevées des talons.

Étape 2 Arrondissez le torse en ramenant les genoux vers les mains et en laissant le rouleau se déplacer vers les pieds. Exécutez 2 séries de 15 séquences.

VARIANTE

Plus difficile – Suivez les instructions ci-contre, puis pliez les coudes en position de pompes, redressez-vous et roulez lentement en position de départ.

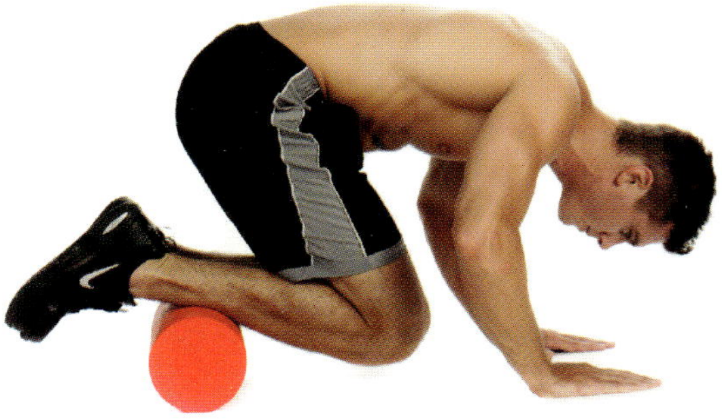

ACTION CORRECTE

- Arrondissez le dos lorsque vous ramenez les genoux vers l'intérieur.
- Détendez le cou.
- Effectuez des transitions en douceur.

ÉVITEZ

- De laisser les épaules monter vers les oreilles.
- De bouger la tête vers l'avant.

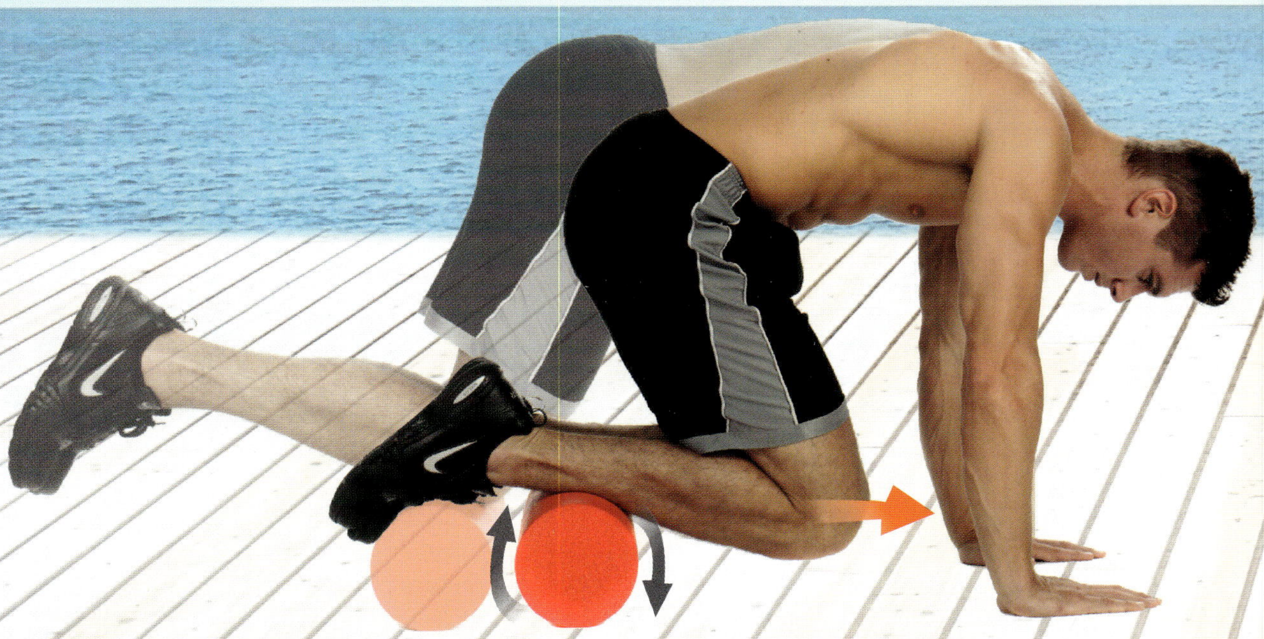

Roulé des ischio-jambiers sur rouleau

Comme son nom l'indique, le roulé des ischio-jambiers est un excellent entraînement pour ces muscles, mais aussi pour les triceps et les abdominaux. Ne roulez pas trop loin car le retour est plus difficile.

MISE EN GARDE Déconseillé si vous avez des problèmes au bas du dos ou aux épaules.

Étape 1 Asseyez-vous sur le sol, les jambes tendues devant vous, le rouleau sous les genoux. Mettez les mains sur le sol pour supporter le torse, les doigts pointant vers les fesses.

Étape 2 Poussez sur le sol pour soulever les hanches, en gardant les jambes fermes.

Étape 3 Amenez les hanches vers l'arrière en poussant sur vos bras, et en roulant les jambes sur le rouleau. Laissez tomber la tête afin que le regard soit dirigé vers les cuisses.

Étape 4 En gardant les hanches au-dessus du sol, ramenez le rouleau en position de départ. Faites l'exercice 15 fois.

MUSCLES CIBLÉS

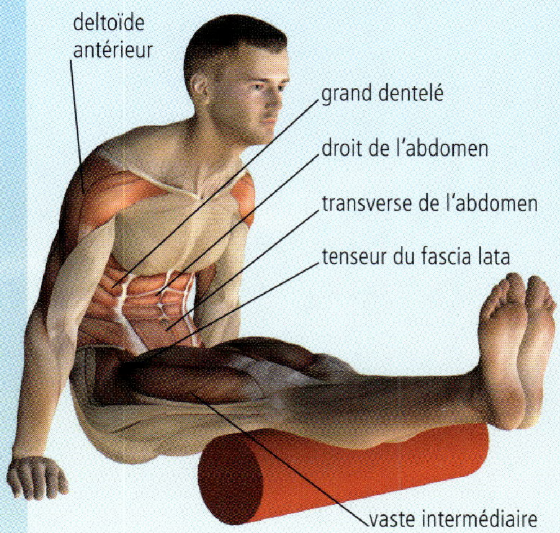

ISCHIO-JAMBIERS ET TRICEPS

ACTION CORRECTE

- Tous les mouvements se font simultanément.
- Le cou et les épaules restent détendus tout au long de l'exercice.

ÉVITEZ

- De laisser les épaules monter vers les oreilles.
- De plier les genoux en vous ramenant vers l'arrière.

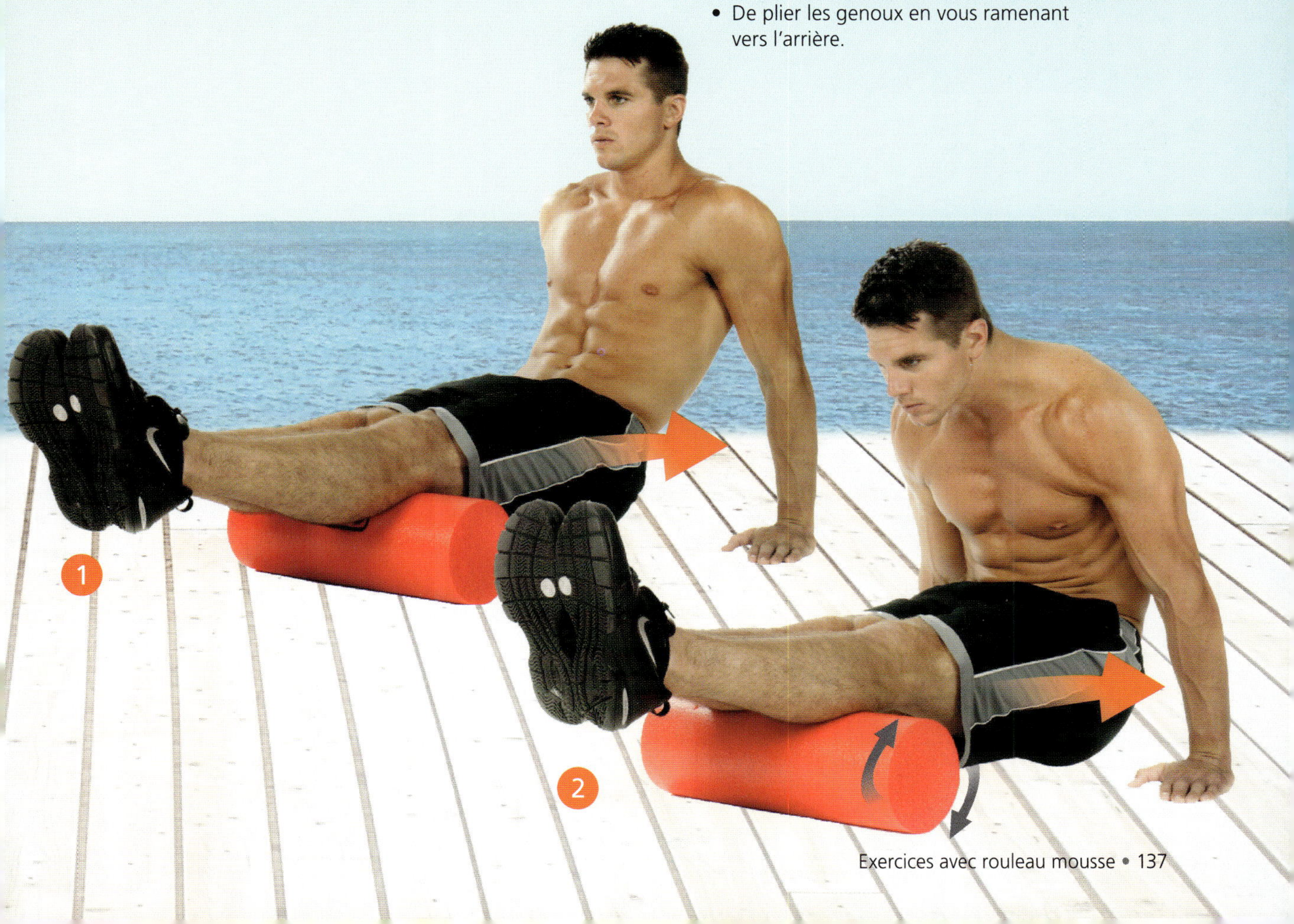

Extension des mollets sur rouleau

L'extension des mollets sur rouleau est un exercice qui améliore la stabilité des muscles centraux, du bassin et des épaules. C'est un excellent entraînement pour les épaules, les abdominaux, les ischio-jambiers et les triceps. Si vous trouvez l'exercice trop difficile, ne vous soulevez pas du sol.

MISE EN GARDE Déconseillé si vous avez des douleurs aux épaules ou aux poignets.

Étape 1 Asseyez-vous sur le sol, les jambes tendues devant vous, le rouleau sous les genoux. Mettez les mains sur le sol pour supporter le torse, les doigts pointant vers les fesses.

Étape 2 Poussez sur le sol pour soulever les hanches, en gardant les jambes fermes.

Étape 3 Levez une jambe du rouleau et restez immobile, en vous assurant de ne pas laisser les hanches s'affaisser.

Étape 4 Gardez la jambe levée et pressez la jambe opposée sur le rouleau en amenant les hanches vers les mains.

Étape 5 Revenez en position de départ, en vous aidant du rouleau et en gardant la position. Effectuez l'exercice 15 fois avec chaque jambe.

MUSCLES CIBLÉS

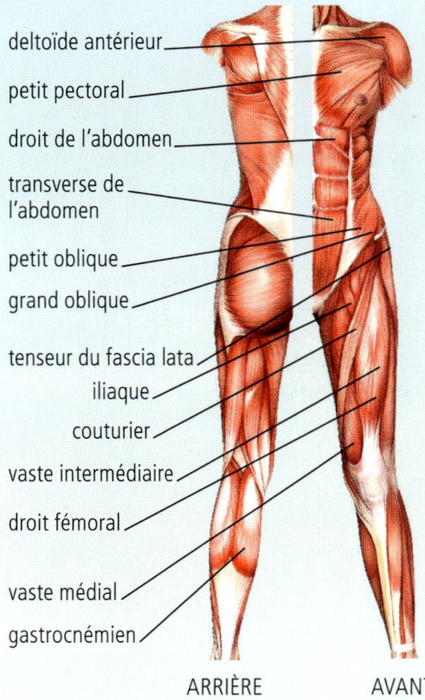

MUSCLES CENTRAUX ET JAMBES

ACTION CORRECTE
- La jambe levée est bien tendue.
- Les hanches restent soulevées tout au long de l'exercice.

ÉVITEZ
- De laisser les épaules monter vers les oreilles.
- De plier les genoux.
- De plier les coudes.

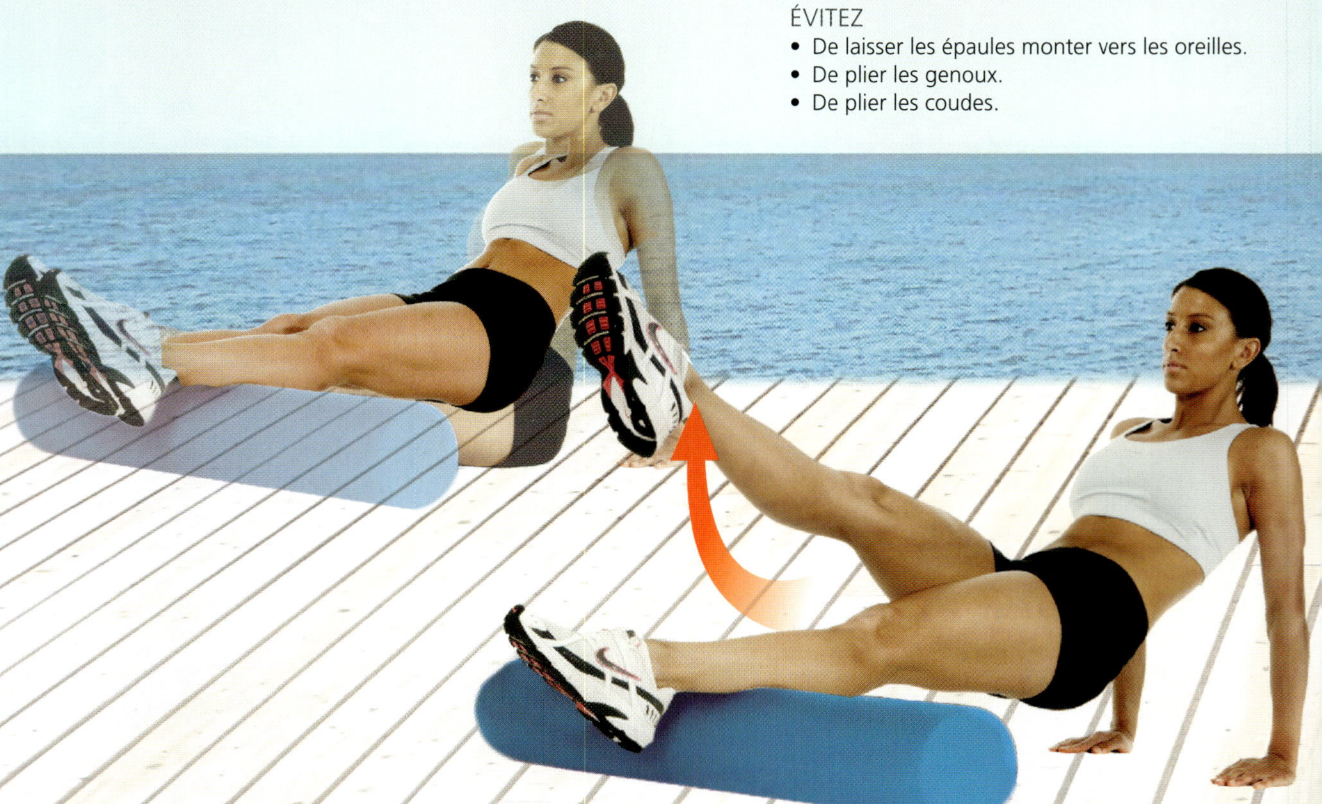

Traction des triceps sur rouleau

Cet exercice est très exigeant pour les triceps. Assurez-vous d'avoir bien étiré vos bras avant de l'exécuter. Cet exercice fait aussi travailler les abdominaux, les stabilisateurs des épaules et les ischio-jambiers. Il aide également à améliorer la stabilité des muscles centraux et des épaules.

MISE EN GARDE Déconseillé si vous avez des douleurs aux épaules, aux poignets ou des problèmes de genoux.

Étape 1 Asseyez-vous sur le sol, les jambes tendues, le rouleau derrière vous. Mettez les deux mains sur le rouleau, les doigts pointant en direction des fesses, les coudes pliés.

Étape 2 Poussez sur les jambes et redressez les bras pour soulever les hanches et les épaules.

Étape 3 En gardant les épaules basses, éloignées des oreilles, pliez les coudes et déplacez le tronc de haut en bas. Le rouleau ne doit pas bouger. Exécutez 2 séries de 15 séquences.

MUSCLES CIBLÉS

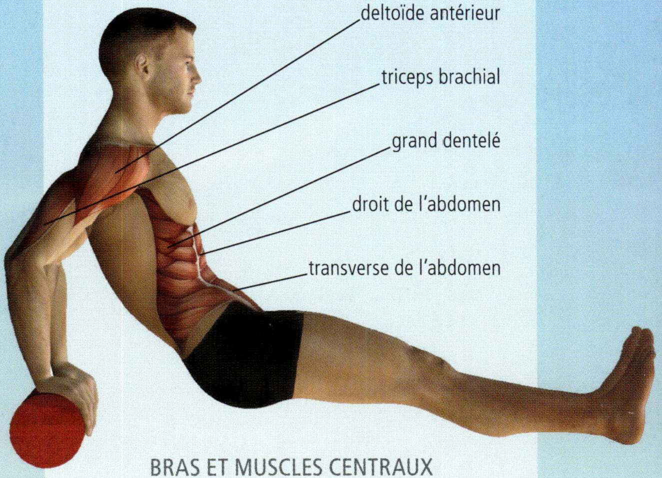

BRAS ET MUSCLES CENTRAUX

ACTION CORRECTE

- Les jambes restent fermes et les genoux tendus.
- Le cou et les épaules restent détendus tout au long de l'exercice.
- Le rouleau demeure fermement pressé sur le sol.

ÉVITEZ

- De laisser les épaules monter vers les oreilles.
- De bouger le rouleau en vous haussant.

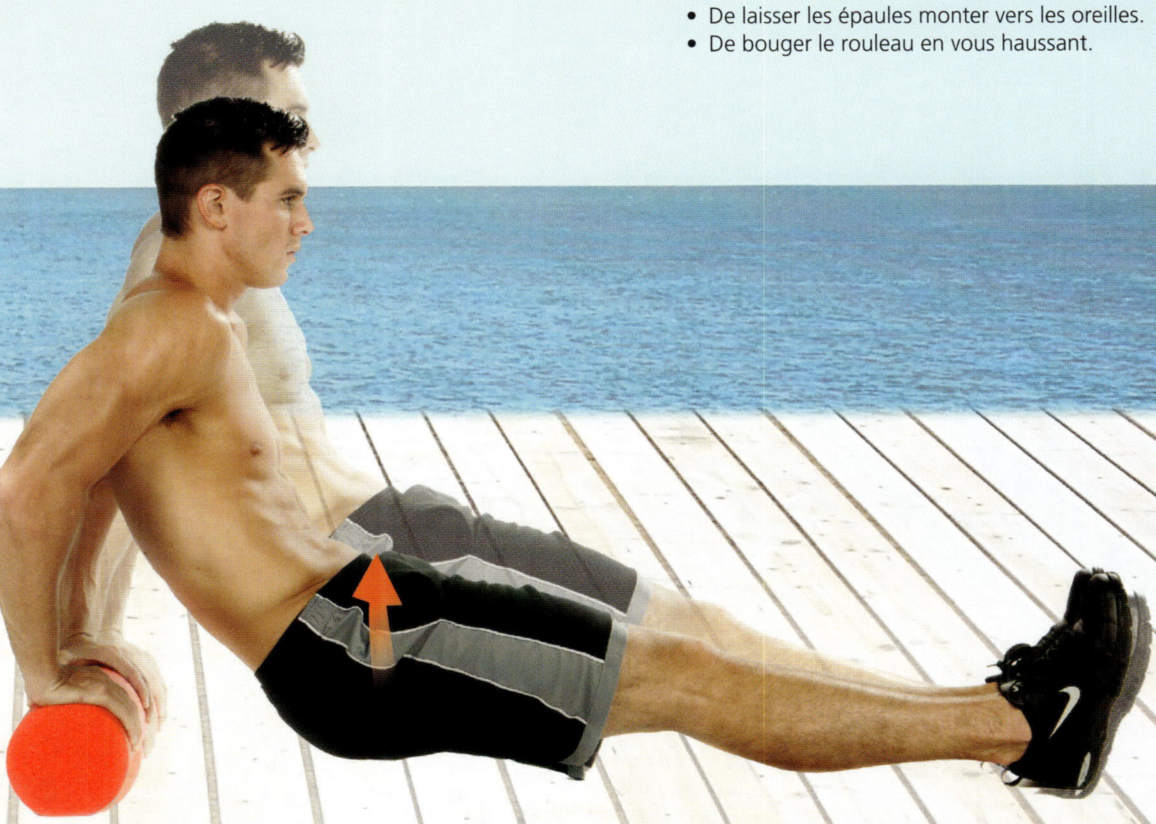

Demi-redressement croisé sur rouleau

Le demi-redressement croisé cible les triceps, les abdominaux, les épaules et les ischio-jambiers. Il permet aussi d'améliorer la stabilité des muscles centraux, du bassin et des épaules.

MISE EN GARDE Déconseillé si vous avez des douleurs au dos ou au cou.

Étape 1 Allongez-vous sur le rouleau afin qu'il suive la ligne de la colonne vertébrale. Les fesses et le haut du dos doivent être en contact avec le rouleau.

Étape 2 Les jambes tendues et les pieds fermement posés sur le sol, tendez les bras au-dessus de la tête.

Étape 3 Levez la tête, le cou et les épaules comme si vous faisiez un demi-redressement. Laissez la jambe droite et le bras gauche sur le sol en utilisant la main pour vous supporter. Levez la jambe gauche et le bras droit jusqu'à la cheville.

Étape 4 Déroulez-vous lentement sur le rouleau, en descendant le bras et la jambe. Répétez avec la jambe et le bras opposés. Faites l'exercice 15 fois de chaque côté.

MUSCLES CIBLÉS

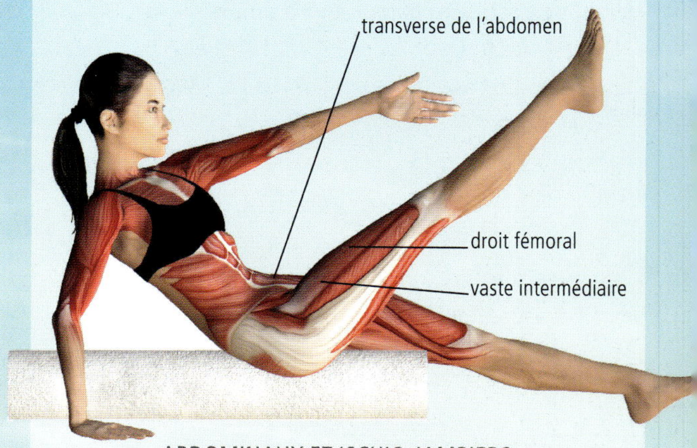

ABDOMINAUX ET ISCHIO-JAMBIERS

ACTION CORRECTE
- Les jambes restent fermes tout au long de l'exercice.
- Les fesses et les épaules restent en contact avec le rouleau tout au long de l'exercice.

ÉVITEZ
- De laisser les épaules monter vers les oreilles.
- De plier les genoux.

VARIANTE

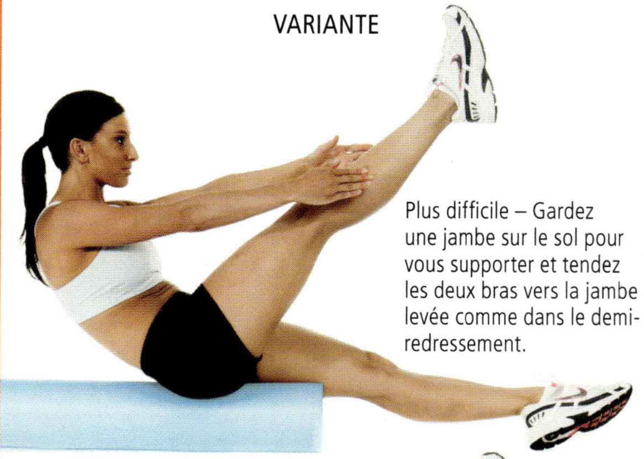

Plus difficile – Gardez une jambe sur le sol pour vous supporter et tendez les deux bras vers la jambe levée comme dans le demi-redressement.

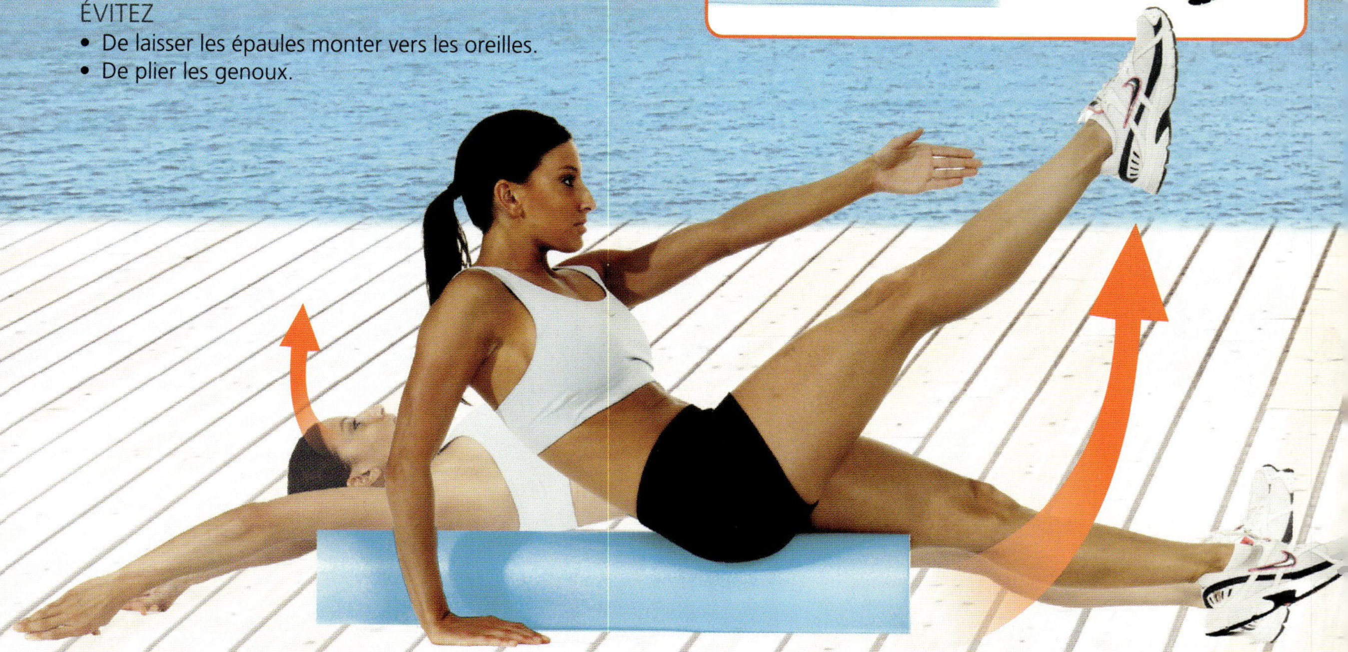

Pompes sur rouleau

Les pompes sur rouleau aident à améliorer la stabilité des muscles centraux, du bassin et des épaules. C'est un excellent exercice qui cible aussi les muscles de la poitrine et les stabilisateurs des épaules.

MISE EN GARDE Déconseillé si vous avez des douleurs au bas du dos, aux épaules ou au cou.

Étape 1 Agenouillez-vous sur le sol, le rouleau à l'horizontale devant vous. Mettez les mains sur le rouleau.

Étape 2 Poussez pour prendre la position de planche, en levant les genoux et en tendant les jambes. Gardez les hanches de niveau avec les épaules et, sans laisser les épaules s'affaisser, pliez les coudes et baissez la poitrine vers le rouleau. Gardez le rouleau immobile tout au long du mouvement.

Étape 3 Revenez à la position de départ en vous repoussant vers le haut, en redressant les coudes et en gardant la colonne vertébrale droite. Effectuez 2 séries de 15 séquences.

MUSCLES CIBLÉS

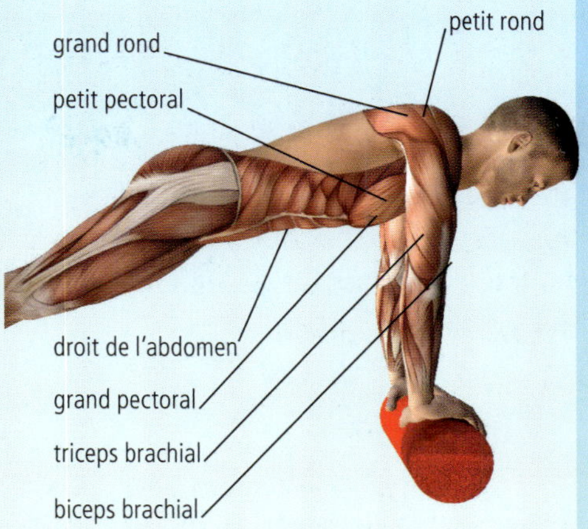

POITRINE ET ABDOMINAUX

ACTION CORRECTE
- Le mouvement a lieu sur un seul plan, le corps formant une ligne droite des épaules aux chevilles.
- Le cou et les épaules restent détendus tout au long du mouvement.

ÉVITEZ
- De laisser les épaules monter vers les oreilles.
- De plier les genoux.

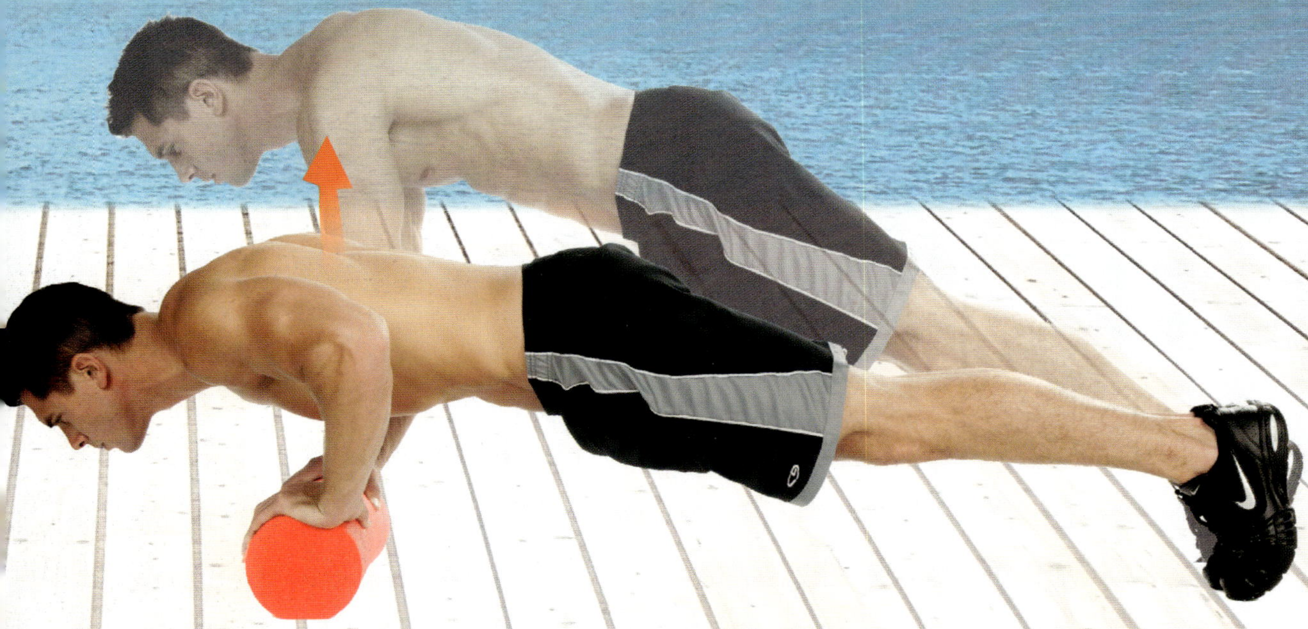

Marche sur le dos sur rouleau

La marche sur le dos constitue un excellent entraînement pour les muscles abdominaux, car elle améliore les muscles centraux et la stabilité du bassin. Exécutée régulièrement, elle procure aussi des bénéfices aux quadriceps.

MISE EN GARDE Déconseillé si vous avez des douleurs au bas du dos, aux épaules ou au cou.

Étape 1 Allongez-vous sur le rouleau afin qu'il suive la ligne de la colonne vertébrale. Mettez les mains sur le sol de chaque côté de votre corps, en pliant les genoux pour que les pieds restent à plat sur le sol.

Étape 2 Pointe du pied tendue et en évitant que les hanches ne se soulèvent ou ne bougent, levez un genou vers la poitrine.

Étape 3 Changez de jambe, en évitant toujours de soulever les hanches.

Étape 4 Effectuez l'exercice 15 fois avec chaque jambe en établissant un rythme de « marche » régulière.

MUSCLES CIBLÉS

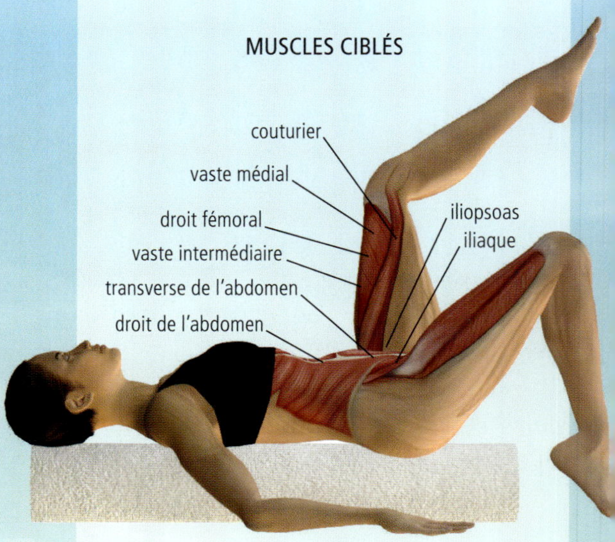

ABDOMINAUX ET QUADRICEPS

ACTION CORRECTE

- Gardez les jambes fermes et les pointes de pieds tendues.
- Le cou et les épaules restent détendus tout au long du mouvement.
- Les mains et les avant-bras reposent à plat sur le sol.

ÉVITEZ

- De laisser les épaules monter vers les oreilles.
- De laisser les hanches et le bas du dos glisser du rouleau pendant le mouvement.

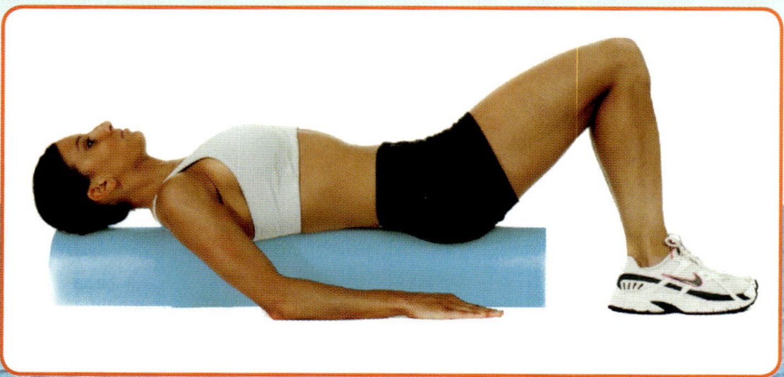

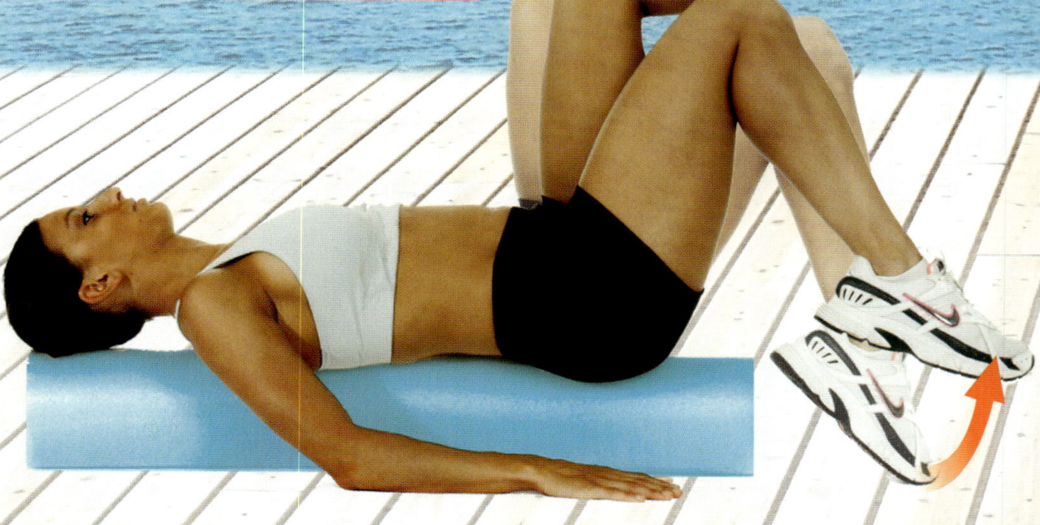

Détente de la bandelette ilio-tibiale avec rouleau

Voici un exercice exigeant conçu pour détendre la bandelette ilio-tibiale. Vous pouvez vous sentir mal à l'aise au début, mais avec de l'entraînement il deviendra plus facile. Il fait aussi travailler les muscles latéraux des cuisses et les stabilisateurs des épaules.

MISE EN GARDE Déconseillé si vous avez des douleurs au bas du dos ou aux épaules.

MUSCLES CIBLÉS

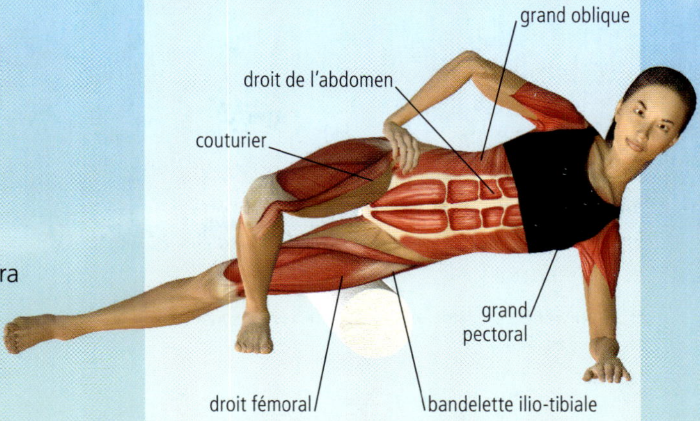

BANDELETTE ILIO-TIBIALE ET OBLIQUES

Étape 1 Allongez-vous sur le côté gauche, le rouleau sur le sol placé sous le milieu de la cuisse. Supportez le torse avec l'avant-bras gauche sur le sol.

Étape 2 Pliez la jambe gauche et croisez-la devant la jambe droite afin que le genou pointe vers le haut. Posez le pied gauche à plat sur le sol.

Étape 3 En tirant avec l'épaule et en poussant avec la jambe portante, roulez dans un sens et dans l'autre le long du côté de la cuisse. Ajustez la position de votre bras quand vous allongez le mouvement.

Étape 4 Effectuez l'exercice 15 fois de chaque côté.

ACTION CORRECTE

- Les épaules restent détendues tout au long de l'exercice.
- La main et l'avant-bras poussent fermement sur le sol.

ÉVITEZ

- De laisser les épaules monter vers les oreilles.

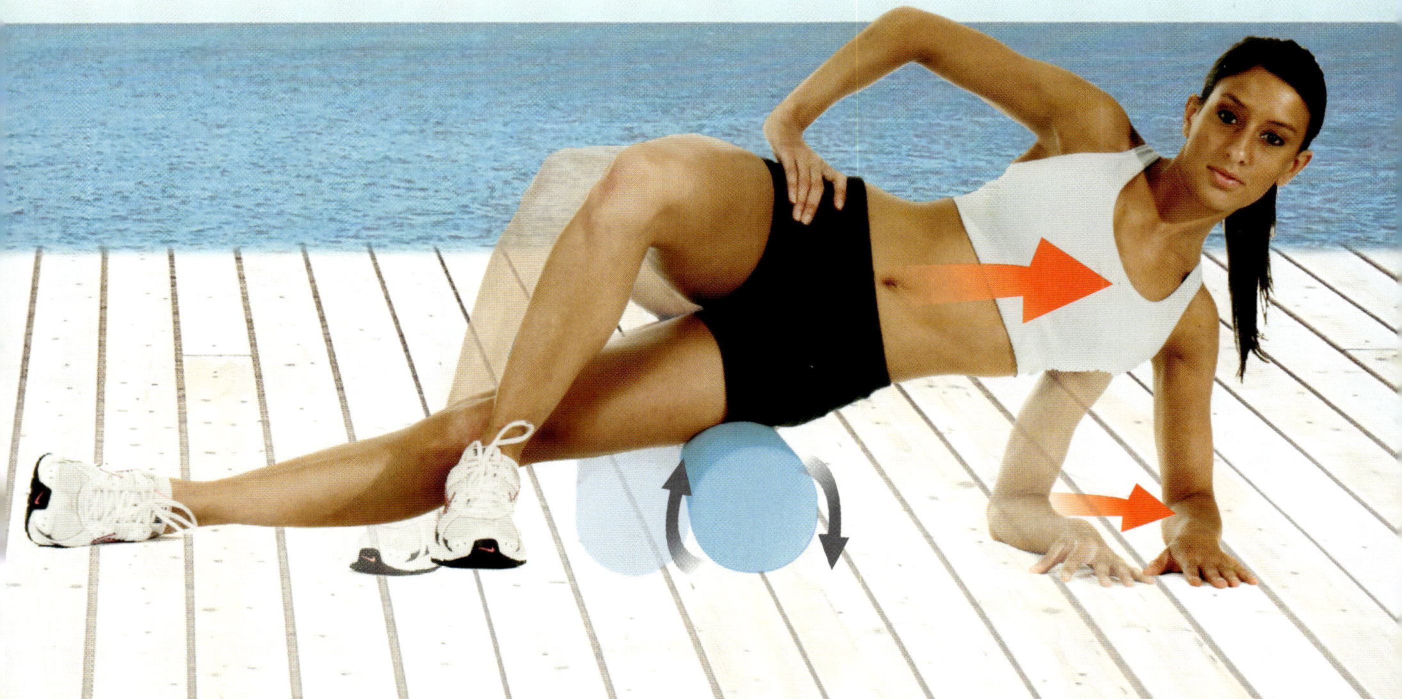

Pont avec élévation des jambes sur rouleau I

Le pont avec élévation des jambes est un excellent exercice pour les fessiers et les ischio-jambiers. Pour bien maintenir le rouleau en place pendant l'exercice, utilisez les muscles de l'abdomen et des cuisses.

MISE EN GARDE Déconseillé si vous avez des douleurs au bas du dos, une blessure aux ischio-jambiers ou des douleurs aux chevilles.

Étape 1 Allongez-vous sur le dos, le rouleau sous les épaules. Les fesses doivent être sur le sol, les genoux pliés et les pieds à plat sur le sol.

Étape 2 Poussez sur le plancher avec les pieds et, en levant les hanches vers le plafond jusqu'à ce qu'elles soient parallèles au sol, faites le pont.

Étape 3 Tendez la jambe gauche.

Étape 4 Levez la jambe gauche à la hauteur des genoux. En gardant tendue la jambe gauche et le rouleau immobile, levez et baissez les hanches.

Étape 5 Revenez à l'étape 1 et répétez avec la jambe droite.

Étape 6 Effectuez l'exercice 15 fois avec chaque jambe.

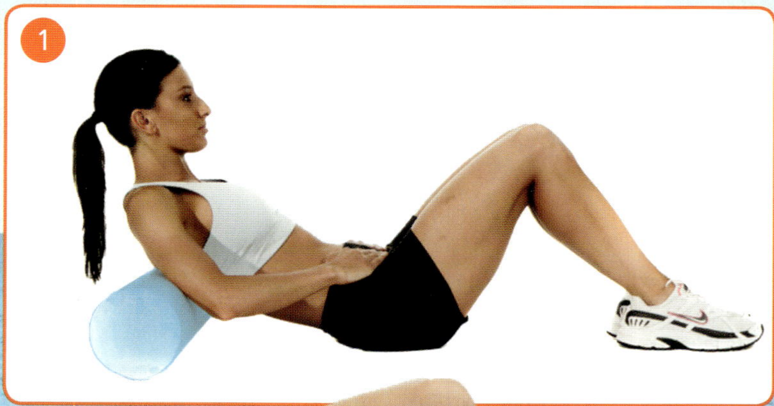

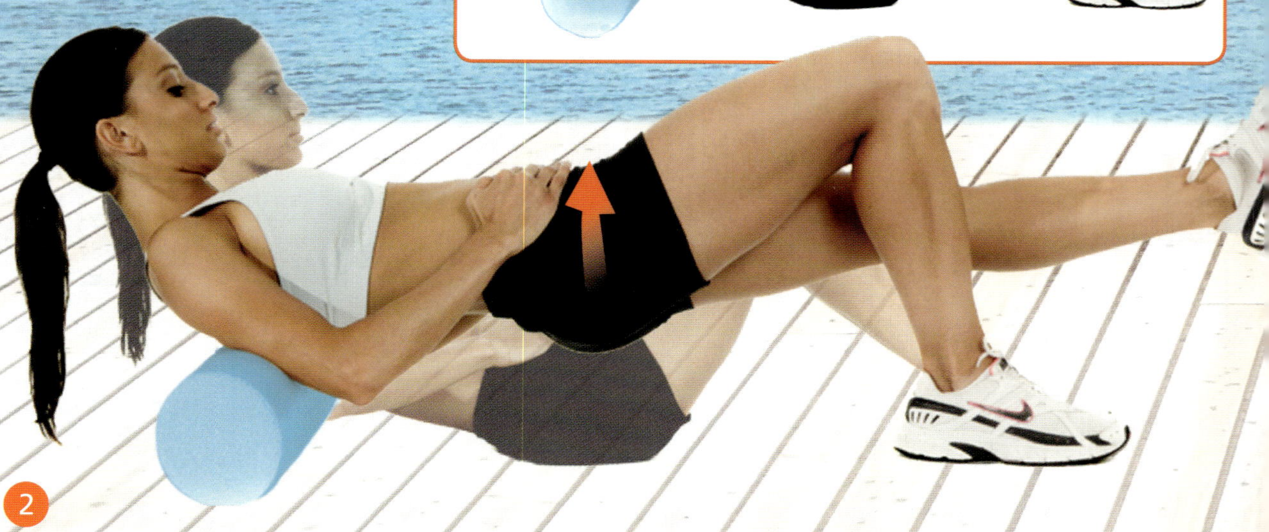

MUSCLES CIBLÉS

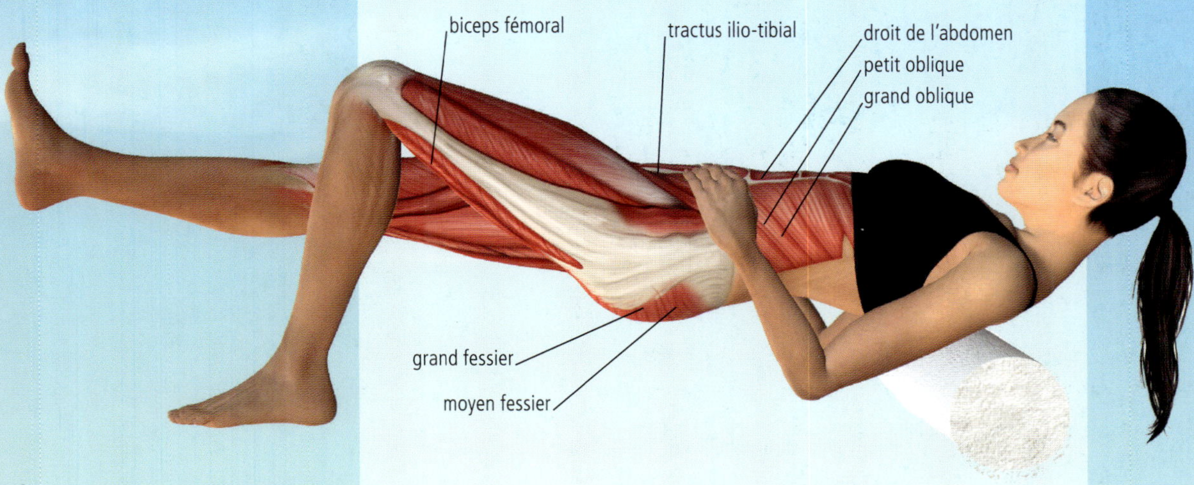

ISCHIO-JAMBIERS ET FESSIERS

ACTION CORRECTE
- La jambe tendue reste droite.

ÉVITEZ
- De laisser les hanches et le bas du dos s'affaisser durant le mouvement.
- D'arquer le dos.

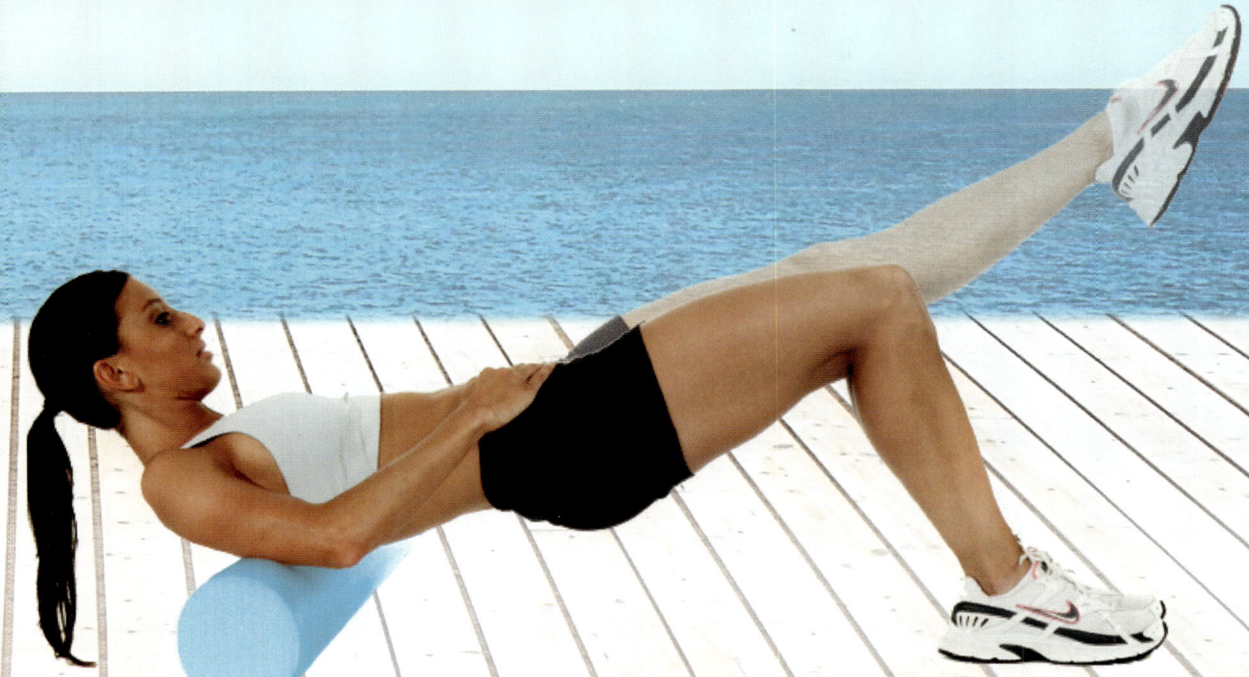

3

Pont avec élévation des jambes sur rouleau II

Cette version avancée du pont avec élévation des jambes est conçue pour aider à améliorer la stabilité du bassin, renforcer les muscles fessiers et renforcer les ischio-jambiers. Gardez le rouleau aussi fixe que possible.

MISE EN GARDE Déconseillé si vous avez des douleurs au bas du dos, une blessure aux ischio-jambiers ou des douleurs aux chevilles.

Étape 1 Allongez-vous sur le dos, le rouleau sous les pieds.

Étape 2 Sans bouger le rouleau ou arquer le dos, soulevez les hanches et faites le pont.

Étape 3 En gardant les muscles contractés, levez la jambe gauche à la hauteur des genoux et redressez-la.

Étape 4 Essayez de garder le rouleau fixe, puis levez et descendez les hanches tout en gardant la jambe tendue. Effectuez l'exercice 15 fois.

MUSCLES CIBLÉS

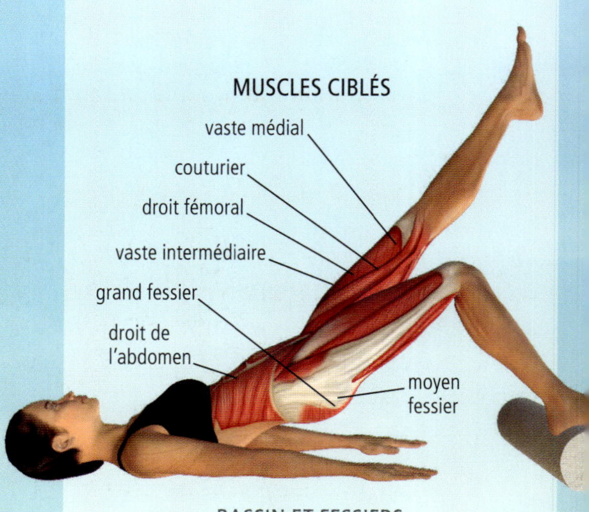

BASSIN ET FESSIERS

ACTION CORRECTE
- Les épaules et le cou restent détendus tout au long de l'exercice.
- La jambe tendue reste bien droite.

ÉVITEZ
- De laisser les épaules monter vers les oreilles.
- De laisser les hanches et le bas du dos s'affaisser durant le mouvement.
- D'arquer le dos.

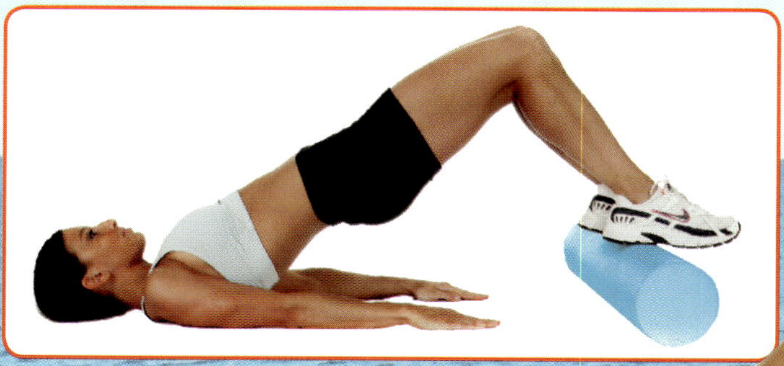

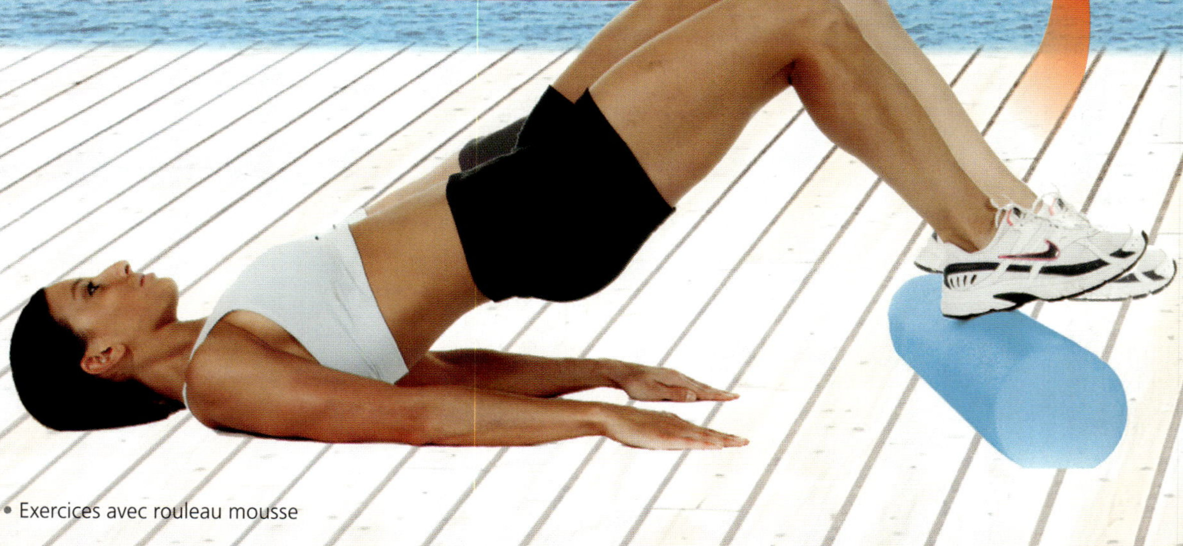

Étirement des ischio-jambiers avec rouleau

L'étirement des ischio-jambiers est beaucoup plus exigeant qu'il n'en a l'air de prime abord. La difficulté consiste à contrôler l'amplitude du mouvement du rouleau mousse. C'est un exercice très efficace, qui permet aussi de renforcer les stabilisateurs du bassin.

Étape 1 Allongez-vous au sol sur le dos, les genoux pliés et le rouleau sous les pieds.

Étape 2 Faites le pont, en soulevant les hanches afin qu'elles soient alignées avec les épaules en position neutre.

Étape 3 Contractez les fesses et faites un mouvement de va-et-vient avec le rouleau, en le faisant rouler avec vos pieds.

Étape 4 Exécutez 2 séries de 15 séquences.

MUSCLES CIBLÉS

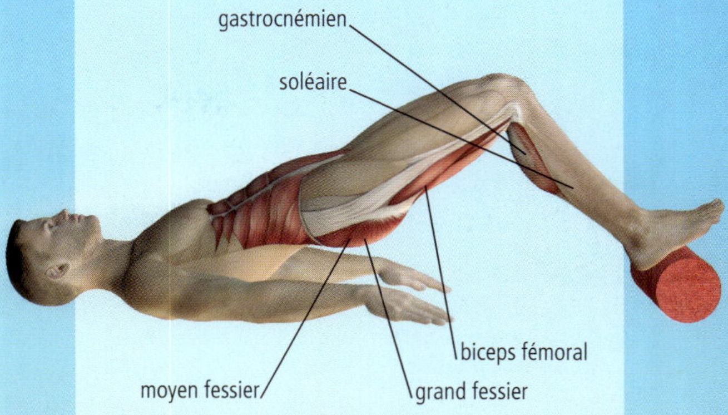

ISCHIO-JAMBIERS

ACTION CORRECTE
- Les épaules et le cou restent détendus tout au long de l'exercice.
- Le corps forme une ligne droite des épaules aux genoux.

ÉVITEZ
- De laisser les hanches et le bas du dos s'affaisser durant le mouvement.
- D'arquer le dos.

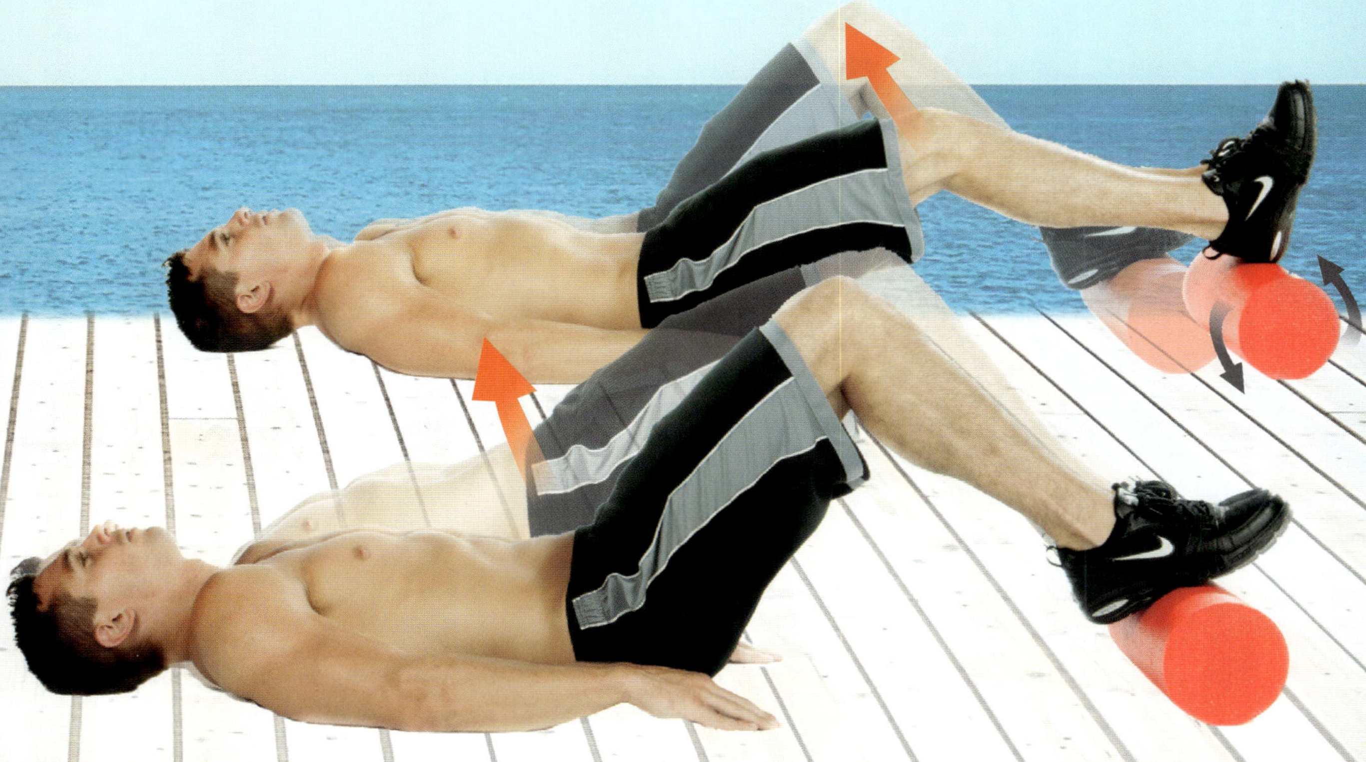

Pédaler jambes tendues sur rouleau

L'exercice consistant à pédaler jambes tendues améliore la stabilité du bassin et constitue un excellent enchaînement pour le renforcement des abdominaux. Il fait aussi travailler les muscles des cuisses.

MISE EN GARDE Déconseillé si vous avez des douleurs au bas du dos ou au cou.

Étape 1 Allongez-vous sur le rouleau positionné dans le sens de la longueur, les fesses et les épaules reposant dessus. Posez les avant-bras sur le sol de chaque côté du rouleau pour vous équilibrer.

Étape 2 Ramenez les genoux vers vous, de manière à former un angle droit, les tibias parallèles au sol.

Étape 3 Tout en gardant le dos plat, soulevez la tête, le cou et les épaules. Puis tendez la jambe gauche et ramenez le genou droit vers la poitrine. Gardez la tête, le cou et les épaules soulevés.

Étape 4 Tout en maintenant votre équilibre, changez de jambe en pédalant comme si vous faisiez de la bicyclette. Effectuez l'exercice 15 fois avec chaque jambe.

MUSCLES CIBLÉS

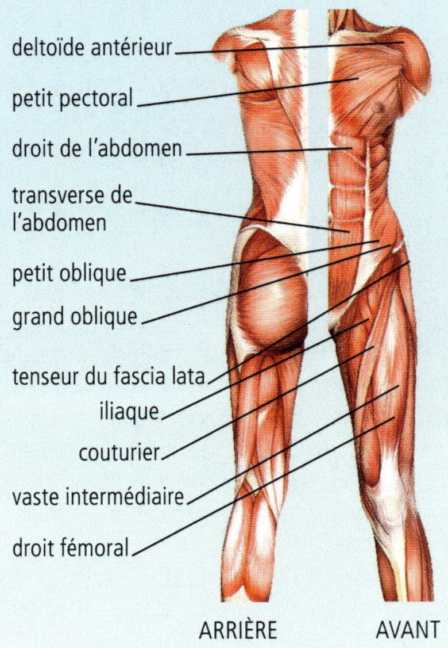

ABDOMINAUX ET BASSIN

ACTION CORRECTE

- Le cou reste détendu tout au long de l'exercice.
- Tendez complètement les jambes durant la phase descendante du « coup de pédale ».

ÉVITEZ

- De laisser les épaules monter vers les oreilles.
- De lever les hanches et le bas du dos durant le mouvement.

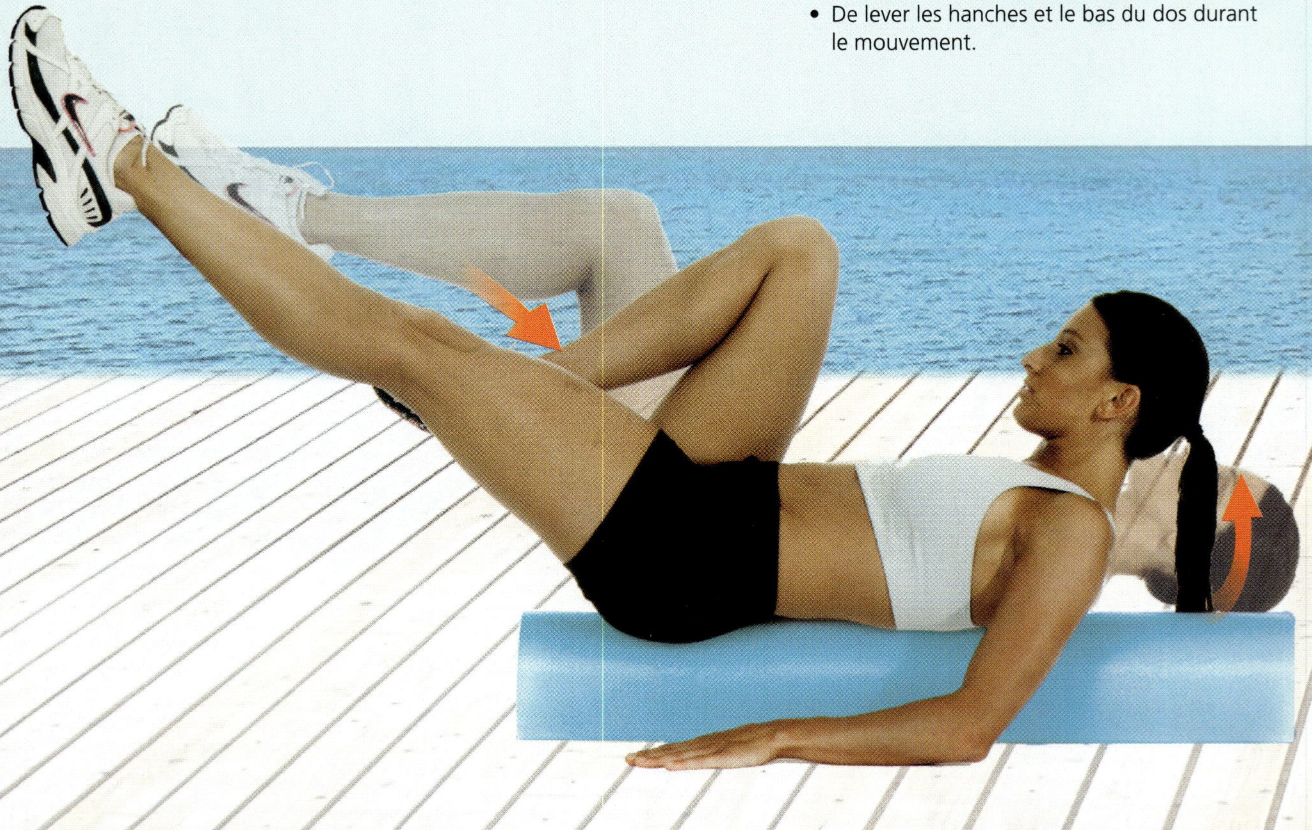

Pression sur les cuisses

Cet exercice est plus difficile qu'il n'en a l'air ! Installez le rouleau sur un tapis de sol, car vous risquez de basculer sur les côtés…du moins au début !.

MISE EN GARDE Déconseillé si vous avez des douleurs au bas du dos ou au cou.

Étape 1 Allongez-vous dos sur le rouleau, disposé le long de la colonne vertébrale, les fesses et les épaules reposant sur le rouleau. Posez les mains et les avant-bras sur le sol de chaque côté du rouleau pour vous équilibrer. Levez les genoux afin que les jambes soient en position de table.

Étape 2 Soulevez la tête, le cou et les épaules.

Étape 3 Pressez les paumes des mains sur les genoux pour créer vous-même une résistance en essayant de basculer. Ayez les pieds flex et gardez les coudes à l'intérieur sur les côtés. Maintenez la position 10 secondes. Effectuez l'exercice 10 fois.

MUSCLES CIBLÉS

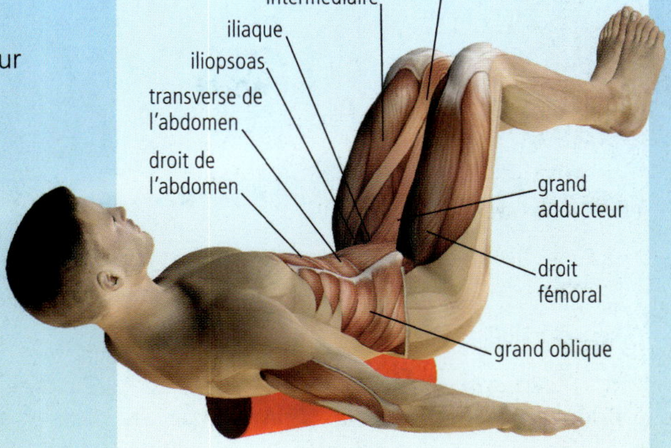

ABDOMINAUX ET CUISSES

ACTION CORRECTE
- Les hanches, les cuisses et les mollets forment un angle de 90°.
- Le cou reste détendu tout au long de l'exercice.
- Les épaules et les fesses restent à plat sur le rouleau tout au long de l'exercice.

ÉVITEZ
- De laisser les épaules monter vers les oreilles.
- De soulever les hanches ou le bas du dos durant le mouvement.
- De tomber du rouleau !

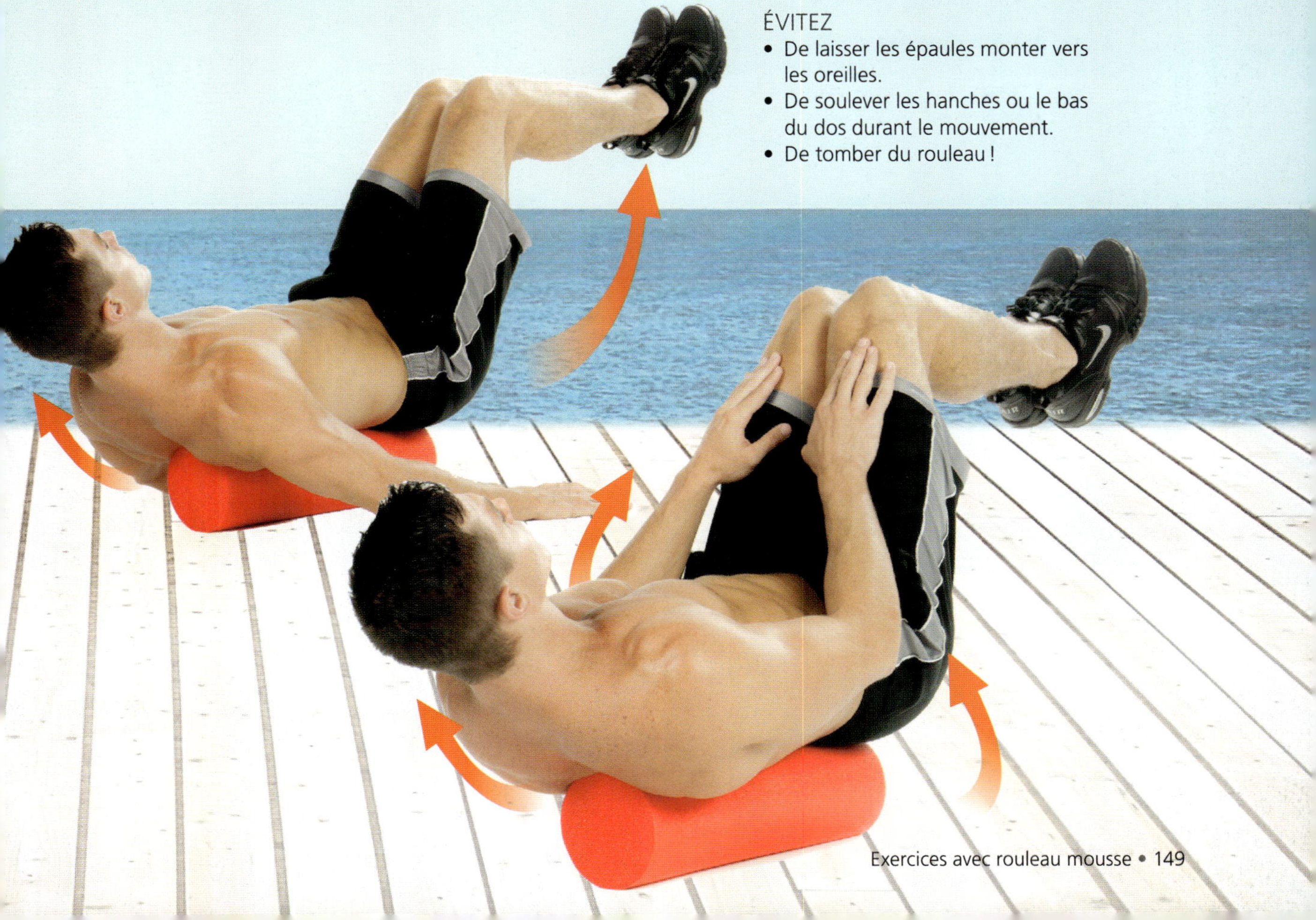

Séances d'entraînement

Les séances d'entraînement thématiques qui suivent prennent en considération les différents objectifs que vous pouvez avoir. Classées selon leur portée et leur intensité, elles sont complètes et stimulantes en soi. Ce sont aussi d'excellents exemples de la façon de combiner des éléments pour déterminer et atteindre les buts poursuivis par chacun en termes de forme physique. Procédez avec prudence, prenez votre temps et, surtout, amusez-vous !

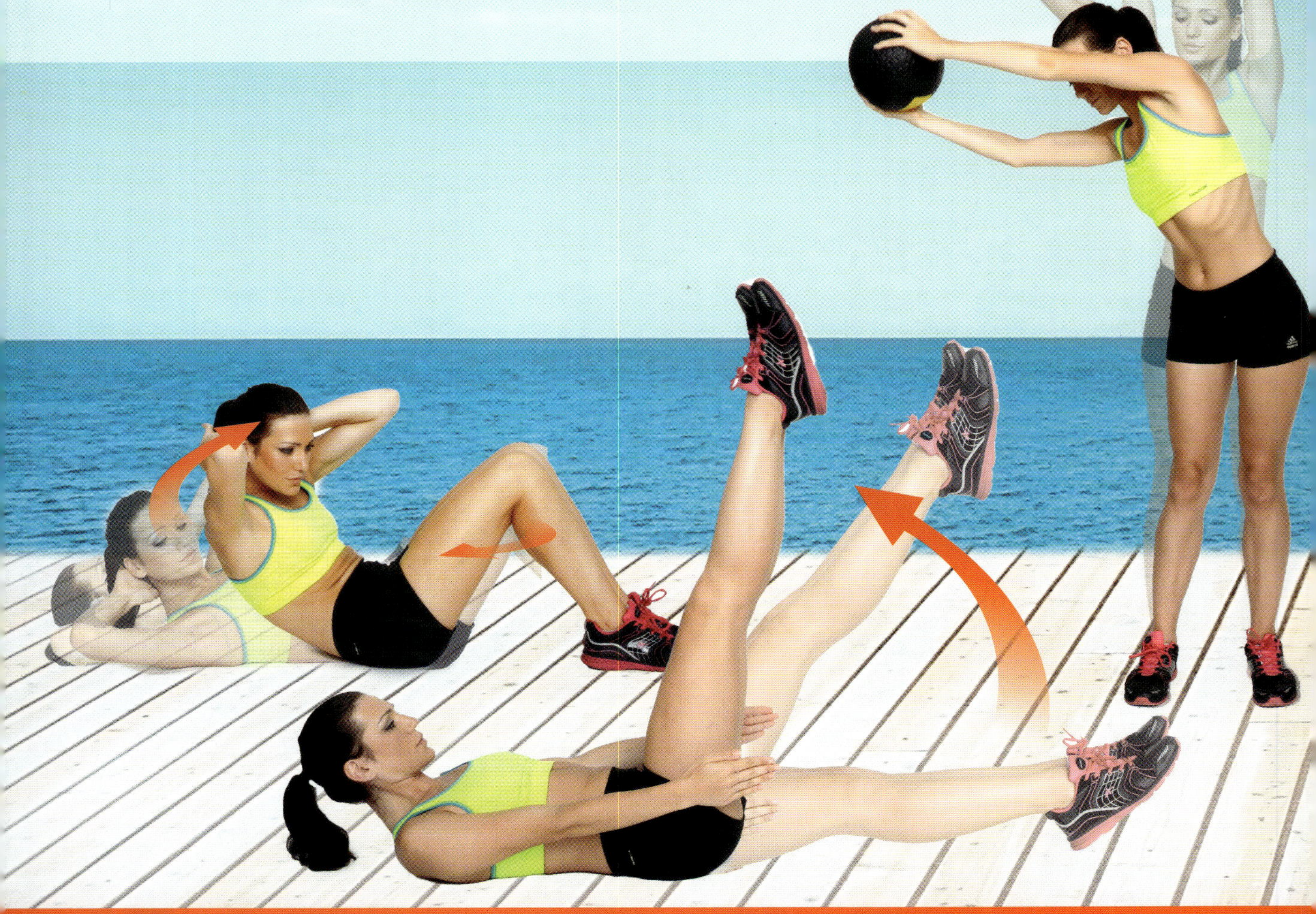

Séance d'entraînement pour débutant(e)

Convient à tous les niveaux, particulièrement si vous commencez l'entraînement des muscles centraux.

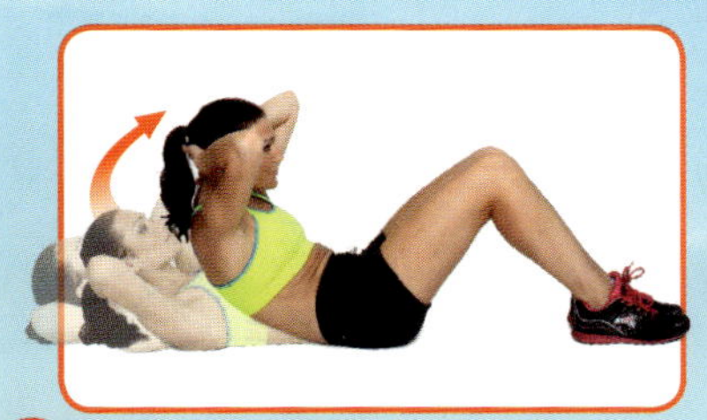

1 Demi-redressement, p. 56

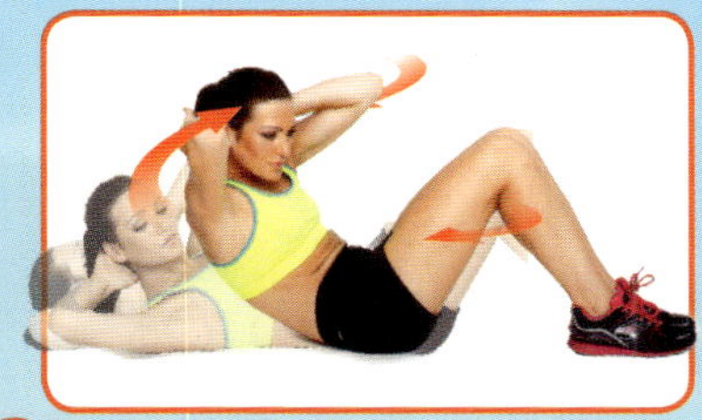

2 Demi-redressement croisé, p. 57

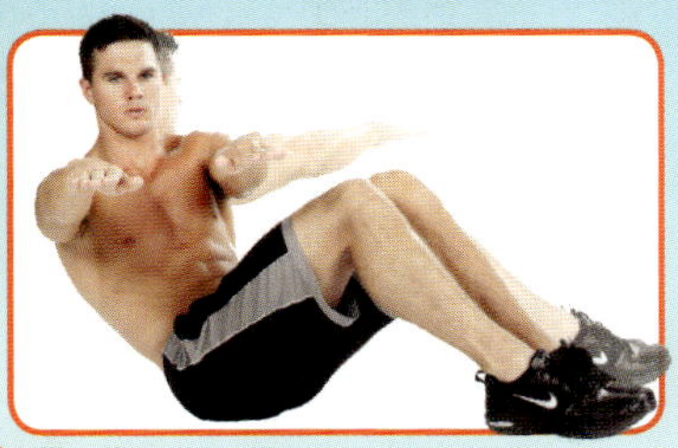

3 Torsion russe, p. 102

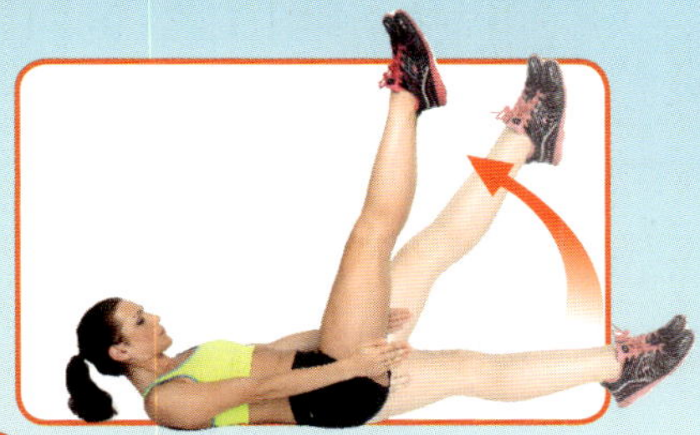

4 Élévation des jambes, p. 74

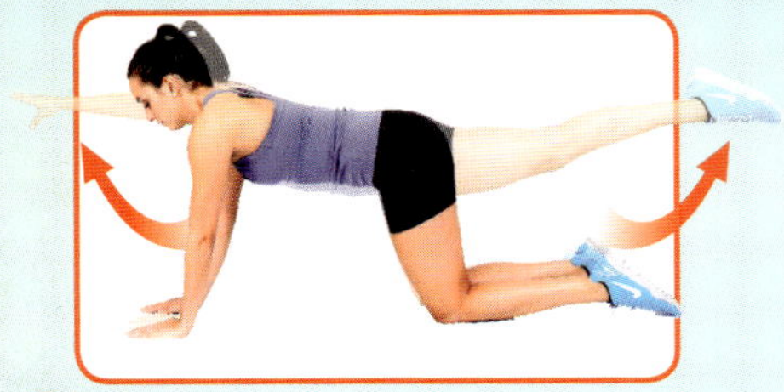

5 Élévation latérale à quatre pattes, p. 63

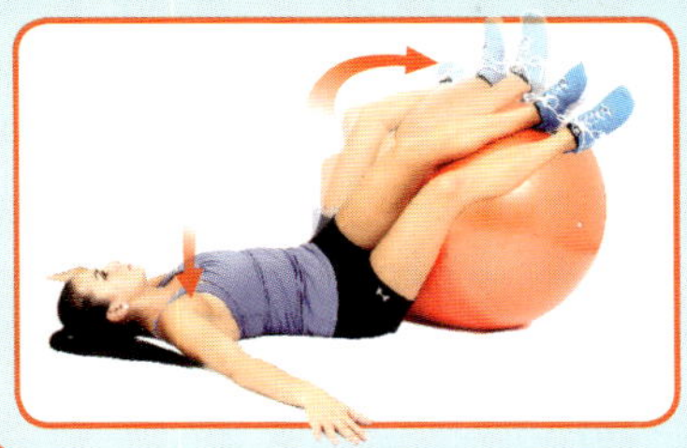

6 Torsion des hanches avec ballon, p. 33

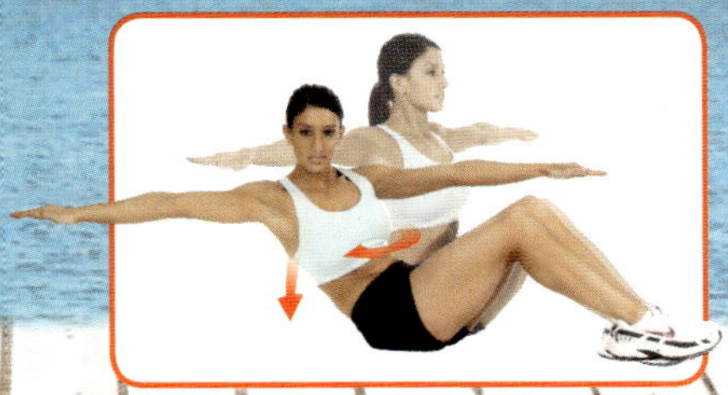

7 Bascule des obliques, p. 62

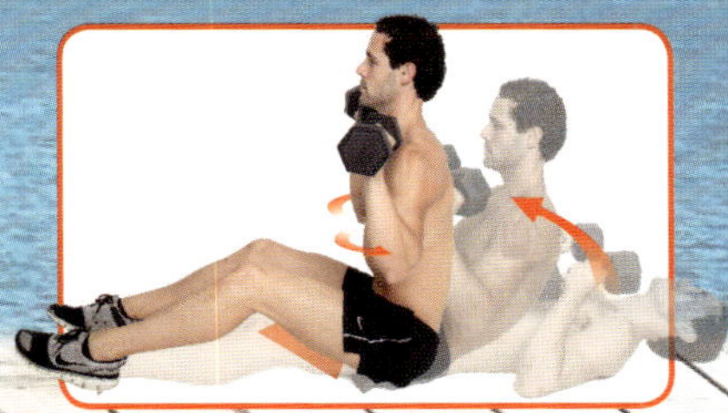

8 Redressement assis avec haltères, p. 111

9 Scie humaine, p. 99

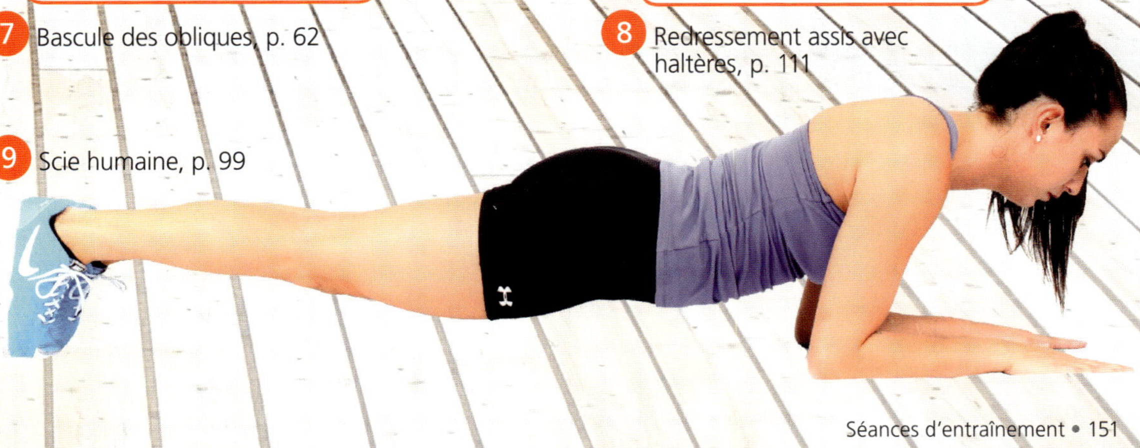

Rotation du buste

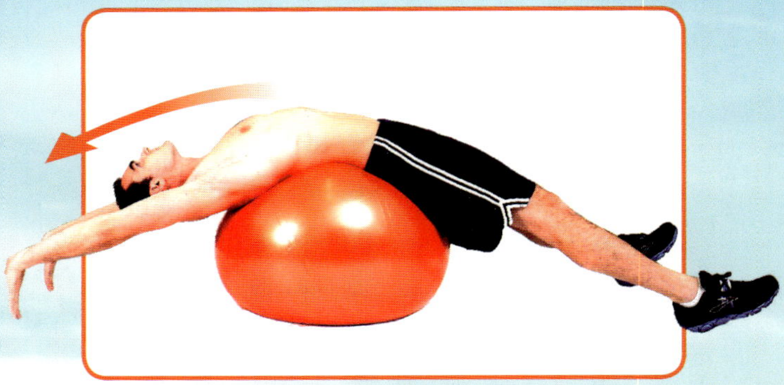

1 Étirement des abdominaux avec ballon, p. 19

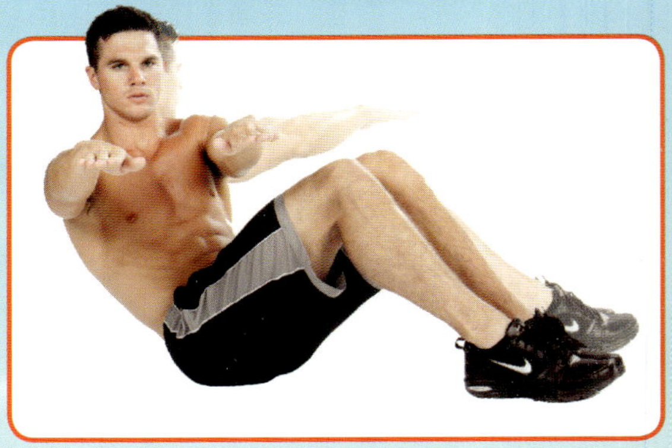

2 Torsion russe, p. 102

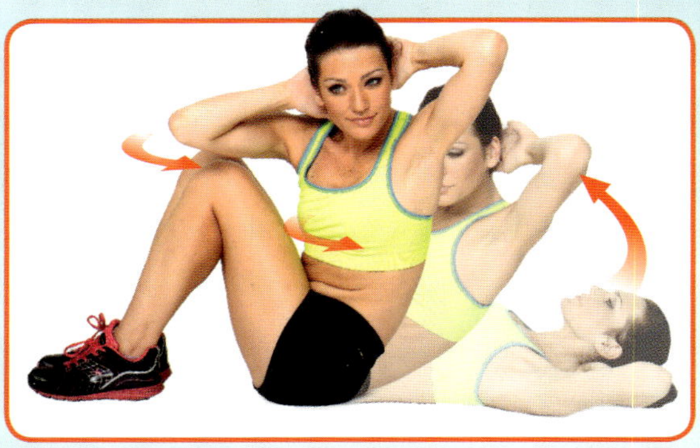

5 Redressement assis croisé, p. 55

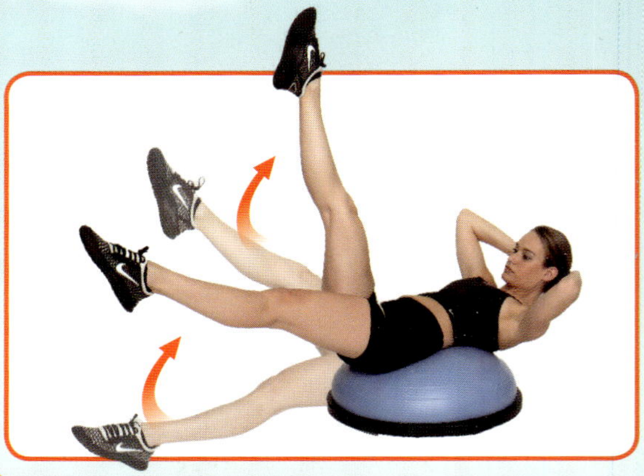

6 Ciseaux avec Bosu, p. 131

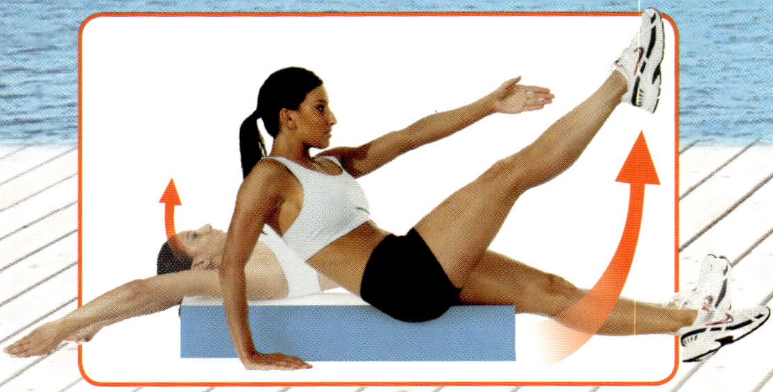

8 Demi-redressement croisé sur rouleau, p. 140

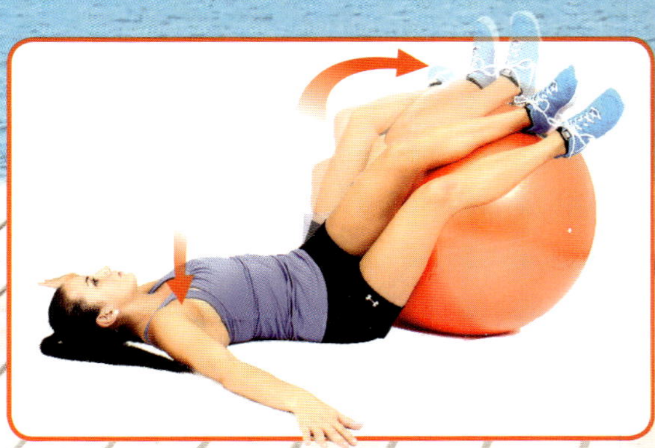

9 Torsion des hanches avec ballon, p. 33

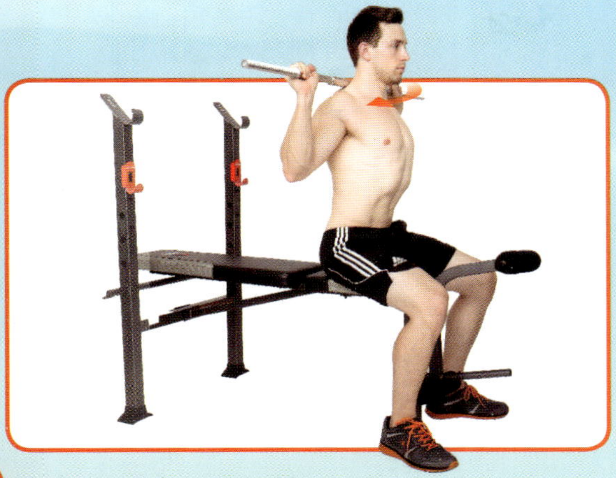

3 Torsion avec barre, position assise, p. 114

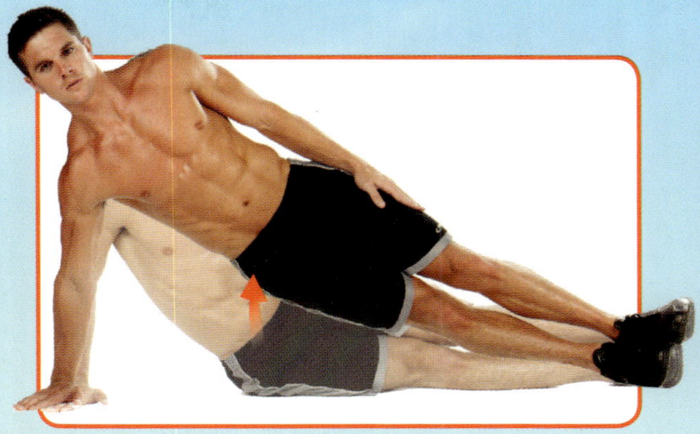

4 Planche par flexion latérale, p. 82

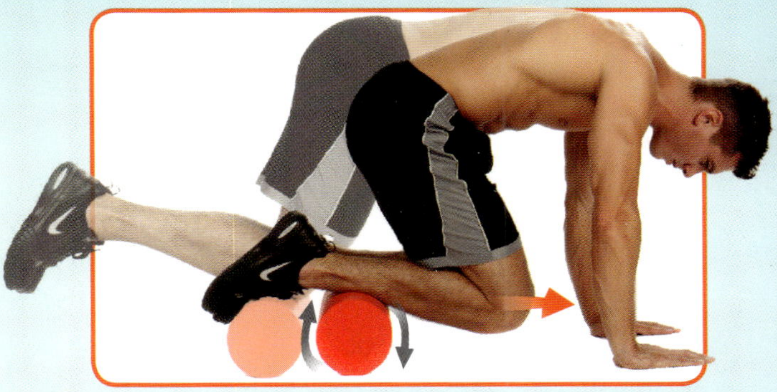

7 Contraction des genoux à quatre pattes sur rouleau, p. 136

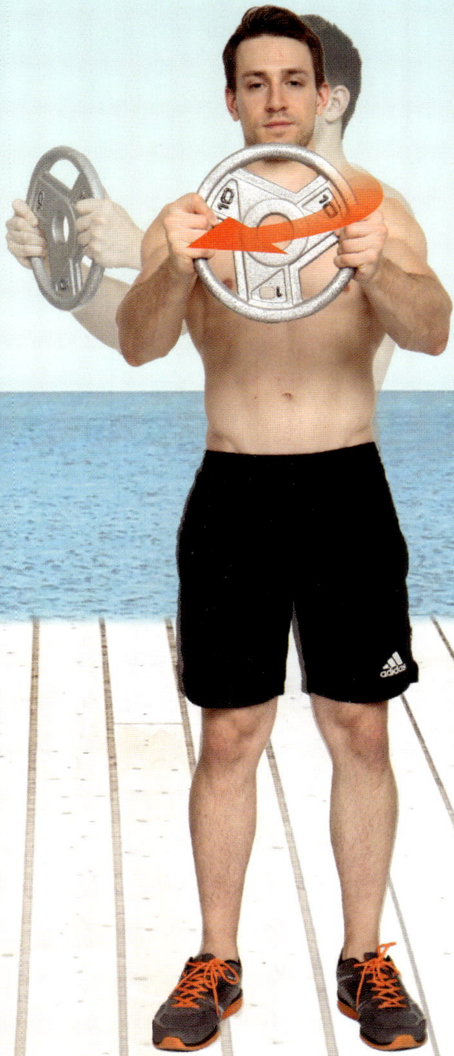

10 Torsion avec disque, position debout, p. 115

Entraînement des muscles érecteurs du rachis

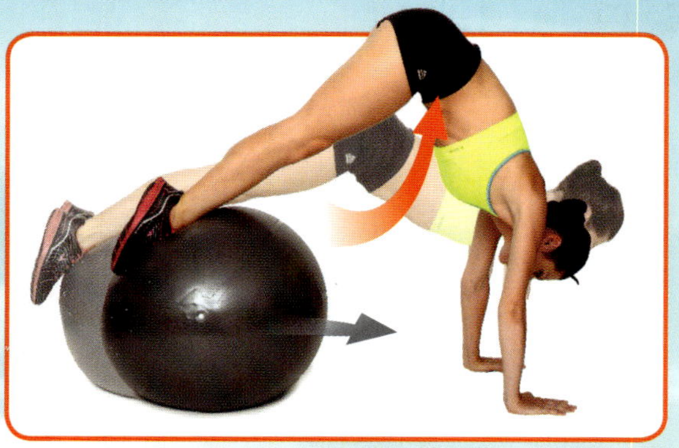

1 Carpé sur ballon, p. 26

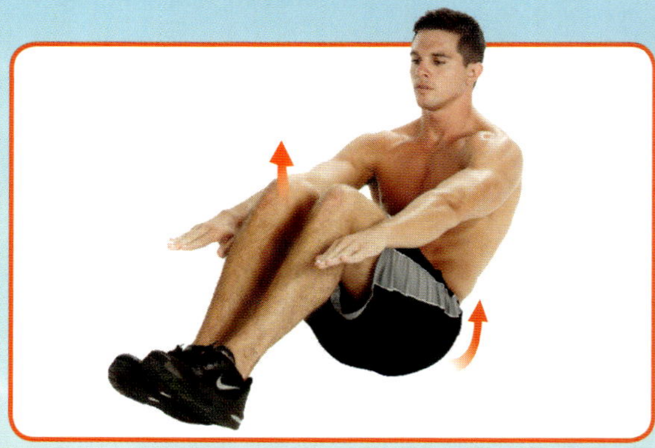

2 Presse-citron, p. 60

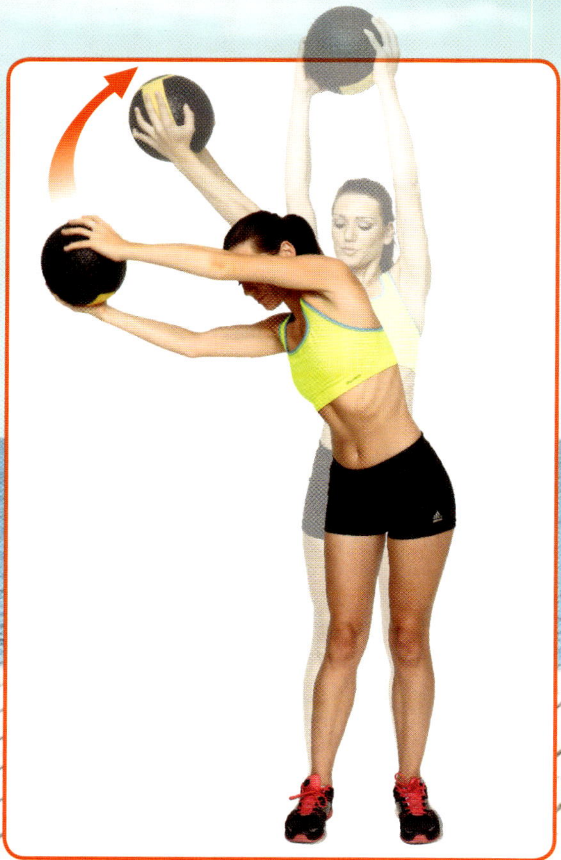

8 Grands cercles avec ballon lesté, p. 38

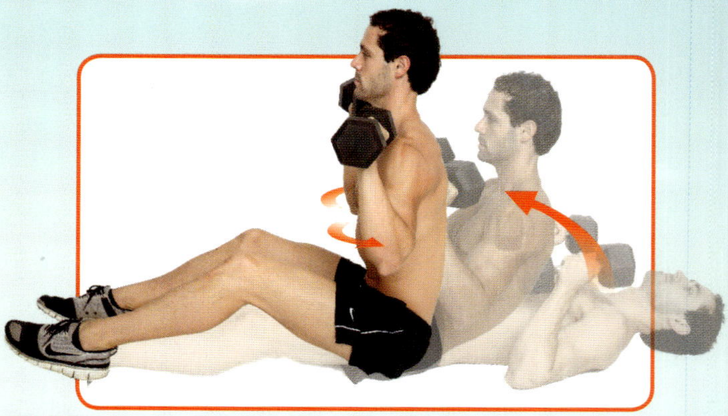

5 Redressement assis avec haltères, p. 111

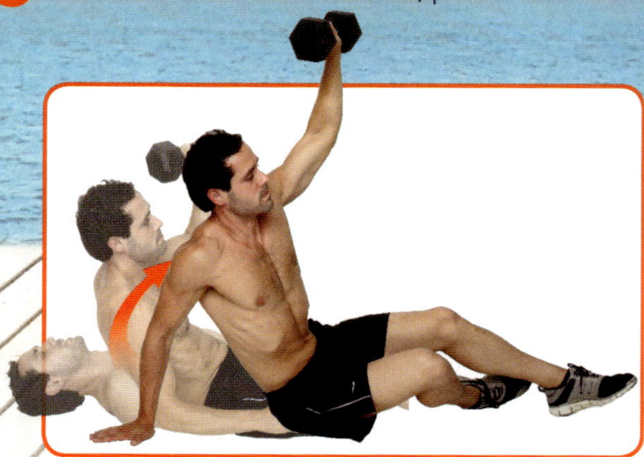

9 Lever turc avec haltère, p. 108

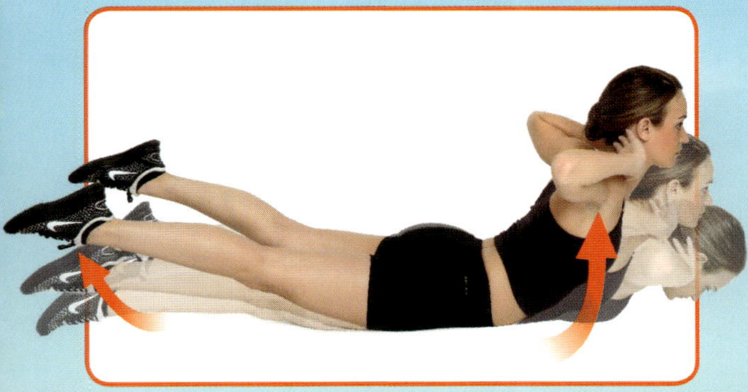

3 Superman avancé, p. 84

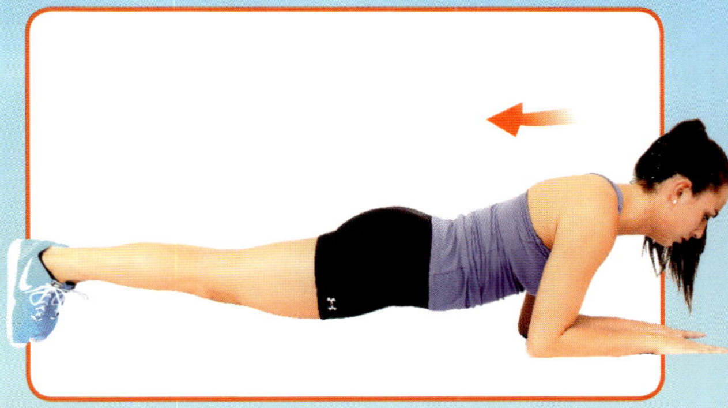

4 Scie humaine, p. 99

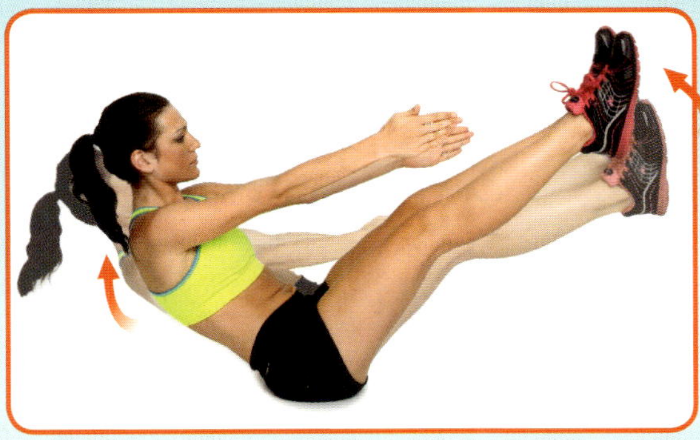

6 Redressement en V, p. 72

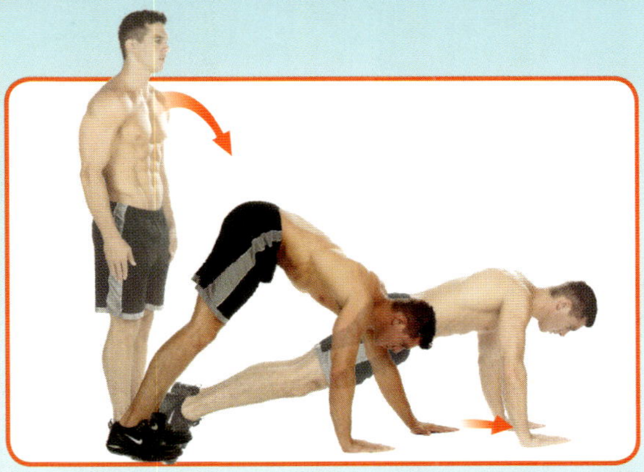

7 Marche sur les mains, p. 65

10 Planche latérale avec Bosu, p. 132

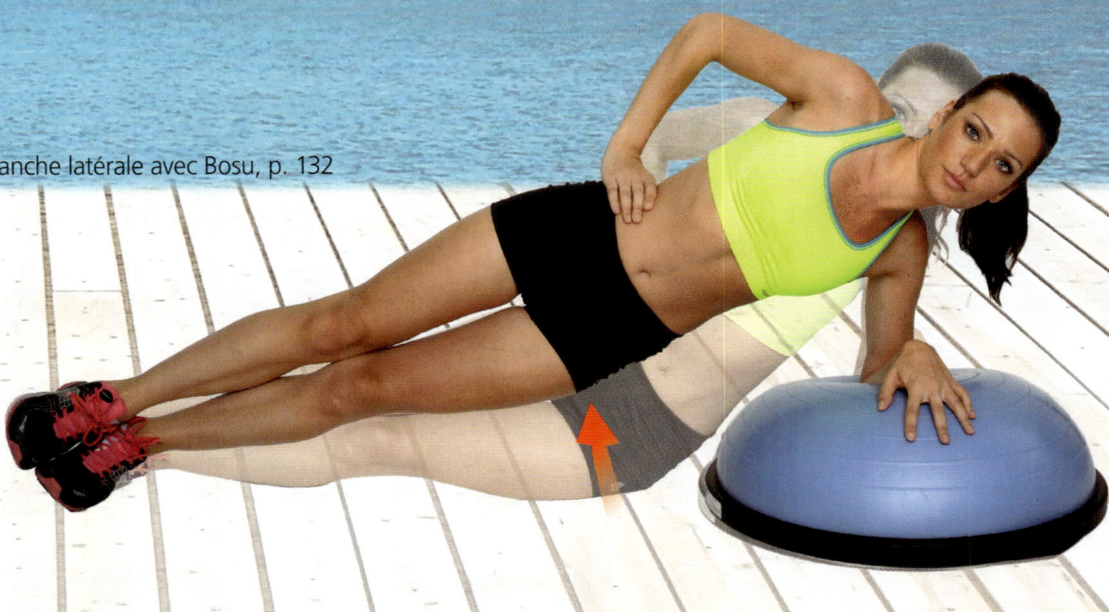

Séance d'entraînement pour athlète

Spécialisée dans l'amélioration de la force explosive et de la puissance du sujet

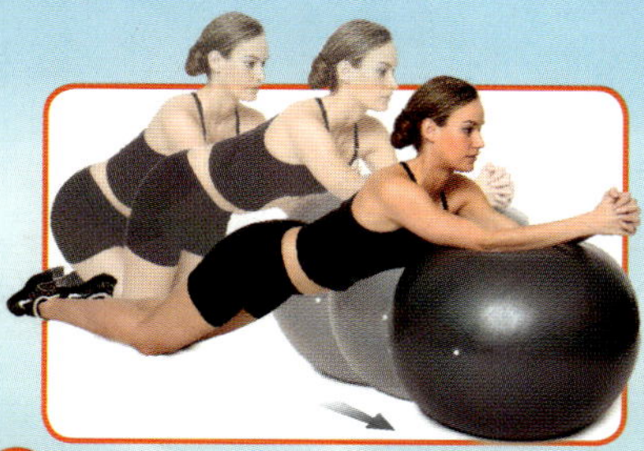

1 Roulé avant sur ballon, p. 24

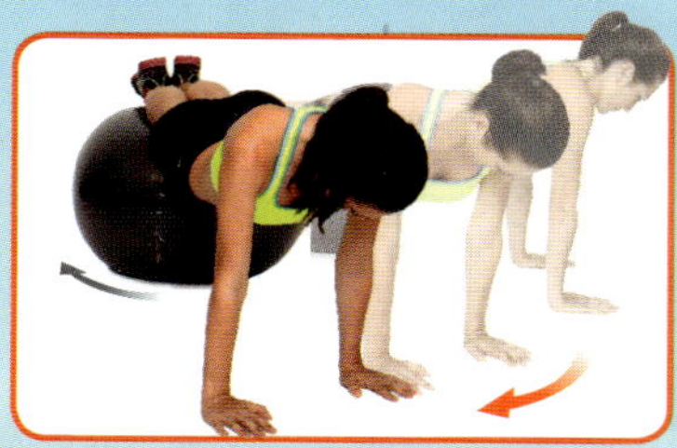

2 Marche en rond sur ballon, p. 28

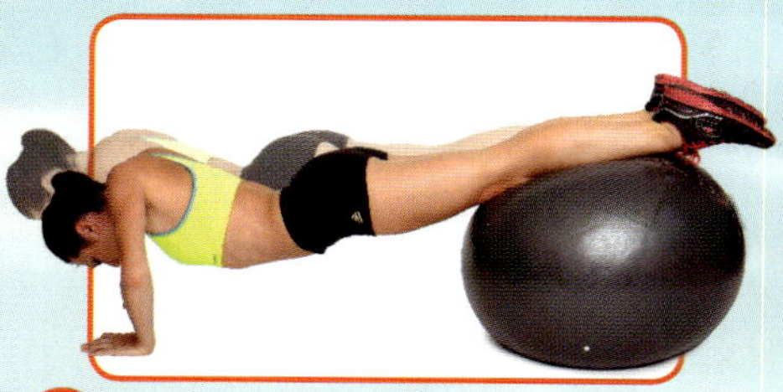

3 Pompes avec ballon, p. 32

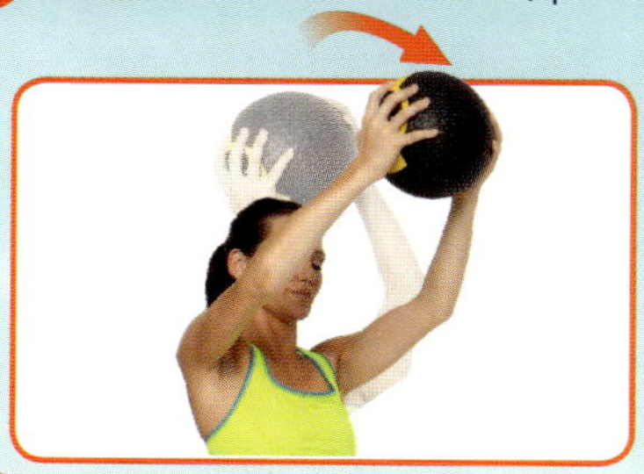

4 Lancer du ballon lesté, p. 36

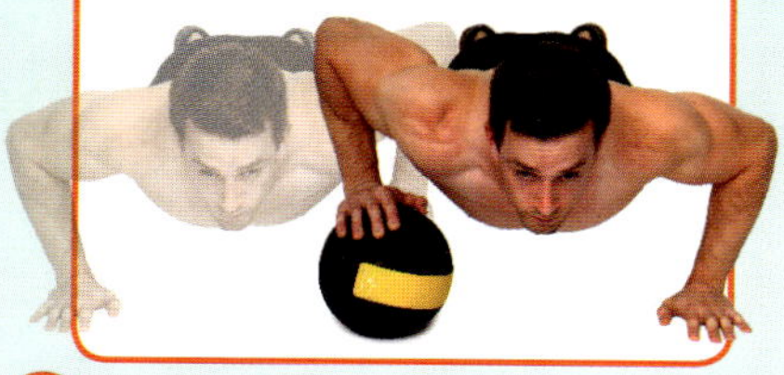

5 Déplacement latéral alterné sur ballon lesté, p. 43

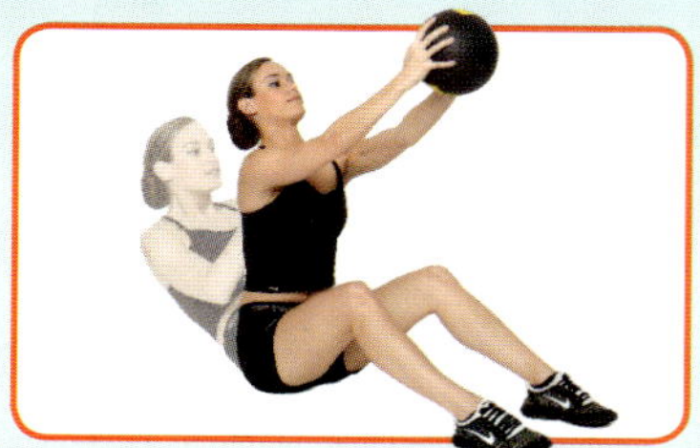

6 Redressement assis et lancer de ballon lesté, p. 44

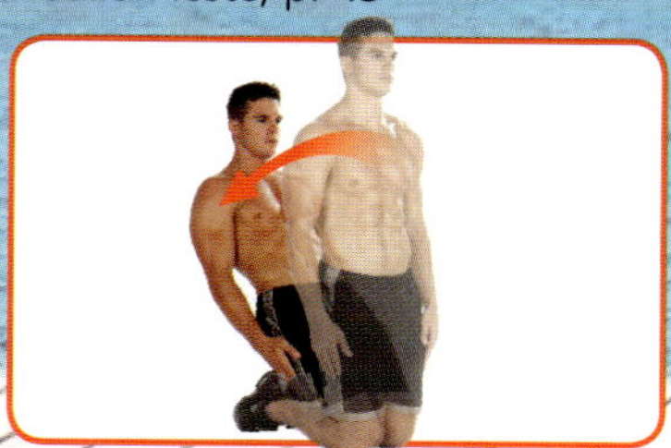

7 Bascule arrière des cuisses, p. 68

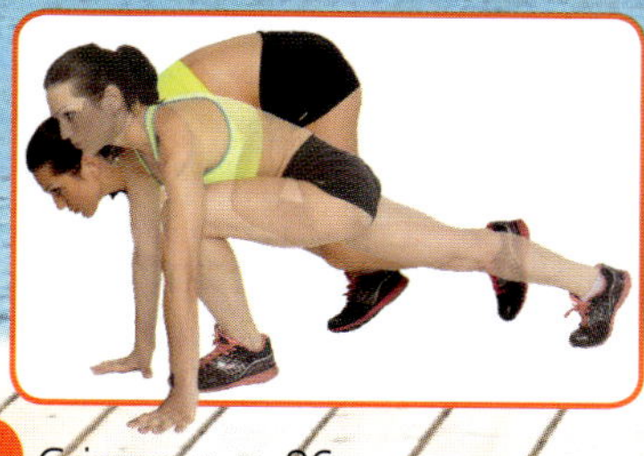

8 Grimpeur, p. 86

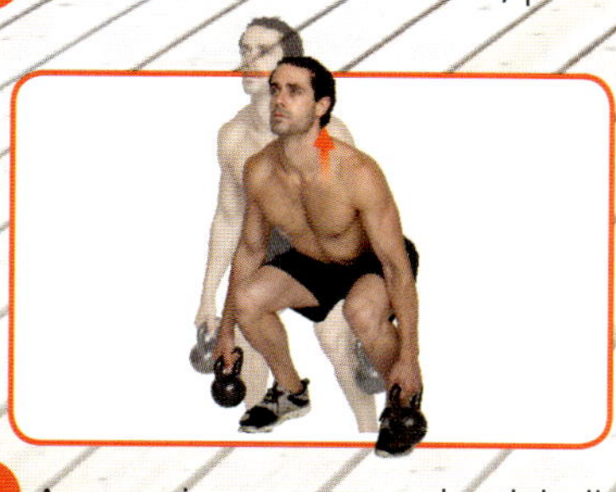

9 Accroupissement avec kettlebells, p. 117

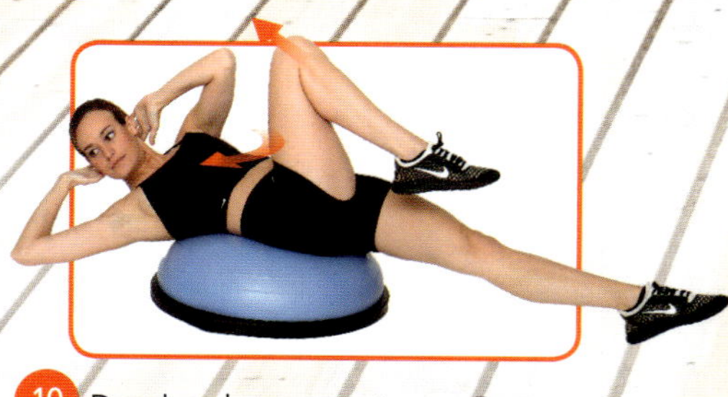

10 Demi-redressement avec Bosu en pédalant, p. 130

Séance d'entraînement complet

Spécialisée dans le renforcement des muscles centraux.

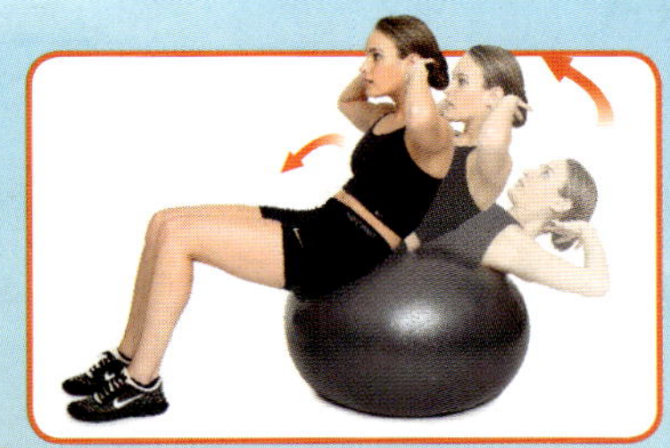

1 Demi-redressement sur ballon, p. 23

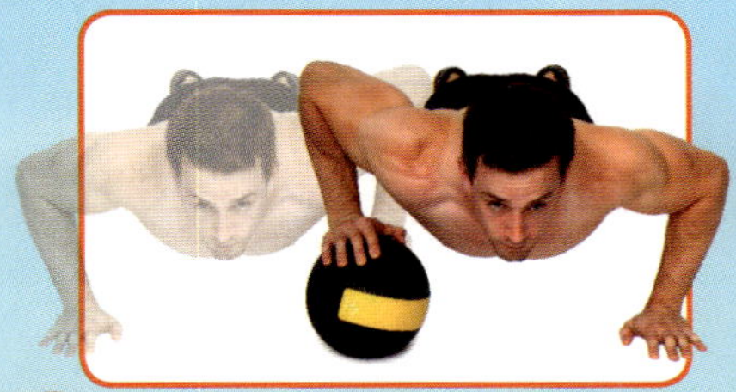

2 Déplacement latéral alterné sur ballon lesté, p. 43

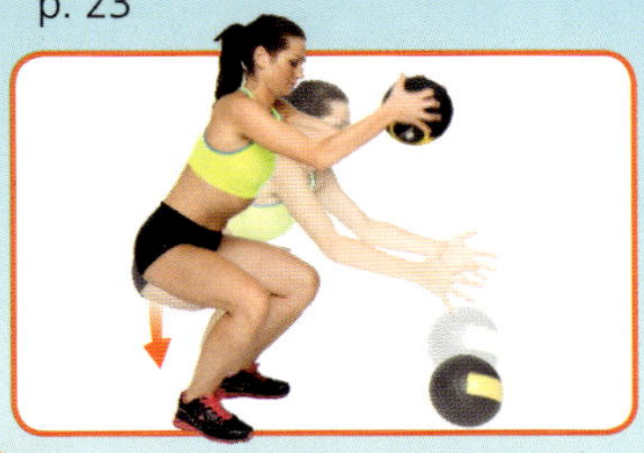

3 Lancer violent du ballon lesté, p. 46

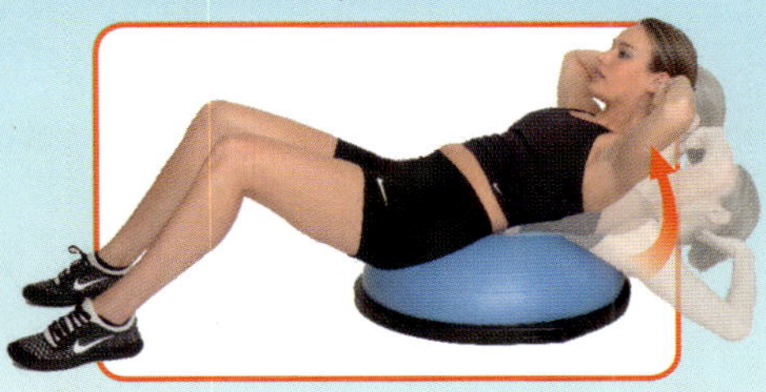

4 Demi-redressement avec Bosu, p. 128

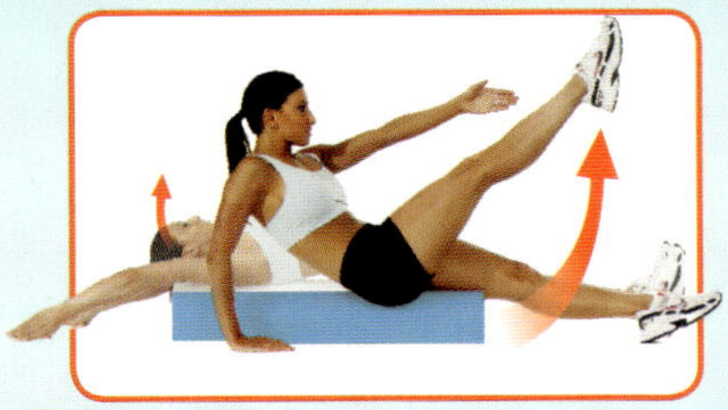

5 Demi-redressement croisé sur rouleau, p. 140

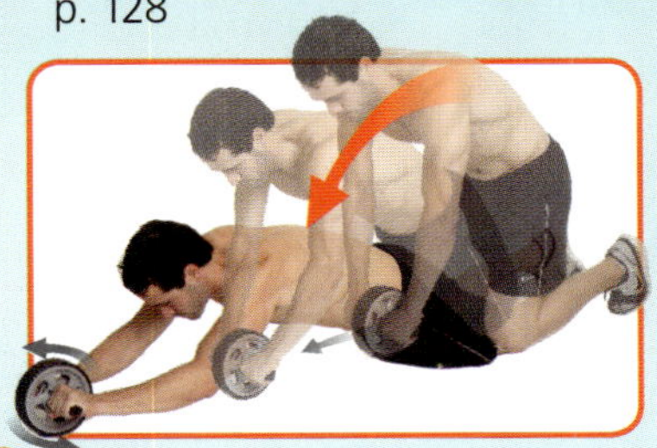

6 Extension avec roue abdominale, p. 110

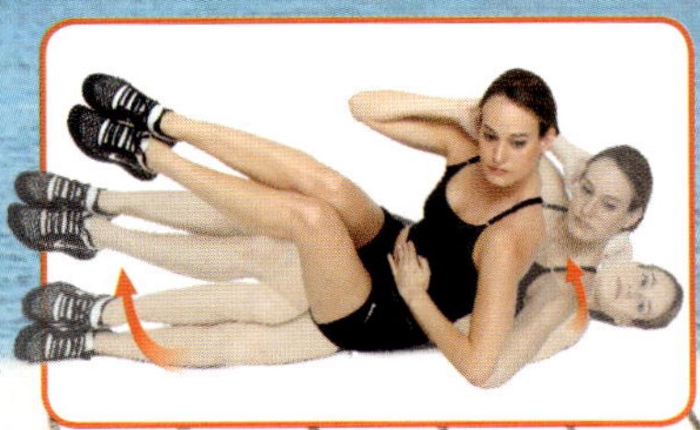

7 Demi-redressement latéral avec élévation des jambes, p. 58

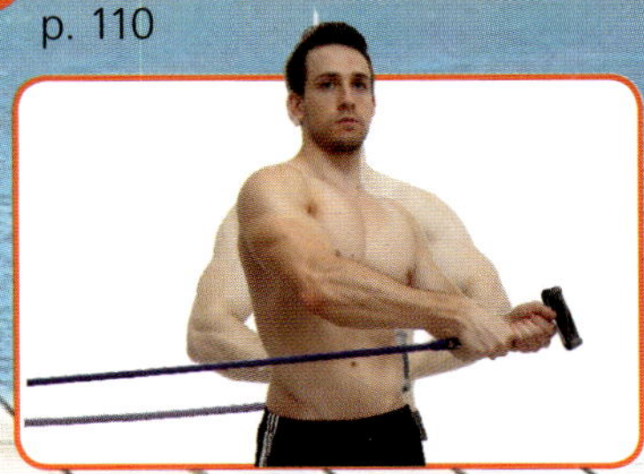

8 Rotations avec câble, p. 124

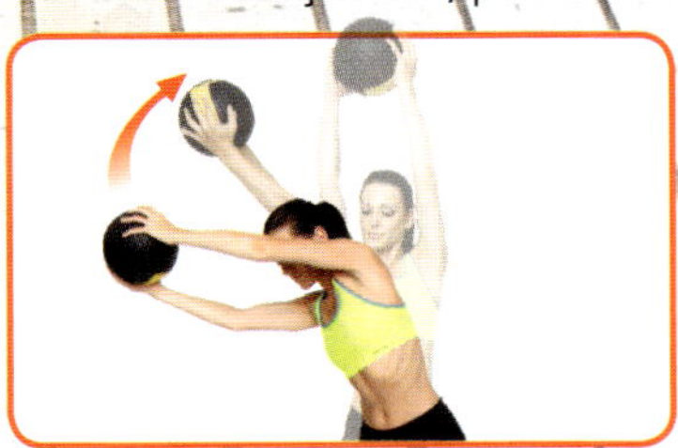

9 Grands cercles avec ballon lesté, p. 38

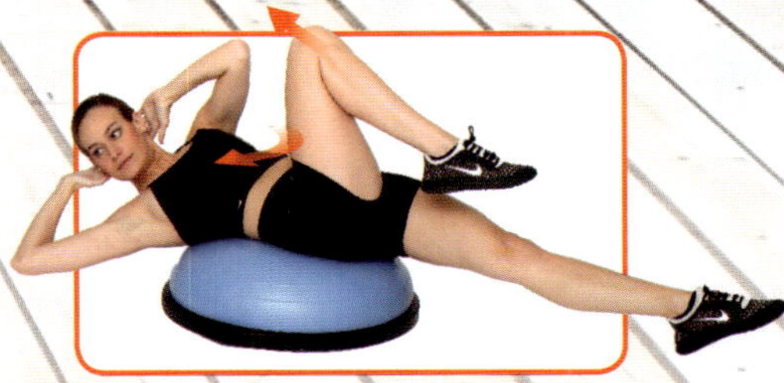

10 Demi-redressement avec Bosu en pédalant, p. 130

Séance d'entraînement avancé

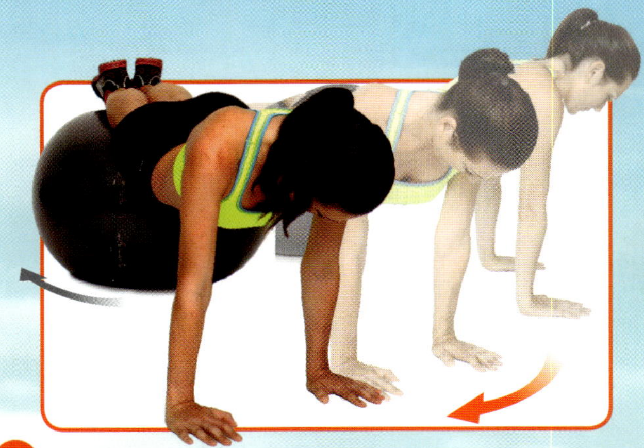

1 Marche en rond sur ballon, p. 28

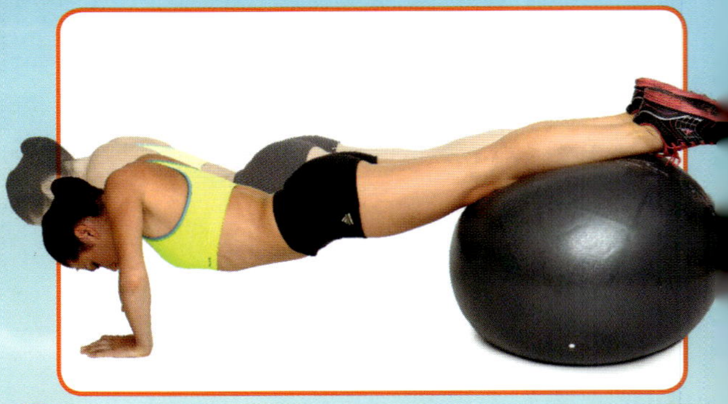

2 Pompes avec ballon, p. 32

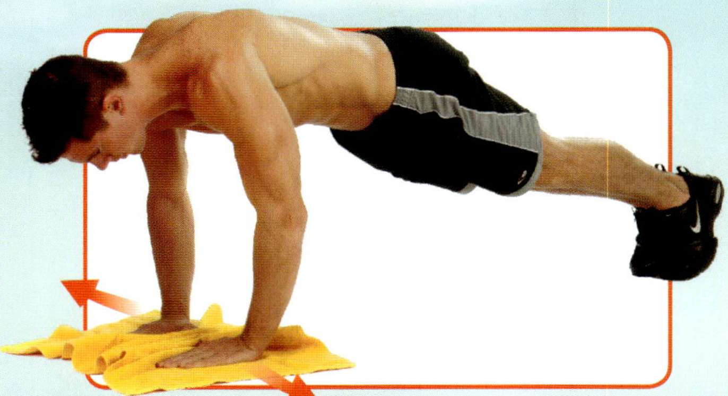

5 Appui sur serviette, p. 98

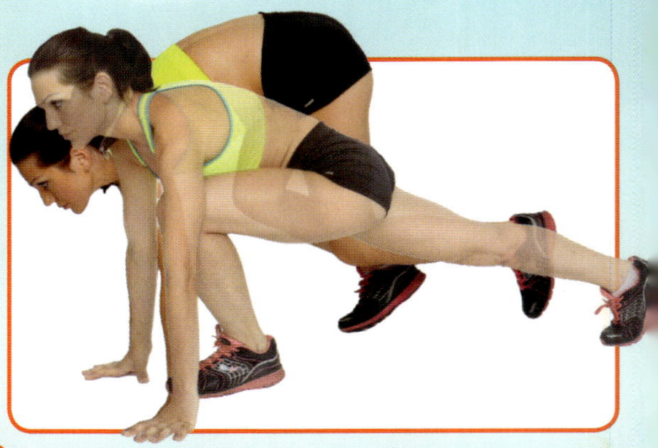

6 Grimpeur, p. 86

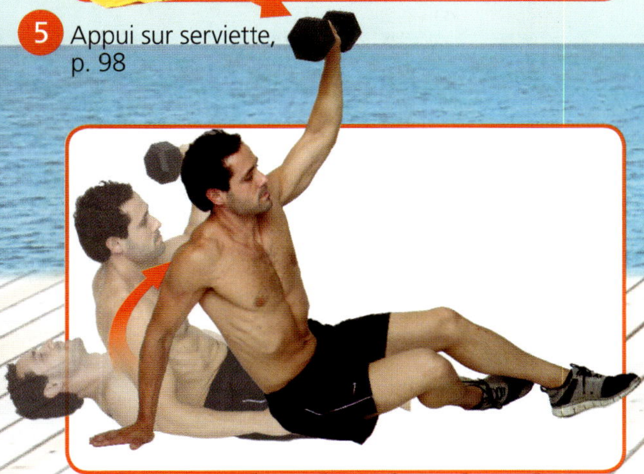

9 Lever turc avec haltère, p. 108

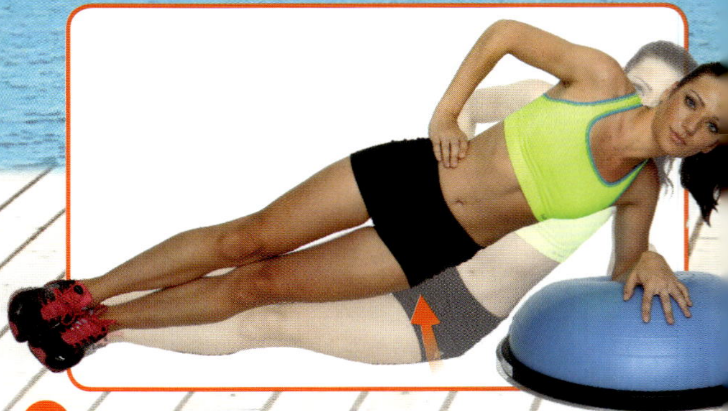

10 Planche latérale avec Bosu, p. 132

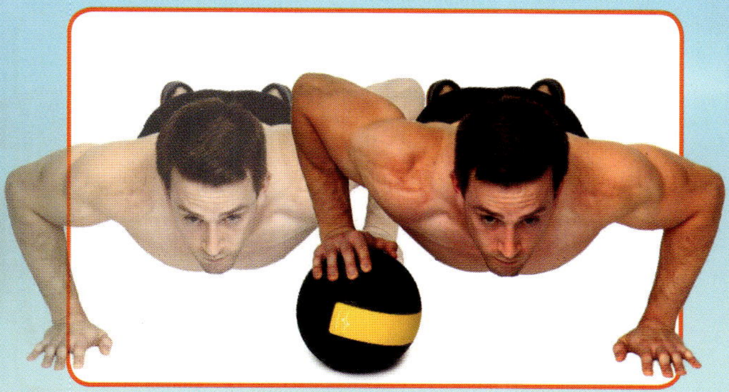

3 Déplacement latéral alterné sur ballon lesté, p. 43

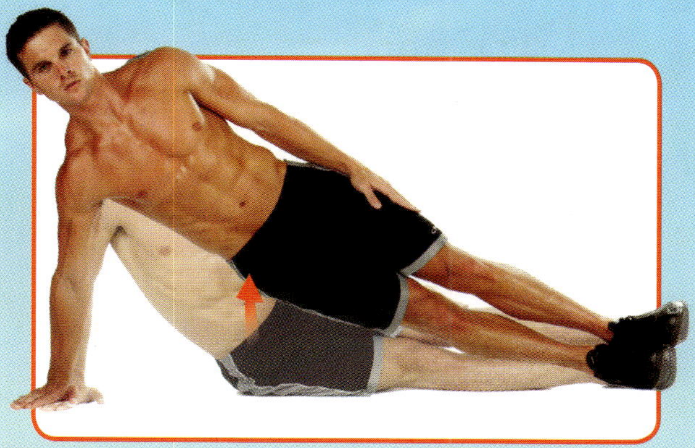

4 Planche par flexion latérale, p. 82

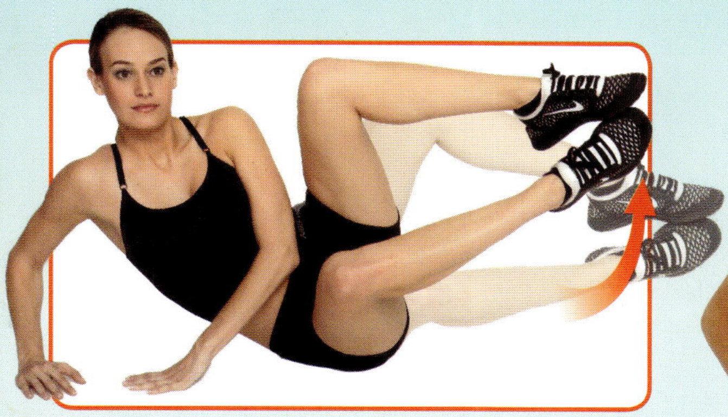

7 Série de la coque de palourde, p. 92

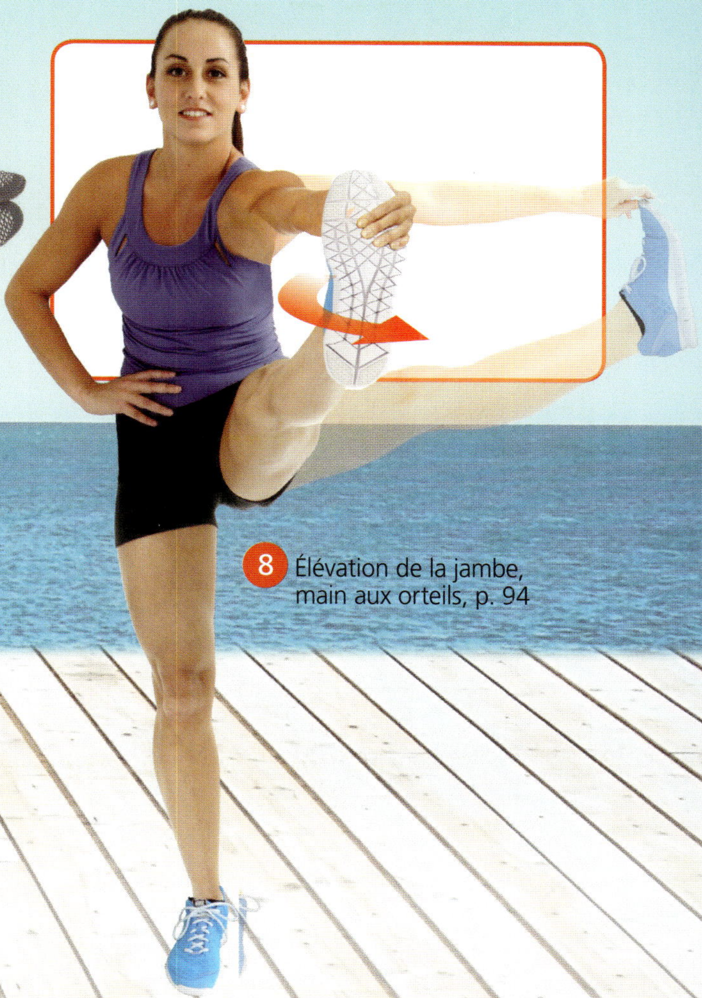

8 Élévation de la jambe, main aux orteils, p. 94

Remerciements

Photographies

Photographies par Jonathan Conklin

www.jonathanconklin.net

Illustrations

Toutes les illustrations sont de Hector Aiza/3D Labz Animation, Inde, à l'exception des pages 6 et 7, et des encarts des pages 10, 11, 15, 16, 18, 30, 37, 39, 42, 43, 45, 46, 76, 77, 84, 85, 86, 87, 94, 99, 100, 109, 110, 111, 112, 114, 115, 116, 117, 121, 122, 123, 124, 125, 128, 129, 130, 131, 132, 133, 138, 148 par Shutterstock/Linda Bucklin.

Remerciements

L'auteur tient à remercier toutes les personnes associées de près à la réalisation de ce livre : la directrice artistique Tina Vaughan, le rédacteur en chef Damien Moore, la designer Heather McCarry et le directeur de production Adam Moore de Moseley Road.

À propos de l'auteur

Hollis Lance Liebman est éditeur de magazine de culture physique et champion national de culturisme. Il a aussi officié comme juge lors de compétitions de culturisme et de culture physique.

Visitez son site Web, www.holliswashere.com, pour des conseils de culture physique et des programmes d'entraînement complets. Ceci est son quatrième livre.